浙江省社科规划课题成果（14NDJC097YB）

On the influences of longevity risk
and its coping strategies

长寿风险的
影响及其应对策略研究

◎ 胡仕强　著

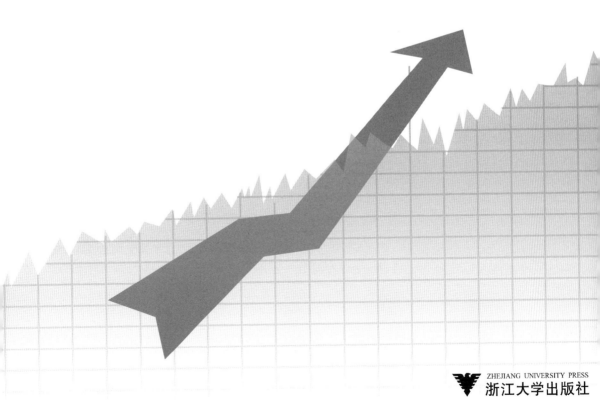

ZHEJIANG UNIVERSITY PRESS
浙江大学出版社

摘　　要

　　随着科技的发展和医药卫生事业的进步,人类预期寿命正在变得越来越长,然而人们面临的问题不在于预期寿命延长趋势的本身,而在于这种延长趋势的不确定性。当未来的实际寿命高于现在的预期寿命从而影响到个人或公司的财务规划时,长寿风险就随之产生。长寿风险对人类经济社会的影响是广泛而深远的,不仅会对决策者、养老金机构、保险公司以及个人造成巨大的冲击,而且会深刻地改变人口的年龄结构并由此对宏观经济产生不容忽视的影响。前者是长寿风险最直接的威胁,即其有害的一面,而后者可能会带来难得的机遇,孕育着长寿风险的应对方案。本书着眼于长寿风险的影响和应对方案研究,其中长寿风险的影响主要包括对个人决策的影响和各类养老金计划的影响,而应对方案分别从以经济增长应对长寿风险和以资本市场转移长寿风险两个角度来进行论述。具体来说,本书的主要内容为:

　　首先,我们全面探讨了长寿风险对个人决策和养老金计划的影响。在个人决策方面,我们关注长寿风险是如何影响个人的消费、储蓄投资及退休决策的;而长寿风险对各类养老金计划的冲击,包括中国现行的现收现支和个人账户这样的公共养老金计划也包括商业年金,并详细分析计划各相关方和相关变量所受的影响,其中哪些是可以通过现有体制的微调来减轻和化解的,哪些是现有体制无法应对的。

　　其次,我们从理论和实证两方面来考察如何通过制度的引导和建设来紧紧抓住伴随长寿风险而生的强烈的预防性储蓄动机,并将其转化成促进第二人口红利产生的潜在动力,从而以促进经济增长做大蛋糕的方式来抵消长寿风险的不利影响。这种思路在国内外现有长寿风险文献中涉及较少,尚无系统性论述,因此作为本书提出的应对长寿风险两大策略之一,是我们论述的重点。

　　最后,以资本市场来转移长寿风险作为应对长寿风险的另一个重要策略也是本书研究的重点。而这种思想的核心就是预测出准确的人口死亡率和对不完备市场中的长寿连接型证券进行定价,因此我们以中国的人口死亡率数据进行实证研究,并给出基于预测结果的长寿债券定价示例,增强了研究的针对性和实用性。

基于以上研究,我们得出的结论如下:

(1)在存在长寿风险的生命周期框架下研究人力财富,投资组合和最优退休决策之间的互动关系可以得出了一些有益的结论。投资策略会通过其对总财富的影响而对退休决策起到关键性的作用,而人力财富可发挥其作为不利冲击"缓冲器"的作用来影响投资策略;退休决策作为劳动供给灵活性的一种选择方式也会影响人力财富,从而也会影响投资组合策略。而预期寿命的延长作为外生变量又会增加人力财富,使投资者提高投资风险资产的权重和推迟退休来应对养老资源不足的风险。

(2)长寿风险对各类养老金计划会带来严重挑战。长寿风险将使得现收现支的养老金体制面临无法回避的冲击。而在现有框架下调整缴费率和替代率诸变量只是在年轻工作者和年老退休者之间重新分摊和转移风险的零和游戏,而且缺乏政治上的可行性;同时中国个人账户的养老金福利是以终生年金的方式发放的,当人们的实际寿命超过制度设计的期望寿命时,人们从个人账户中得到的养老金领取额度将远远超过其本人的缴费积累额,从而把巨大的亏空风险转嫁给了社保体制;同样道理,因为由雇主提供的 DB 型私立养老金或商业养老保险保证领取者退休时将能持续获得固定支付的现金流,所以其财务状况或偿付能力也将受到长寿风险的巨大冲击。由于人口死亡率预测的困难,年金提供者将难以获得年金准确的市场价格,这也会给其购买与负债相匹配的资产带来困难,因为他们将会面临着一种不存在匹配资产的风险——死亡率风险。据此本书研究的结论认为,面对长寿风险的冲击,只是调整养老金体制内的各种变量,或是利用传统的风险管理方法已经无法实现风险的有效规避和转移。

(3)预防性储蓄动机能产生第二人口红利,促进经济增长,从而能以此来应对长寿风险。本书中我们分别从长寿风险与储蓄、长寿风险与资本积累和长寿风险与经济增长三个方面进行深入探讨,结果表明伴随着老年人口比重提高而产生新的储蓄动机和新的人力资本供给会产生第二次人口红利,促进经济增长,从而抵消或对冲掉长寿风险的不利影响,我们将这种积极利用财富积累机的对策称为应对长寿风险的经济增长方案。本书的研究结论表明要抓住这种财富积累动机中所蕴含的机遇,关键在于制度的引导和支撑。简言之就是要建立一个具有积累功能而不是财富转移性质的养老保障制度。本书中我们始终关注养老金体制特别是公共养老金体制在这个过程中所起的作用。

(4)可以积极利用长寿风险证券化的思想,通过资本市场来转移和配置风险。相对于各类养老金计划本身有限的偿付能力,金融市场无论在资金的数量、流动性方面还是在转移分散风险方面都具有先天的优势,因此发行长寿连接型证券,将面临的风险转移到资本市场将成为公共或私立养老金机构一条有效的途径。鉴于此,本书梳理了现有的长寿连接型证券及其定价方法,并在预测中国人口死亡率的基础上给出了长寿债券的定价,为长寿风险的资本市场解决方案做了一些基础性的研究和理论准备。

综上所述,我们应该积极应对长寿风险的挑战,趋"利"避"害"。首先,抓住伴随长寿风险而生的预防性储蓄动机,配以制度的引导,促进经济增长,并以此来抵消长寿风险的不利影响,这也是应对老龄化的根本途径;同时,利用长寿风险证券化思想和资本市场创新来设计长寿衍生产品,并给出基于中国人口死亡率预测数据的债券定价,来分散风险,以化解其有害的一面。

关键词:长寿风险;个人决策;养老金计划;经济增长方案;自然对冲策略资本市方案

Abstract

With the development of science and technology and the great stride made in pharmaceutical and health fields, humans life span is now getting longer. However, the problem facing humans is not the increased life expectancy itself, but the uncertainty inVolving in this trend. Longevity risk arise when the experienced life span in the future is higher than the life expectancy at the moment. Longevity risks will exert extensive and far-reaching influence on our economy and society, and that will have negative impacts on decision maker, pension institutions, insurer and individuals, what is more, they can change age composition and further affect macro-economies inevitably. The former constitute its direct menace and the latter may present opportunities and be pregnant with solution to longevity risk. In this dissertation we focus our study on the longevity risk influence and its solution, including impacts on individuals' decision-making and on all kinds of pension plans. and response options which we will spread from the point of views of countering longevity risk with economic growth and transferring risk through capital market. And we come to the conclusions as follows:

First, we make overall exploration of the influences by longevity risk on individual decision-making and pension plans. To the former case, we pay close attention to the influences on individuals' consumption, investment and retirement decision, and to the later case, we include not only the public pension plans such as pay-as-you-go and individual accounts existing in current China, but commercial annuities as well, where the stakeholders of the plans and variables in the plans are analyzed in detail, in hope of making certain which influences can be alleviated by fine tuning of the system and which influences can not.

Second, we, theoretically and empirically, investigate how to grasp the intense precautionary saving motivation accompanying longevity risk by institutional building and guidance and turn them into underlying force for second demographic dividends so as to offset the adverse impacts of longevity risk by means of promoting economic growth. These ideas are rarely touched upon in relative literatures at home and abroad, so, as one of the big two coping strategies for longevity risk, they are emphasized in this dissertation.

Last, as one of the big two coping strategies for longevity risk, transferring risk by capital market is also our key point. And the core ideologies of this are accurate prediction of human mortality and pricing of longevity-linked bonds in incomplete market. So, we do research on Chinese human mortality data empirically and based on this we give typical examples on longevity risk bond pricing, which, we think, strengthen pertinence and practical of the dissertation.

Based on the above study, we come to the following conclusions:

(1) When we study the interact relationship between human wealth, investment portfolio and optimal retirement decision, we are convinced of the fact that investment strategies will, through its impact on human wealth, play vital role in retirement decision, while the human wealth will come to play as shock absorber to affect investment strategies. Besides, retirement decision will influence human wealth and investment portfolio as a mean of flexible labor supply. And in the process, the prolonged life expectancy will increase human wealth, and make investors raise risk assets ratios and delay their retirement to response to the deficiency of old-age-supporting resources .

(2) Longevity risk brings unprecedented challenges to pay-as-you-go pension system. And under existing framework, adjusting such variables as contribution rate and substitution rate is only a zero-sum game that, actually, redistribute and transform risk between workers and retirees and lack feasibility politically. Meanwhile, in China, the pension welfare from personal accounts are paid as lifetime annuities, So, when the real life span is longer than the expected one, ones benefits from personal accounts will exceed his accumulated contributions, shifting huge risks to social security. For the same reason, because the DB-type private pension and commercial pension guarantee that retirees will continue to gain fixed cash flow from the beginning of retirement, so their financial position and solvency will be influenced by

longevity risk. Because of the difficulty in projecting human mortality, pension provider will have trouble in calculating accurate market price of annuities and that will create trouble in their asset liability management. Accordingly, we think that, while facing longevity risk, adjusting pension variables under existing framework or utilizing traditional risk management methods will have difficulty in avoiding and transforming longevity risk.

(3) Precautionary saving motivation can lead to second demographic dividend, promote economic growth and serve as measure to longevity risk. In this dissertation we go in the problem from the perspectives of longevity risk and savings, capital accumulation and economic growth with the conclusion the new saving motivation and human capital investments along with the longevity risk can generate second demographic dividend, promote economic growth and offset the adverse influence exerted by longevity risk, which, we call economic growth response option. Research conclusion indicates that system guidance and support is the key to the opportunity contained in the wealth accumulating motivation. In a word, we should establish a pension system that can accumulate wealth rather than only transform wealth. In this article, we consistently focus our attention on the role played by public pension system.

(4) We can actively use the idea of longevity risk securitization to transfer and allocate risk through the capital market. Relative to the limited solvency of all kind of pension system, capital market have advantage in not only the amount and liquidity of fund, but the ability of transferring and spreading risk. So, issuing longevity-linked securities and shifting the risk to capital market will turn into an effective way for public and private pension systems. In view of this, we sum up existing longevity-linked securities and their pricing theories and, based on the projected Chinese human mortality, price them. All these fundamental studies will theoretically be well prepared for the capital market solution of longevity risk.

In short, we should meet the challenges that longevity brings, and take measures to draw on their advantages and avoid their disadvantages. First, we should grasp the precautionary saving motivation born with the longevity risk and, accompanied with system guidance, promote the economic growth so as to offset the adverse influence of longevity risk. Meanwhile, we should utilize the idea of longevity risk securitization and capital market innovation to design longevity derivatives to spread risk and defuse their adverse influences.

Key words：longevity risk；individual decision-making；pension plan；economic growth schemes；natural hedging schemes；capital market schemes

目　　录

第一章 导 论

第一节 选题的意义

众所周知,当一个社会中劳动年龄人口数量持续增长,有效生产者数量的增长率超过有效消费者数量的增长率时,人口年龄结构就会处于富有生产性的阶段,充足的劳动力供给和高储蓄率就会为经济增长提供一个额外的源泉,这就是第一人口红利,这也是20世纪中后期东亚奇迹和中国过去30年巨大经济成就的一个重要原因。据世界银行计算在1979年至2009年这30年间,中国的GDP增长了17倍,也就是说平均每年的增长速度达到10%,也是在这30年中,中国的劳动人口以平均每年1.8%的速度增长,其占总人口的比重也从60%增加到72%,显然在这一人类历史上从未有过的高速持久的经济增长背后,第一人口红利是中外经济学家们一致认定的极其重要的原因。然而我们知道,人口的这种年龄结构并不是一成不变的,死亡率和出生率下降将加快人口的老龄化。出生率的降低将使劳动人口增长放缓,而死亡率的改善又将加快老年人口比例在总人口中的增长速度,其结果就是第一人口红利逐渐降低进而消失,以人口优势(劳动力优势)作为经济发展的支撑将难以为继。

我们知道,随着经济发展,科学技术进步,医疗卫生水平提升以及人们生活水平的改善,人类预期寿命的延长已成为一种必然的趋势。统计数据表明,预期寿命在近几十年中快速增加,加上生育率降低,使得老年人口在整个人口中的比例不断提高,并且这一趋势还将持续。《2004年联合国世界人口》的数据显示:在20世纪的后半世纪,全球新生婴儿的预期寿命平均每年将能够延长4.5个月之多。而据2007年第4期Sigma研究报告,到2050年,65岁以上的欧洲人口占总人口的比例将超过27%,85岁以上的欧洲人口占总人口的比例也将超过10%,而在2005年这两者的比例分别只有16%和3.5%。在欧洲1955年出生的男婴的预期寿命为62.9岁,而今已达到70.5岁,女婴则由67.9岁增至78.8

岁。如 1950 年的欧洲,亚洲和北美也有同样的趋势。和许多西方国家一样,在过去的半个世纪,我国人口的寿命也不断延长。据世界货币基金组织 2004 年的报告,我国 65 岁以上人口的比例在 1953 年和 1982 年分别为 4.41％和 4.91％,而这一比例在 2008 年提高到了 8.3％,据预测到 2030 年这一比例将超过 22％。例如,在 1981 年,一个 60 岁的中国女性其平均余命为 17.90 岁,而到 2000 年其平均余命则提高到了 19.62 岁,这意味着其预期寿命平均每年能够延长 1.09 个月。死亡率的持续降低以及人口老龄化的加剧,对公共养老金计划、私人养老基金以及寿险公司都带来了巨大的影响。

更加糟糕的是,虽然人类寿命会持续延长的趋势得到了学者们的一致认可,但是人们特别是老年人口寿命的延长程度却存在着很大的不确定性。在 20 世纪 80 年代,60 岁中国男性的预期寿命平均每年延长 0.06 岁,而到 90 年代,他们的预期寿命平均每年则延长 0.09 岁。因此,正如 Waegenaere 和 Stevens(2010)所言,决策者、养老金机构、保险公司以及个人面临的最大问题不在于预期寿命延长趋势的本身,而在于这种延长趋势的不确定性。当未来的实际寿命高于现在的预期寿命时,长寿风险就由此产生。而长寿风险反过来又会对决策者、养老金机构、保险公司以及个人造成巨大的冲击。

首先,长寿风险将使得现收现支的养老金体制面临无法回避的冲击。在维护现收现支预算约束的前提下,当预期寿命增加时,如果养老金替代率保持不变,在职职工养老金的缴费率就必须增加;而如果养老金缴费率保持不变,退休职工的养老金的替代率就必须下降。而在现实经济中,大幅提高处于工作期的养老金参与者的缴费率或降低处于退休阶段的老职工的养老金替代率都缺乏政治上的可行性。

相对于现收现支的养老金体制,长寿风险对个人账户的冲击更加巨大。中国个人账户的养老金福利是以终生年金的方式发放的,当人们的实际寿命超过制度设计的期望寿命时,人们从个人账户中得到的养老金领取额度将远远超过其本人的缴费积累额,从而把巨大的亏空风险转嫁给了社保体制。随着人口平均预期寿命的不断提高,养老金个人账户也将面临越来越大的长寿风险。如果没有有效措施,个人账户将造成巨大亏空,严重危及我国养老保险制度的平稳运行。可以说相较现收现支的养老保障制度,完全积累的个人账户制度虽有一定的优势来降低社会养老负担比率并规避养老资金的金融风险,但是对长寿风险这样的精算风险仍然是相当脆弱的。

同样道理,因为由雇主提供的 DB 型私立养老金计划或商业养老保险保证领取者退休时将能持续获得固定支付的现金流,所以其财务状况或偿付能力也将受到长寿风险的巨大冲击。即使精算师们在计算中考虑了死亡率的改善,在历史数据中加入死亡率调整因子以反映其动态变化,但问题是调整因子的值并非常数,我们也很难从历史数据中估计得到其准确值,因此从理论上说保险公司无法得到年金准确的市场价格。对保险公司来说,不能准确预测未来死亡率给他们的年金业务带来了许多困难,而且当保险公司用收取的保费来购买匹配资产时,会面临着一种不存在匹配资产的风险——死亡率风险。正是因为死亡率预测对保险公司盈利水平和偿付能力意义重大,很多保险公司才会在年金产品的价格中加入成本附加费率来应对长寿风险,或者提供一些毫无竞争力的年金收益率,这或许也是所谓"年金之谜"的一个重要原因。

正是因为长寿风险对公共养老金和私立养老金造成了巨大的冲击,且各种年金都有向 DC 型转变的趋势,个人或家庭将越来越直面长寿风险,人们越来越需要为筹备和管理自己的退休生活所需资金负起责任。作为理性人,人们必然会在不降低消费的情况下设法增加工作期间的养老资金储备,采取诸如增加工作年数推迟退休,提高工作期间储蓄,以及增加人力资本投资提高工作效率等方法。严格来说,这些方法,特别是后两种方法都是人们预防性动机的具体体现。的确,假定人们的储蓄率随着他们所面临的长寿风险的数量而上升是合情合理的,毕竟,预防性动机早在凯恩斯时期就被认识到并被认定为主观个体的一个主要行事动因,更重要的是预防性动机的强度是受到经济中相关机构的特征影响的。正是因为现实经济中难以获得定价合理的年金,也缺乏一个保证人们生活水平不受长寿风险影响的适度规模的公共养老金制度,因此人们有理由保持强烈的预防性动机增加工作期储蓄。而恰恰是这种强烈的储蓄动机如果能够合理地把握和引导,完全可以转换为应对长寿风险的机遇和手段。

如果我们把劳动年龄人口增长快、比重高,因而有利于劳动力供给和形成高储蓄率的人口结构优势称作第一次人口红利,我们也就可以把未来伴随着老年人口比重提高可能产生新的储蓄动机和新的人力资本供给称作第二人口红利。那么这种因长寿风险而造成的强烈的预防性动机是否会产生第二人口红利,从而促进储蓄增加和经济增长就成为非常具有理论和现实意义的问题,因为经济增长永远是应对人口老龄化和长寿风险的根本方法,这也是本书选题的主要目的所在。

诚然人口老龄化会带来巨大的挑战,然而老龄化的到来同时又开启了另一扇人口红利的窗口——第二人口红利。与第一人口红利不同的是第二人口红利更加依赖于制度的引导和支持。简言之,第二人口红利产生的前提要求是要建立一个具有积累功能而不是依赖家庭代际间的财富转移和现行的现收现支的养老保障制度。虽然累积财富和转移财富(通过家庭或 PAYG 养老金体系)都可以为将来支出超过劳动收入的部分进行融资平滑其消费,因此从个人的微观视角来看作用是相同的,但如果从宏观经济的视角来看它们的作用无疑是不同的,通过财富积累可以获得将来更高水平的消费。利用好老龄人口结构所具有的强烈的财富积累动机,通过制度安排和激励将这股巨大的财富引入到宏观经济运行的大框架中从而促进经济增长,使得经济蛋糕的规模随着老龄化的进程也在不断地做大,而不是仅仅用财富转移这种零和思维来分一块大小不变的蛋糕。而这也许就是破解中国社会老龄化困局的希望所在。而这种特质就要求我们必须始终关注养老金体制特别是公共养老金体制在这个过程中所起的作用,这也是本书研究的另一个重心所在,我们将研究养老金体制在个人决策(储蓄及退休决策等)、个人及国民储蓄、资本积累及经济增长等微观和宏观过程中的作用。

显然上述思想的核心是利用伴随长寿风险而生的人们的财富转移动机来促进经济增长,并以此来抵消长寿风险的影响,这里我们不妨将其称为应对长寿风险的经济增长方案,那么下文中利用风险证券化思路和金融市场的风险分散转移功能来应对长寿风险的策略就可以叫做资本市场方案。

随着资本市场和保险市场的联系更加紧密,利用资本市场对长寿风险实行证券化成为金融创新的一个重要发展趋势。因为资本市场上流动的巨额资金无论在数量和流动性方面都有其先天的优势,自然成为金融创新者探索配置风险的新领域。而长寿连接型债券就是传统的保险与证券业相结合的产物,通过这种机制安排,市场上投保者的长寿风险会经寿险公司、特殊目的机构(SPV)最后转移给资本市场的投资者。具体地说,寿险公司会向 SPV 购买再保险,而 SPV 会通过向投资者发行长寿连接型债券的形式来融资。而在此过程中,相关各方的风险和收益很大程度上取决于债券合同中风险触发水平的设定,也即所谓“触发器”的设定,而触发器水平是基于合同中标的人口的生存概率而来的,合同期内如果已经实现的生存概率高于约定的标准,即被认为产生长寿风险,这样提供年金类产品的寿险公司就会遭受损失,此时他向 SPV 购买的再保险将生效,SPV 将在最高赔付额内对其进行赔付。而与此同时资本市场投资者所获得的长寿连接型债券的息票也是和生存概率紧紧相关的,当真实生存概率超过触发水平,即产生长寿风险时,投资者投资债券的利息水平将部分或全部丧失。由此可见,生存概率是长寿连接型债券定价的关键因素,如果说设计出合理的,特别是得到投资者认可的长寿连接型债券是通过资本市场来转移长寿风险成败的关键,那么如何获得预测精确的人口死亡率就是关键中的关键。

国际上关于长寿债券的研究方兴未艾,目前每年一届的国际长寿风险与资本市场研讨会已经召开了 11 次,对长寿风险证券化进行了深入的研究与探讨,然而作为长寿风险日益严重的中国,对其系统的研究却是相当不足,因此加强对长寿债券的研究,特别是提高中国人口死亡率预测的精确度不仅对提供年金类保险产品的寿险公司意义重大,对破解公共养老金体制的困局也同样意义重大。

鉴于上述认识,本研究将从宏观经济学、保险精算学和衍生产品定价等领域试图回答如下问题:

• 长寿风险是如何影响个人决策以及公共养老金和私立养老金计划的,这种影响能否通过计划本身相关变量的调整来应对?

• 长寿是否会带来以及如何带来第二人口红利,即寿命延长是否会改变以及如何改变人们的消费决策,储蓄动机进而促进经济增长? 即应对长寿风险的经济增长方案是否可行。

• 对于养老金制度所受到的冲击,我们如何通过资本市场来释放和分摊长寿风险的压力及相关长寿衍生产品该如何定价? 即如何规划设计应对长寿风险的资本市场方案。

这些问题本身对各国政府、养老金机构等无疑都具有极其重要的理论和现实意义,简言之,我们将分析长寿风险对公共养老金和私立养老金计划的影响,并探讨两种解决方案:其一是利用长寿风险产生过程中积极的一面,抓着伴随长寿风险而生的强烈财富积累动机,并辅以制度的安排(如养老金体制的改革等)和引导来促进经济增长,并以此作为应对老龄化的根本途径;其二是通过长寿衍生产品的创新和资本市场的安排来设计长寿风险连接型债券并给出基于中国人口死亡率数据预测结果的债券定价。

第二节 本书的研究目的、内容和方法

一、研究目的

概括而言本书的研究目的主要有以下几方面:

首先,全面探讨长寿风险对个人决策以及对养老金计划各层面和各相关方的冲击,包括现收现支、个人账户和商业年金,并详细阐明其中哪些是可以通过现有体制的微调来减轻和化解的,哪些是现有体制无法应对的。

其次,从理论和实证两方面探求如何通过制度的建设和引导将人们因长寿风险而产生的强烈的预防性储蓄动机转化成促进经济增长的潜在动力,发掘长寿风险积极的一面,以经济增长做大蛋糕的方式来应对长寿风险挑战。这些既是我们认识长寿风险的基础性研究,同时也是我们应对长寿风险具指导性和全局性意义。

最后,对死亡率预测和长寿风险定价方法的相关文献进行较全面系统的梳理,并以中国的人口死亡率数据进行实证研究给出相关长寿连接型证券中的长寿风险溢价,为从资本市场来分散转移风险做好理论准备。

二、研究内容

具体研究内容上,本书将从以下几个方面展开:

(1)长寿风险的成因及其对微观个体决策的影响。这一部分我们将区分个体长寿风险和聚合长寿风险,并从数理的角度解释为什么当我们摒弃精算学教科书中确定性死力假设而采用更加实际的随机性死力假设给生命未定权益定价时大数定律会失效。也就是说对死亡率或死力估计的不确定性意味着每保单有一个非零的标准差。按照金融经济学的术语,嵌入死亡率未定权益中的风险可以分解成可分散风险和不可分散风险。而保单数量的增加只能减少可分散风险,而无法减少系统性的不可分散风险,而这种不可分散的风险恰恰就是聚合性长寿风险产生的数理基础。同时在这一部分本书将探讨面对长寿风险个人决策将作出怎样的调整,具体地说,就是长寿风险如何影响人们的消费储蓄决策、风险资产投资决策和退休决策。

(2)长寿风险对公共和私立养老金体制的影响。简单地说,长寿风险对各类养老金机构和年金提供者的影响主要是因为计划参与者不断提高的预期寿命超过计划提供者的预期而产生的,受其影响最大的是确定给付型养老保险和提供终生给付的年金保险。在这一部分文章首先研究寿命延长对中国统账结合的养老金体制的影响,应用宏观经济学和精算学等知识给出寿命延长和养老金体制亏空的量化评估结果,并详尽分析退休年龄、缴费率、替代率等相关模型变量的调整可能起到的效果;其次文章也将关注商业年金所受到的冲击,探讨年金提供者现有的应对方案如何导致"年金之谜"的困局。对各种养老金机构和年金提供者现有的应对长寿风险方法的详细盘点都是为了得到本书的一个重要观点,即必须完备现有的金融市场,由机构或政府提供长寿风险对冲工具,发行系列长寿风险连接型证券。

(3)应对长寿风险的经济增长方案。长寿风险对个人储蓄投资等决策的影响必然会聚合转化成对宏观经济变量的影响。因此这一部分我们将分别用生命周期储蓄模型、人力资本投资与内生经济增长模型和随机 OLG 模型来探讨长寿风险对个人储蓄进而国民储蓄、经济增长以及资本积累的影响,验证这种伴随着长寿风险而产生的新的强烈的储蓄动机和新的人力资本供给是否会给宏观经济带来积极的影响,评估以经济增长作为应对长寿风险根本途径的可行性。而贯穿这一部分始终的是我们对养老金体制安排的关注,即应该设计什么样的养老金体制将这种强大的预防性动机所带来的财富积累引入宏观经济运行的大框架而不仅仅是代际间转移性质的"体外循环"。

(4)应对长寿风险的资本市场方案。通过资本市场来转移和分摊长寿风险目前已经成为学术界的共识,特别是目前已经成功召开了 11 次的国际长寿风险与资本市场研讨会更是成为国际重要的学术交流平台,影响深远。各届会议的主旨就是探讨资本市场在解决长寿风险以及政府在管理长寿风险中的作用,包括:如何通过经济、金融、计量的方法对长寿风险进行量化以及定价;通过哪些工具可以管理长寿风险;如何利用各种资产组合对冲长寿风险;政府是否应该发行长寿债券等相关热点话题。这一部分本书将从三个方面或步骤来探讨长寿风险的定价问题:死亡率预测模型的选择、长寿连接型证券的建立以及定价原则和方法。我们将利用中国人口死亡率历史数据对其未来的演进进行预测,考察现有的各种长寿连接性债券及其运行机理,梳理重要的定价方法并运用于中国的长寿风险定价,以此来为我国的长寿风险管理做些基础性的工作。

三、研究方法

本书在大量阅读借鉴相关研究成果的基础上,形成了自己的研究思路和技术路线,简而言之,面对长寿风险我们不能仅仅是被动的应对,利用资本市场来分散和转移风险,即"避害",同时应该主动积极地设计养老金体制等相关制度来引导和促成其有利的一面,将这种由强烈的预防性储蓄和人力资本投资动机产生的财富积累引入宏观经济建设中去推动经济增长,即"趋利"。而这两方面都是应对长寿风险的有效策略。从技术路径上来说,通过资本市场的"避害"涉及人口死亡率的预测和长寿连接型证券的设计和定价,属于计量经济学、时间序列和资产定价的范畴。本书中较为详尽地讨论了 CAPM 和 CCAPM 方法、等效用原则、远期死亡率框架和即时夏普比方法等,并利用中国的人口死亡率预测数据和王变换方法给出了几种死亡率衍生产品中的长寿风险溢价;长寿风险对储蓄、资本积累和经济增长的影响属于宏观经济学的范畴,本书中主要用到了随机 OLG 模型(世纪交叠模型)和动态优化等方法,并创造性地将中国特有的统账结合型养老金体制建模并纳入到 OLG 模型中。同时因为所研究对象的特征,保险精算学理论也是贯穿始终的,特别是生命表、精算数学等技术方法。计算和计量方法中使用的是 Matlab 和 SAS 软件。

四、本书的结构安排

本书的结构安排如下:

第一章导论介绍选题的背景意义,设定研究目标和内容并简要阐述研究的思路、方法和主要的创新点;第二章是长寿风险的国内外研究综述;第三章是长寿风险对个人决策的影响;第四章是长寿风险对公共和私立养老金计划的影响;第五章是应对长寿风险的经济增长方案,分别探讨长寿风险对生命周期储蓄、资本积累和经济增长的影响;第六和第七章探讨应对长寿风险的资本市场方案,其中第六章是中国人口死亡率的建模与预测,第七章是长寿连接型债券的设计与定价;第八章总结与展望。

本书的结构和研究路径图如图1-1所示。

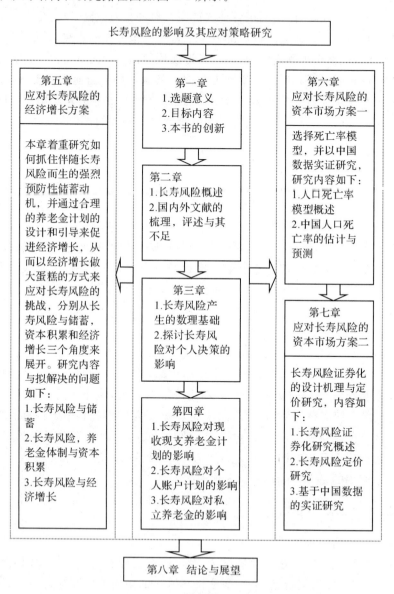

图1-1 本书的结构及研究路径

第三节 本书的创新

本书的创新主要体现在研究内容和研究方法两个方面。

一、研究内容方面

面对日益严重的长寿风险,国内外学者提出了各种解决长寿风险的方法,包括再保险、自然对冲、长寿风险证券化等。由于再保险和自然对冲这两种方法存在着很多的缺陷,所以学者们更多的是把注意力集中在长寿风险证券化的研究上,尽管目前在我国的金融市场上还没有出现长寿连结证券产品,但制约其产生的一个主要原因之一正是它的合理定价问题。发达国家已经有大量文献探讨其长寿风险的定价,但很少有文献去研究发展中国家的长寿风险。所以本书的一个可能的创新就是用 Lee-Carter 模型预测出中国的人口死亡率之后再以此为基础对中国的长寿风险以及各种长寿连结证券定价问题进行研究,希望能够为我国公共养老金计划的改革以及保险产品的设计提供参考性的建议;其次,正如前文所论述,长寿风险及相关长寿连接型证券的定价只是对长寿风险的"避害",即利用资本市场来分散和转移风险,但对如何抓住伴随长寿风险而生的强烈的财富转移动机,辅以制度的安排促进第二人口红利的产生,从而应对长寿风险的经济增长方案,国内外都缺乏系统性的研究,特别是国内的相关文献更是严重匮乏,难得一见,本书在拓展并平衡长寿风险的研究内容上进行了一些尝试,分别从长寿风险对总储蓄,长寿风险对资本积累及长寿风险对经济增长等宏观经济变量影响的角度用大量篇幅来阐述长寿风险中孕育的积极有利的一面,并探讨养老金制度的设计如何引导和促进其积极的影响。

二、研究方法方面

目前理论界还没有一个结合宏观经济和长寿风险的人口学和精算学特征的公认的模型。这虽然提供了创新的空间但也留下多少借鉴的余地,理论创新的难度很大,本书中结合了中国统账结合养老金体制和生存概率的随机 OLG 模型是作者的一个创新尝试,该模型可以将中国人口死亡率的历史数据及反映其改善的预测结果纳入到研究框架中,并应用生命表技术直接转化成寿命延长和各宏观经济变量之间一一对应的关系,结果简洁直观,更重要的是我们对中国特有的现收现支和个人账户相结合的养老金计划进行建模并纳入到随机 OLG 模型框架中,从而能够模拟养老金体制的变革对储蓄和宏观经济的积极影响,增强了理论研究的针对性和实用性。

第二章　国内外文献综述

第一节　长寿风险概述

活得更长并且健康状况良好肯定是一项了不起的成就,特别是对那些有资源来享受这一切的国家来说。但同时这也对财政金融和劳动力市场的运作带来一系列挑战,并对消费者偏好和公司策略造成广泛而深远的影响。随着越来越多的老年人需要关爱,以及那些在低寿命高生育率背景下设计的养老金体制的改革的紧迫性越来越强,与年龄相关的公共开支也越来越高。

人口老龄化的宏观经济影响是广泛的,它会影响到劳动供给和投资使用率,生产能力和消费模式,外部均衡和跨境资本流动等,其中比较重要的有:

• 经济增长和储蓄率相对于以往趋势来说可能会下降。如果我们使现收现支的养老金体制中的缴费率保持不变,逐渐增加退休年龄并逐渐减少新近退休员工的养老金替代率,而不是仅仅依靠养老金缴费率的提高来维持现收现支体制的平衡,那么储蓄可能在今后的数十年中有较大幅度的上升以此来维持退休后的消费水平不变。

• 如果退休年龄和其他公共养老金体制中的参数没有实质性的变化,则公共开支将承受巨大的压力,而政府的财政收入也将因此耗尽。

• 退休人员会向处于工作期间的中年人口出售他们的金融资产来为消费融资,老年抚养比也会逐渐增加,这样一种情形可能会暂时造成资产价格的下行压力,但影响的规模可能是相对较小的。与此相似的是,人口结构的变化可能会影响潜在的产出增长,真实利率以及家庭财富在传递货币政策方面的重要性,从而需要一些特别的政策干预和框架改变。

在公共养老金方面,预期寿命的增加必然意味着增加缴费率,降低替代率和推迟退休,当然这个过程并不是一蹴而就的,因此人们仍在考虑一些必要的额外的改革,但要在整个社会产生对这些措施的一致认同往往是相当困难的。然而毫无疑问的是,如果预期寿命以我们在过去几十年里所经历的那种速率持续增长,那么要使我们目前的福利不受影响就只能通过在缴费增加和推迟退休之间的平衡来达到。

如上所说,在其他条件不变的情况下,公共养老金的变化将意味着退休后收入相对于工资的显著下降。因此,人口的变化加上必须独自解决退休后生活资源的需求很可能会促使旨在为退休生活筹资的个人储蓄的增加,不论这种储蓄方式是否会最终导致整个社会储蓄率的增加。而且预期寿命的增加总是超过了人们的预测,因此对预期寿命的估计不得不反复更新。简单地说,这种寿命变化的不确定性就是长寿风险,对此必须加以考虑从而确保老年人不至于经历消费的大幅下降。

本章的结构如下,首先我们将对长寿风险作出定义,然后我们将探讨长寿风险如何影响个人行为,特别是这将如何影响个人的储蓄模式,以及这将如何影响宏观经济和金融市场。最后我们来讨论我们该如何发展金融工具和金融市场来应对长寿风险,并提出相关的政策性建议。

一、长寿风险的定义

人口的变化会造成死亡人口数偶然性的和系统性的偏离其期望值。我们知道偶然性的偏离是一个正常的保险风险,是一个围绕固定死亡概率的随机变量,从本质上来说这是一种可分散风险,因此可以根据大数定律的原理通过增加保单数量的方法来应对,这也是所谓的个体长寿风险。后者是一个聚合性的长寿风险,是由于死亡率趋势中意料之外的变化引起的,是每个群体中真实死亡人数和它的期望值之间的差别,这种长寿风险不可在个体之间进行分散化,因为它以同样的方式影响着这个群体中的每个人,也影响着保险提供者的整个资产组合。

在过去的几十年中,死亡率的动态学显示出某些一致的模式:
- 老年阶段(60岁及以上)预期寿命的增加。
- 老年死亡率下降。
- 婴儿死亡率下降。

从生存函数的形状来看,也有一些值得注意的特征:
- 由于老年死亡率的下降即生存概率的上升,生存函数的图形逐渐变得类长方形。
- 生存函数向右拓展,也就是死亡曲线图逐渐偏向老年。

以上特征大致可以如图2-1表示:

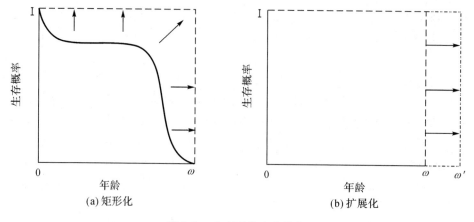

图 2-1　生存函数变化趋势

更加令人印象深刻的是老年死亡率的改善速率似乎正在加速。在 1950 年法国、日本和意大利 65～69 岁人口的预期余命是 13～14 岁,而在 1980 年这个数字就变成 16～17 岁了,到了 2000 年更是上升到 19～21 岁。再例如在 1981 年,一个 60 岁的中国女性其平均余命为 17.90 岁,而到 2000 年其平均余命则提高到了 19.62 岁,这种令人印象深刻的改善不仅在发展中国家就是在发达国家也是很普遍的。从数据上看,近几十年来较高年龄段(80 岁及以上)预期寿命的改善比例更大。

从财务的观点来看,死亡的集中减少了分布的方差及与之相关的风险。然而死亡率系统性偏离其假定预测轨迹的风险,加上老年死亡率下降趋势的加速也增加了风险。这种趋势更加凸显了用建立在随机分析基础上的准确死亡率预测的重要性,从而能够提供可靠的死亡率及其不确定性的测量。

然而国家的统计机构往往系统性地过低预测了预期寿命的增加,导致对老年人口数相对程度的低估,特别是高龄老人。官方死亡率预测传统上是基于预测者的主观判断,按照历史数据和专家意见来进行综合。通常的做法是基于生物医学的考虑,以最大预期寿命水平的形式来定义死亡率改善的上界,这就导致了在需要当前死亡率水平和假定将来目标值之间死亡率数据是只能应用插值推算的方法,这就给专家们的主观判断留下了空间,其结果可能对死亡率的短期趋势过于敏感。而在精算业界参数化方法是很流行的,精算师们会假定死亡率的分布函数,用过去的数据来拟合参数化的曲线并预测参数远期的趋势。当然参数的不确定性是很关键的,选择不同的参数值就会创建不同的死亡率情景。

即使创设了多种情境,仍然难以为每种情境匹配一个概率评估从而得到对不确定性的测量,而这些就如同概率的置信区间对评估金融风险一样是非常有用的。相反的趋势外推方法就不受这些缺陷的困扰，如时间序列方法就适用于将来的趋势，目前这些方法已经被人口统计学家广泛地接受。其中特别流行的方法是 Lee 和 Carter 在 1992 年一篇文献中提出的方法，该文提出了一种易于理解的不确定性测量方法，即考虑了随机误差项，从而在老年人的真实死亡率趋势上拟合效果很好。例如有学者以该模型反向地用于美国 1925 年的数据，结果预测在 2000 年美国的预期寿命是 72 岁，考虑到近一个世纪的跨度，这一结果和 77 岁的真实数据相比已经相当接近了，而美国政府的国家资源委员会在 1930 年用其他方法预测的美国人在 2000 年的预期寿命是 65 岁，与真实年龄相差 10 岁以上。此外 Tuljapurkar、Li 和 Boe 等学者在 2000 年对 G7 国家的预测表明在 2050 年平均预期寿命还将增加 7 岁，而同期政府机构的预测只有将近 4 岁。而在中国人均预期寿命已经从 1982 年的 67 岁增长到 2003 年的 72 岁，预计到 2020 年中国的人均预期寿命将达到 79 岁。

Lee-Carter 模型假定死亡率按照常数的速率下降，而事实上死亡率模式是加速改善的。最近的研究表明，官方的预测误差可能要比用 Lee-Carter 方法造成的误差更大。有足够的证据表明死亡率是按照线性的历史趋势演进的，特别是在一些高收入低生育率的国家，在那些国家预期寿命已非常惊人的速度在增长，大约每 10 年提高将近 2 岁，而按此速率到 2050 预期寿命将要提高接近 10 岁。

实际上人们关注的不仅仅是由模型预测所造成的误差，还有令人头痛的一点是生命表的创建、采用和公布要比死亡率的演化进度大大滞后，例如中国人寿保险业经验生命表（2000—2003）是在 2005 年初才着手数据收集，正式发布使用更是到 2006 年之后。各国公司养老金方案所采用的死亡率假设的变化显得太大，已经无法用各方案中成员的属性差异来给出合理解释了。而这些差异给金融市场和机构造成相当大的影响，根据一份广泛引用的 Cass 商学院的计算结果，FTSE100 公司的总的养老金赤字是 400 亿美元，而如果应用法国的生命表的话就会增加到 600 亿美元，但令人惊讶的是如果采用德国的生命表巨大的赤字将会变成 30 亿美元盈余。这些差异如此之大，已经不仅仅是各国养老金参与者本身的原因了，这就需要人们增加投入来研制能够及时反映最新死亡率现状的生命表并能更好地对预测中的不确定性进行建模。

因此正如 2005 年 G10 的一份研究报告中所说，监管者应该推动生命表更及时更透明地加以公布，养老金精算师应该能够确定他们的预测在多大程度上反映养老金计划所经历的真实情形，明确他们是如何建模的，以及这些模型是如何考虑他们筹资计划中各种估计的不确定性的。

显然长寿风险不仅仅是公司养老金方案所面临的风险，公共养老金规划也难幸免。例如国外有学者曾经对意大利养老金系统所面临的长寿风险进行估计，讨论了 50 岁及以上人口因为寿命的延长而需要的额外养老金支付。作者假定 2005 年后人口死亡率改善的程度与 1990 年至 2002 年真实观察的数据相等，在长寿风险的冲击将造成大约 3200 亿欧元的额外支付，仅此就将使得养老金负债增加 10%，占 2005 年当年意大利 GDP 的 22%，而在 2010 年代，每年增加的额外负债将达到 GDP 的 0.5 个百分点，而在 2020 年代更将达到每年 GDP 的 1 个百分点。我们必须注意到的是这仅仅是长寿风险总成本的保守估计，因为它没有考虑将来家庭由于养老金替代率的降低也将承担越来越多的长寿风险冲击，众所周知，养老金替代率预计要从现在的最后工资的 60%～80% 降低到 40%～60%，在此过程中家庭必然要用他们从养老金第二和第三支出中获得的投资收益来弥补这个收入缺口。

从这个角度来说，制定准确并更新及时的生命表也是至关重要的，因为它能在养老金方案中引入死亡率最新变化的真实数值从而更好地评估长寿风险。为了减少预测偏差我们应该更加关注粗死亡率的平滑性问题，因为粗死亡率是政府统计部门在观察统计群体死亡率数据的基础上直接得到的。

二、长寿风险和个人行为

在进行个人储蓄和投资组合选择时，有远见的投资者会把长寿风险纳入考虑范畴。然而他们的选择会受限于公共养老金系统的规模和结构，同时也受到市场不完善程度的制约，而市场的完善程度又是取决于潜在的需求水平的。在一个拥有完备市场的经济中，一个完全理性的投资者是无论如何都会暴露于平均长寿风险预期外变化所带来的聚合的、无法通过保险来进行分散的风险当中。研究证据令人信服地表明总体上来说，个人和家庭是无法准确权衡他们当期决策的长期影响的，因此长寿风险很可能从很多方面影响家庭的行为。

在确定性情形下，生命周期理论一个并不令人惊讶的意义就是个人应该延长工作，增加储蓄来对长寿风险意料之外的增长作出反应。然而当长寿风险本身是不确定的时候，有经验证据表明家庭储蓄中的预防性成分是至关重要的。的确，假定人们的储蓄率随着他们所面临的长寿风险的数量而上升是合情合理的，毕竟，预防性动机早在凯恩斯时期就被认识到并将其认定为主观个体的一个主要行事目标，这将使得个人不会花光他们的收入。更重要的是预防性动机的强度是会受到经济中相关机构的特征影响的。比如，如果人们可以获得定价合理的年金，长寿风险对储蓄的影响就会很轻微的。如果经济中存在一个适度规模的公共养老金系统，那么人们也没有理由保持强烈的预防性动机。退一步说，即使我们不考虑公共养老金系统和市场提供的年金，那些家庭内部存在的潜在的代际间合同（即代际间的风险共担）也会成为预防性储蓄的替代，使得父辈的长寿风险由子辈来分担。

如果个人能够改变他们的劳动供给和他们的投资组合配置，那么其理想的预防性储蓄动机也会减弱。当然另一方面，劳动市场的不确定性和金融市场的波动本身就是人们增加额外储蓄的原因。有理由认为预期的长寿风险的增加会增加理想的风险资产的投资组合份额，特别是股票的份额，同时长寿风险的增加也使得个人持有其他风险的意愿降低，即使他们与寿命无关。进而这也意味着当我们为退休生活而储蓄时，投资者会需要更多数量的长期证券，他们要有较低的再投资风险；对股票的需求也会上升，因为股票价格的短期波动从长期来看往往会被熨平。按此逻辑，人们应该注意到社保制度的规模和设计决定了工人们所受到的风险（特别是常数风险）的数量，因此社保改革也能以一些微妙的方式影响人们的投资组合决策。

然而正如人们广泛认识到的那样，投资者实际上是以不太理性的方式行事，特别是当经济决策涉及较长的时间并且面临着一些不确定性时，正如人们在面临寿命不确定性的风险而调整其储蓄和投资组合选择时所做的那样。一方面，个人可能不是以一个常数比率折现他们的将来薪水，实际上他们用于近期的折现因子将比用于远期的折现因子大，因此人们往往有储蓄不足的趋势，因为储蓄意味着对消费而言的短期成本，而其收益只在将来才会出现。另一方面，对将来事件中不确定性可能带来的严重程度低估的倾向会减少人们对长寿风险规模以及长寿风险对人们将来的需求和财产的影响的感知。有研究表明为退休而进行的储蓄决策是会受到短视和行为拖沓的影响，退休储蓄计划的参与者很少会改变他们的缴费水平或者对其投资组合进行再平衡，而这些行为都会对相关变量产生长远的影响。在 Choi 等 2001 年的一份报告中，一份对雇员的调查显示，有 68％的受访者抱怨他们为退休储蓄不足 24％的人计划在将来提高其缴费，然而他们中只有 3％的人会真正地去这么做。如果职业养老金计划是自动加入的并且雇主的匹配缴费也是相当到位的，那么，显然对职业养老金计划的自愿投资就会受到鼓励。

因此，强制性的公共养老金方案对减少储蓄不足和惯性行为的影响是很重要的。而且，短视的投资决策的存在可能意味着法律和制度应该鼓励将公共养老金作为自动选项的设置，这会减少投资者所犯错误的成本。然而对金融产品，其概念和风险的理解应该通过推广经过精心设计的财务教育课程的方式来进行鼓励。对人们金融素养的调查和行为经济学的研究结果都表明人们的金融教育不仅不足以保证他们为退休作出充分的储蓄，甚至人们对接受金融教育重要性的意识也是严重不足的。

在确定性情况下，一个经济体中的老年人口相对于处于工作期的人口数如果过多（比如由于平均寿命的增加），那么该经济体就应该有一个更高的储蓄率，一个更高的稳态人均资本水平以及随之而来的更高的工资率和更低的利率。而在不确定的情况下，如果经济人面对一个无法用保险来分散的长寿风险的增长，而且如果我们排除二次型偏好这种特例的话，那么人们就会因预防性动机而有一个额外的储蓄需求。在现实生活中，市场和机制的失灵会限制人们对这些风险作出一个适当的反应，因此需要人们对现有机制进行认真审视并及时消除这些障碍。

除了上文谈到的稳态影响，人口统计学特征的变化也会对利率和资产价格产生暂时性的影响。比如，婴儿潮一代（即生育高峰期出生的一代）的退休会使得资产处于价格下跌的危险之中。虽然这些影响在理论上是很清楚的，但其影响的程度很可能因我们前面提到的两个因素而很小，即许多经济体中机构的特点（特别是指相对规模的公共养老金体制和不太发达的年金市场）和许多投资者的短视与惯性行为。而这两种影响很可能是自我维持的：比较有远见的个人在面对令人担忧的人口变化前景时可能会选择缩减或至少是改变社保体系的结构，他们也会需求更多的年金。在开放经济中人口统计学特征的变化对金融市场造成的一般均衡影响可能会小一些，的确，如果资本可以在国家间自由流动，它将会从人口老年化国家流动到人口较为年轻的国家。

三、长寿风险与宏观经济及金融市场

我们知道，老龄化的两个微观基础是生育率的下降和预期寿命的延长，经济学常识告诉我们低生育率和长寿本身又可成为改变人们消费储蓄模式的强大动因。根据莫迪利安的生命周期消费理论学说，个人在其生命周期内的消费储蓄行为可以划分为工作期的储蓄和退休期的反储蓄两大阶段，工作期的收入等于整个生命周期的消费，如果生命周期延长，而工作期没有相应的延长，则工作期的储蓄积累就不足以支付退休期的消费，产生养老资源不足的风险。这就会促使人们增加资本积累以应对漫长的退休后生活。而资本积累是经济增长的重要源泉，随之而来的资本深化必然会使人均产出快速增长，进而会影响利率、工资、储蓄和消费等一系列宏观变量，而这些正是长寿风险可能产生积极影响的内在机理，对我们找到应对长寿风险的对策具有十分重要的理论与现实意义。

预期寿命延长影响经济增长的另一个可能的渠道就是劳动力素质的提高。我们知道面对长寿风险给人们带来的退休后生活成本提高的压力，理性人会增加其工作期间的资金积累，而增加资金积累的方式除了增加储蓄或推迟退休外，另一种可行的方式就是通过增加受教育年限加大人力资本的投入，提升劳动者

自身素质来提高劳动生产率增加积累。正如学者们所指出，预期寿命的改善会导致人们增加在受教育上的投入，因而这种由预期寿命增加而导致的人力资本投资的增长可能会对经济增长产生有利的影响。

作为对个人决策有重大影响的制度性设计，养老金体制也是研究的重点。我们知道预期寿命延长强化了人们的预防性储蓄动机，而恰恰是这种强烈的预防性动机构成了增加资本积累和促进经济增长的源泉，然而要把这种可能性转化成真正的经济增长的动力还必须要有一个重要的前提条件，那就是要建立一个具有积累功能而不是依赖家庭代际间的财富转移和现行的现收现支的养老保障制度。虽然通过家庭或 PAYG 养老金体系所实现的财富累积和财富转移也都可以为将来支出超过劳动收入的部分进行融资平滑其消费，因此从个人的微观视角来看作用是相同的，但如果从宏观经济的视角来看它们的作用无疑是不同的。利用好老龄人口结构所具有的强烈的财富积累动机，通过养老金制度的针对性设计和激励将这股巨大的财富引入到宏观经济运行的大框架中，从而促进经济增长，使得经济蛋糕的规模随着老龄化的进程也在不断地做大，而不是仅仅用财富转移这种零和思维来分一块大小不变的蛋糕。而这种特质就要求我们必须始终关注养老金体制特别是公共养老金体制在这个过程中所起的作用。

众所周知，长寿风险会给那些不能完全依赖公共养老金体系来维持生活的家庭带来挑战。如果他们收入中的相当大部分是来自金融财富的收益，那么那些活得比期望寿命更长的个人就会过快地消耗掉他们的财富，从而在晚年生活中没有足够的收入来支付生活所需。那么私立的养老金计划就会变成一个很自然的选择。目前在许多国家逐渐增加私立养老金份额的趋势越来越明显，即越来越依赖于 DC 型养老金方案，这些基金数量庞大，在不少国家已经成为金融市场上最大的机构投资者。在此过程中保险公司也起着很大的作用，甚至在某些国家保险公司是积累制退休储蓄产品的主要提供者。随着私立养老金趋势的加强，养老金基金产业的规模仍然有望继续增加并从而给金融市场产生更多的影响。反之，金融市场的发展变化也肯定会对养老金基金带来重大影响。20 世纪90 年代股票市场增长期间所经历的放松的负债管理，以及超过早期精算师们预测的预期寿命的增长和 2000—2002 年间股价和债券收益率的下降都导致多个国家职业 DB 型养老金计划出现筹资缺口，尤其是资产负债到期日的不匹配和市场风险对冲的不足导致了养老金基金资产负债长期缺口的出现。

政策措施旨在致力于提高 DB 型养老金计划在长期的可行性，包括加强监督监察以及采用更加严格的基于风险的方法。其中一个值得注意的趋势是现在多个国家都倾向于转变成 DC 型养老金计划。DC 型养老金计划包含基于市场的、公平定价的会计准则。在监管方面，养老金计划的管理者们越来越需要采取措施来更加全面地评估向养老金参与者作出的养老金福利承诺的财务成本,重新审视养老金基金的投资策略,并且要越来越重视基金的资产负债管理。

然而目前养老金基金仍然缺乏所需的工具来对冲利率、通货膨胀和长寿风险,这表明:

· 目前大多数发达经济体的长期债券市场相对于养老金基金和保险公司的组合头寸来说仍然过小,即使在美国市场到期日在10年以上的长期债券仍然是相对不足的,尽管在最近几年发行长期和超长期债券的兴趣日增,但在大多数国家公共债务的期限仍然是相当短的。在许多成熟市场,私营公司,比如资本密集型产业、公共设施和银行保险等金融服务业都希望发行长期证券。但是到目前为止,周期性的因素和许多国家存在的税收抑制因素而产生的价格不确定性一直是发行此类长期债券的障碍。

· 就像长期债券一样,指数连接型债券的供给也不足以满足潜在的需求。在英国养老金基金和保险公司有80%的未偿付长期国债和指数连接型国债,这足以说明指数连接型证券的短缺。实际上,养老金基金和人寿保险提供商所需要的债券需求超过了供给的三倍。由于长期债券和指数连接型债券的供给有限,基金经理们越来越利用金融衍生工具来改善组合久期和养老金负债结构之间的一致性,从而获得对通货膨胀和利率风险控制的保障。

· 同时,有众多长寿债券可供选择也会给长寿风险管理带来好处,而这反过来又会鼓励保险公司和再保险公司增加其年金产品的供给。死亡率连接型证券也可以提供长寿风险的对冲,即使不如防范死亡率风险那么完美。另一种可能性可能是求助于宏观的互换,例如通过互换操作,养老金基金和卫生保健产业可以交换它们对长寿风险相反的风险暴露。

目前的事实是那些面临长寿风险并且要采取措施来管理这种风险的金融机构一直以来都受到对冲工具缺乏的困扰。金融市场最近的尝试是 Swiss Re(瑞士再)发行的三年期死亡率债券和 EIB(欧洲投资银行)提出的 25 年期长寿债券。前者显然是一种债券,它的本金支付和一种国际死亡率指数相连接,而后者是一组年金债券,它的息票是和某参照人群的生存状况相联系的,当人群中的成员相继死去时,其息票支付也会逐渐下降。

尽管这种长寿债券引起了金融机构的兴趣,但 EIB 长寿债券并不满足市场的需求并被召回重新设计。初次的长寿债券尝试虽然失败了,但这种经历也给我们提出了发展长寿风险市场必须要处理好的几个问题。长寿证券必须要有很高的杠杆率以便引起暴露于长寿风险的金融机构的足够的兴趣。像互换和远期等死亡率衍生产品就是这种情况。此外,长寿债券的需求应该有相当大的潜力,发行相当的规模才会创造出充足的流动性。还有长寿风险往往在一个较长期限里才会体现出来,25 年到期的债券可能在期限上并不够长。最后一个风险是期限的不匹配以及证券参照人群的死亡率经验和年金群体或养老基金权益持有者的死亡率经验之间的不完全匹配。

正如人们所观察到的那样,家庭将越来越面临直接和间接的长寿风险。对此我们可以采取很多措施,其中的特质性成分可以通过保险来防范,也可以通过最大化配置的资产份额来面对,还可以和后代来共担。总之,个人和家庭越来越需要为管理他们自己的退休储蓄负起责任,而能否得到各种相关产品就变得至关重要。例如人们开发出所谓的"生命周期基金",该基金允许投资组合的再平衡可以和工人们随着年龄增长而变化的风险特征保持一致。原则上,结构化的产品可以提供多样化的风险特征。然而因为这些产品的高度复杂性和其风险暴露,这就需要引入并加强消费者保护措施。对个人和家庭来说越来越重要的是发展良好的年金市场,以及那些可以把长期储蓄转化成退休后可依赖收入现金流的金融合同。

考虑到长寿风险的重要程度,人们期望个人可以获得对其的保障。然而年金市场上这种设计初衷就是应对长寿风险的金融工具发展不足。比如像在英国这样的国家,社保只提供了部分保障,个人生活只有靠他们自己的储蓄,而年金只为这些私营部门的不足 10% 的长寿风险提供保障。

有许多来自需求和供给两方面的原因导致年金市场没有预期发展的好:

• 来自(公共或私立)DB 型计划的年金化资源的存在;遗赠动机;家庭对年金产品缺乏了解。

• 税收设计;例如在有些国家财政政策一直都偏好于一次性的提取。

• 真实的或感觉上的成本问题,这部分是由于逆向选择的影响,尽管这种影响大体上可以通过强制性的年金化来加以克服。另一个原因是保险公司定价的不透明或定价的无效率。

然而,在年金的货币价值方面情况复杂,逆向选择的确起了某种作用,但在许多国家对公平价值的折现并不高而且好像还在逐渐缩减。此外,厌恶风险的顾客为了获得保险还是愿意去购买并不能给付 100% 货币价值的产品的。

另一个可能的问题是,年金是否可以给长寿风险提供保险,但正如现在所售的一样他们并不能对其他风险提供保障,而这些风险往往也是许多家庭相当关注的。例如,大多数年金无法对通货膨胀风险提供保障,而将财富投资在股票上很大程度上来说却可以。标准年金以一种并不灵活的方式来分布收入,而无法对流动性冲击提供保障。最后年金并不能提供高于预期的投资回报,从这个意义上来说年金是一种较差的投资工具。

从供给方面来说,为了使资产和负债相匹配,保险公司应该投资那些久期和负债久期基本一致的资产。然而我们知道保险公司负债的久期较高,但具有相似久期的资产并不多,因此保险公司将自己承担一些金融风险。或许另一个重要的问题是长寿风险的系统性,而这种系统性的风险实际上只能在代际间进行分摊。只有其中的特质性风险才可以分散化,而群体性的集合风险并没有明显的对冲。那些可以从增加的预期寿命中获益的部门,如制药和卫生医疗等相关行业和私营部门所承担的长寿风险程度相比又太小了,因此,即使它们发行了取决于预期寿命的负债,它们最多也只能承担一小部分的长寿风险。

因长期匹配的证券大量需求,供给也应调整以满足需求,政策制定者们应该考虑如何促进能使得投资和长寿风险在私立机构间转移和集聚的金融市场的发展。政府可以发行通胀指数型的和超长期固定收入证券,并且政府应该认识到为了构建相关市场,这些证券发行策略不应该局限于常规的借款成本最小化。

关于对冲长寿风险的难度,由政府部门发行的长寿连接型证券通过限制价格的不确定性和发行者的信息成本应该能够在促进市场发展方面起到催化剂的作用。而政府的发行不仅可以提供一个标准而且可以促进生命表和预测技术的完善,从而开发出更好的指数。即使从公共债务管理的角度来看现阶段的债券发行可能并不一定会产生明显的净收益,但考虑到高龄风险可以通过代际共担来应对,政府作为保险商肯定比私营部门更有优势。

第二节 国外文献综述

一、长寿风险与生命周期储蓄及退休决策类文献

在简单的生命周期理论中延长的寿命并不一定影响储蓄率,对寿命延长的最优反应也可能是将工作期延长相应的百分比,而储蓄在工作期间保持相对稳定。但在微观层面,如 Hurd、McFadden 和 Gan(1998),宏观层面,如 Bloom、Canning 和 Graham(2003),都有经验证据表明预期寿命的延长的确会提高储蓄率。为了应对长寿风险,人们的一个理性反应就是增加储蓄,提高工作期的资金累积。Lee、Mason 和 Miller (1998,2000)指出,快速改善的人口预期寿命是 20世纪中叶至 20 世纪末东亚国家国民储蓄率持续上升的主要因素,作者在假定退休年龄固定的前提下应用数值模拟的方法得出结论称给更长的退休后生活筹资的预防性动机很好地解释了大范围的储蓄率上升现象。Eytan Sheshinski (2007)建立了寿命不确定的生命周期理论模型,来研究经济理论是否支持这样的假设,即总储蓄的提高很大程度上是由更高的预期寿命推动的。作者指出寿

命的延长会从多个渠道影响到储蓄的增长,首先,生存概率的提高会影响个人的消费和退休决策。如果当生存概率主要是在老年阶段提高时,个人就会选择在工作期间储蓄更多以便为更长的退休后生活融资。其次,生存概率的提高会改变人口的年龄密度函数。生存概率的增加会提高所有年龄组人群的规模,其中有些年龄组提高的程度会高于其他组。对于给定的分年龄别出生率来说,生存概率的增加会提高人口增长率。反过来一个更高的人口增长率会提高年轻人口的相对比重。由于老年人通常都已经退休,花费其储蓄,而年轻人都是在职,都会为退休而进行储蓄,这无疑会推高储蓄。

Bloom、Canning 和 Graham(2003)认为,假设消费和休闲都是正常品,预期寿命的提高会增加最优工作期的长度,但是仅仅靠延长工作期的长度并不足以抵消退休后收入增长的需求,因此各个年龄个体都会随着寿命的延长提高储蓄率,以便满足退休后消费对资产的更高需求。但作者同时指出寿命的延长往往伴随着人们总体健康状况的改善,而这又会提高老年人的生产率和工资从而激励人们推迟退休。作者认为,健康和寿命的改善对人们的生命周期行为影响巨大,寿命的延长会增加退休期的相对长度,因而提高人们对退休后收入的需求并从而在年轻人中产生更高的储蓄率;然而健康状况的改善对储蓄的影响却并不明朗,因为这会导致更长的工作寿命和推迟退休,作者通过数据建模分析得出结论,寿命的延长会对储蓄产生一种促进,但这种促进是暂时的,随着人口老龄化,老年抚养比的提高会抵消这种促进储蓄的效应。作者同时也意识到储蓄率很可能会受到法定退休年龄和社保规划等体制安排的很大影响。

Bloom、Canning 和 Moore(2007)认为理论上预期寿命的增加会使得人们采取延长工作期推迟退休或提高储蓄两种方式来应对增加的筹资需求,实际中我们会看到用哪种方式主要取决于社保体制的安排,社保对在特定年龄退休有体制激励时,人们增加劳动供给的反应将被弱化,人们将采取为更长的退休生活而提高工作期储蓄率的做法。作者的社保体制中区分了是否完全覆盖,是否有退休激励,同时还将现收现支和基金积累制区分开来,结果正如人们的预期,实行完全积累制的国民储蓄率大大高于实行现收现支养老金体制的国家。而在没有职工完全覆盖及退休激励特征的社保体制下预期寿命的延长不会增加储蓄率,即使具有了职工完全覆盖和退休激励特征,如果养老金体制是现收现支并且养老金替代率设计过高,这种增加储蓄的效应也将消失。除了社保体制外,作者还考虑了健康状况和有效利率对人们因应长寿风险方式的影响。

Cocco 和 Gomes(2009)把一个含有长寿风险的生命周期模型参数化,以评估长寿风险对人们的储蓄/消费、退休及其投资组合策略产生多大的影响,结果表明对预期寿命的冲击人们往往有几种不同的应对策略,首先,由于长寿风险是在整个生命周期里缓慢实现的,因此个人也会在整个工作期间最优地增加储蓄以应对寿命的改善;其次,面对预期寿命的改善人们会推迟退休,即使这会产生效用成本;最后,即使人们已经最优地决定了消费或储蓄多少以及退休的时间来应对长寿风险,人们仍然可以通过投资金融资产积累财富的方式来获利。

二、长寿风险与宏观经济类文献

考察人口与经济之间关系的标准框架是由 Samuelson(1958)和 Diamond(1965)提出的世纪交叠模型(overlapping generations model,OLG)。但在最初的 Samuelson-Diamond 发展的 OLG 模型中往往假定人们只生活两期,即年轻工作和年老退休两个阶段,年轻是当前期,年老退休时是下一期,这就意味着每一阶段的长度大约是 30 年,而一些人口参数在这一个阶段的 30 年中必须设定为不变,这种高度抽象的处理决定了它没法模拟生命的不确定性,从而使得理论与现实世界的数据对比显得比较困难,其研究结论也仅限于提供一些经济学上的直觉。之后,Blanchard(1985)利用 Yaari(1965)的框架建立了一个连续时间 OLG 模型,得到了一些比较简洁有用的结论,然而其模型处理上的方便严重依赖于常数死力(constant hazard death rate)的假设,这样人口老龄化中的一个重要微观基础即寿命的延长(这主要意味着老年死亡率在降低,而不是保持为常数),就无法从模型中得到模拟。值得一提的是,对人口增长和资本积累之间的关系,Diamond(1965)和 Blanchard(1985)给出的结论都是两者成反向关系。

Hippolyte D. Albis(2007)发展了一种连续时间的 OLG 模型来分析人口统计特征的变化对稳态人均资本的影响。作者首先给出了此稳态唯一存在的条件,并进行了人口增长率对人均资本影响的比较静态分析,结果显示这两个变量之间的函数关系并不是单调关系。而在 Dimond 和 Blanchard 的经典模型中这两者是严格递减的关系。文献定义了一种使得人均资本最大化的人口年龄结构,这种年龄结构使得资本持有者的平均年龄和工人的平均年龄相等,并且在此情况下人口增长率是低于稳态利率水平的。令人感兴趣的是该文提供了一种分析与年龄相关的个体行为的简单框架,生育率和劳动力市场的决策变化的结果都可以直接通过一般均衡状况来进行分析。但不足的是模型的建立和推导中数学内容过多,比较难懂。

Lau,S.-H.P(2009)针对 D. Albis(2007)中得出的人口增长率对资本积累的影响效果不明确的结论进行了重新的建模和数量评估,结果显示在一个人口死亡率随机变化的 OLG 模型中,相对于 Dimond(1965)和 Blanchard(1985)中所预测的两个变量之间的负相关关系,原则上来说人口增长率与经济增长之间的正相关关系是可能的。相对于 D. Albis(2007)中过多的数学内涵,该文改用稳态均衡这样更为人们熟知的经济学概念给出了一个肯定的数量评估,但在一般工业化国家人口增长率所处的区间里,Diamond(1965)和 Blanchard(1985)给出的传统的反向关系依然保持。为了阐明该数量评估背后的经济学直觉,作者考察了人口生育率变化的储蓄效应,由于生育率的变化并不直接影响个人的效用函数和预算约束,个人的储蓄行为也不发生明显的变化,因此储蓄效应主要是由人口的年龄结构引起的;基于以上分析作者认为施以政策来影响年龄结构进而获得正的资本积累是相当必要的。

Boucekkine、Croix 和 Licandro(2002)在一个含有真实生存概率的 OLG 模型中研究了人口变化趋势是如何影响经济增长的,该模型中个人最优地选择其受教育年限,工作期间和退休时间,而内生的增长是由每代人的人力资本累积产生的。作者认为生存概率的改善会使得人们延长受教育年限并推迟退休,但这并不意味着增长率提高了,对一些寿命较低的人群来说,预期寿命的延长与人均资本的增长是正相关关系,但当寿命超过了某个门槛值,这种关系就变成负相关的了,而这种负相关来自于劳动力的老龄化,也就是说寿命增长的方式是其中的关键,要看死亡率的减少主要发生在年轻人还是老年人群体。该文献给出了仅仅由人口变动导致经济体经济增长的分析框架,即外生的寿命的提高使得投入更长的学习时间,这会使经济的非增长路径过渡到具有正增长率的平衡增长路径。

Ehrlich 和 Lui(1991)发展了一种以人力资本作为经济增长动力的 OLG 模型,认为家庭成员之间的上代与下一代在物质和精神上是相互依存的,父母们对子女进行投资从而获得其老年时的抚养和精神上的满足,而且孩子们的抚养是按照隐性的合约自我实施的,作者表明最优的代际间"交易"会导致增长机会的最大化。该模型产生了一个连接寿命、生育率和经济增长的人口转移理论,如果说人口老龄化可能会提高经济增长率,那么年轻人预期寿命的提高会导致一个更高的经济增长率。

Croix 和 Licandro(1999)指出,在家庭成员决定他们什么时候该离开学校开始工作时,预期寿命是正向影响最优受教育年限的核心因素,因此也是影响经济增长率的核心因素。然而,寿命延长对经济增长的正向影响可能会被劳动人口平均年龄的上升所抵消。为了简便,作者首先假定了一个线性的效用函数并且假设不存在物质资本,然后再考察更一般的效用函数和存在物质资本的情形,这样受教育的年限就不再总是一个常数了,变量的动态学将由一个时滞的微分方程来描述,人力资本也将震荡地趋向于平衡增长路径。

Echevarria(2002)探讨了预期寿命,退休年龄和经济增长之间的联系。作者建立了一个退休年龄外生增长的 OLG 模型,其中人力资本累积驱动着经济的内生增长。个人对人力资本投资的回报正向地取决于其剩余的工作年限,推迟退休年龄会提高人们对人力资本的投资及其回报以及劳动人口的比率,从而提高可持续的增长率。预期寿命的增加并不会自动地提高经济增长率,相反还会降低经济的增长率,因为此时对人力资本的最优投资并不受影响但退休人口增多了。所以作者指出预期寿命的增加当且仅当他同时伴随着工作期间的延长时才会导致经济增长。而文献中认为预期寿命的提高会导致更高经济增长水平的理论逻辑必须是分阶段的,即如果采用 Blanchard-Yaari 的没有退休年龄的无限期模型,那么寿命的延长就意味着扩展的工作期间,但当人们考虑的是一个有限期模型的话,退休年龄就成为决定人力资本投资回报率的重要因素,鉴于此作者认为退休年龄内生化是今后研究的重点。

Zhang 和 Zhang(2005)建立了一个简单的经济增长模型,经济人的生存概率不确定,他们最优地选择受教育年限,生命周期消费和生育子女的数量,结果显示寿命延长会降低生育率,但却会以递减的速率增加储蓄,受教育年限和经济增长率。作者用来自 76 个国家的数据进行横截面分析的结论表明:预期寿命的延长对储蓄,入学和经济增长都有显著的正向影响,但对生育率却有显著的负面影响,敏感性分析显示对储蓄的影响无确定结论,但对其他变量的影响却是稳健和一致的。作者同时认为对于那些寿命已经很高的发达国家来说,未来几十年寿命的进一步增加并不会对经济增长产生大的影响,而对那些当前寿命相对较低人均收入也较低且生育率较高的发展中国家来说,寿命的延长将带来更好的经济增长,较低的生育率,增加的储蓄率以及对教育的更高需求。

Tamara Fioroni(2007)对现有的研究寿命延长对经济增长的文献进行了梳理,认为主要分为外生寿命和内生寿命两大类。第一类文献假设寿命是外生的,认为死亡率的下降和寿命的延长会促进穷国的经济增长,和富国的人口老龄化。此类文献虽然强调死亡率的下降在经济增长中的重要性,但却并不能对寿命增长的机制作出解释;第二类文献主要分析死亡率的下降如何影响生育决策和对人力资本的投资,认为穷国可能会陷入低寿命,低人力资本投资和高生育率的马尔萨斯均衡,而相反在富国人力资本的增加是和寿命的提高紧紧相连的,而寿命的提高又会激励教育投资,显然此类文献中寿命是取决于人力资本的,但他并不能解释健康投资对预期寿命的明确影响。

Mason 和 Lee(2006)关注的焦点是预期寿命延长如何影响第二人口红利。作者认为随着人口转移过程的继续,人口老龄化的两个微观基础将持续发生作用,生育率的降低使劳动人口增长放缓,而死力的改善又将加快老年人口比例在总人口中的增长速度,其结果就是第一人口红利逐渐降低进而消失。然而老龄化的到来同时又开启了另一扇人口红利的窗口——第二人口红利。与第一人口红利不同的是第二人口红利更加依赖于制度的引导和支撑。作者建议利用好老龄人口结构所具有的强烈的财富积累动机,通过制度安排和激励将这股巨大的财富引入到宏观经济运行的大框架中从而促进经济增长,并以此来应对长寿风险。

三、人口死亡率建模与预测及长寿风险证券化相关文献

Lee 和 Carter(1992)的死亡率建模和预测方式是目前最成功也是理论与实践中使用最多的死亡率建模与预测方法。模型用三个参数序列来描述 x 岁的人在 t 时的中心死亡率,即一个与年龄相关的参数给出了各年龄死亡率的平均水平,一个随时间而变化的参数给出死亡率改善的速度,另一个年龄相关的参数是给出了各个不同年龄对第二个随时间变化参数的敏感性,作者指出 Lee-Carter 模型中的死率预测是分两个阶段来进行的。第一阶段我们用历史数据来估计三个参数,第二阶段用 ARIMA 过程来对时间变化参数的拟合值建模,最后我们通过拟合的 ARIMA 模型来对它进行趋势性外推,从而得到对将来死亡率的预测。首先运用最小二乘法我们可以求得三个参数的估计值,第一个参数显然可以用中心死亡率历史数据直接求得,但后两个无法直接求得,因此作者提议使用奇异值分解方法来解决问题。

Renshaw 和 Haberman (2006)对 Lee-Carter 模型进行了归纳总结,并且加入了一个反映同期群体影响的参数,作者给出了三个应用实例,并将预测结果和那些建立在线性和双线性模型基础上的结果进行了对比。实际上,Lee-Carter 模型就是该文框架中新加入的参数为零时的特例。在 Renshaw 和 Haberman (2006)的原文中,作者把对第一个参数的估计固定,其余的参数用迭代的方法来求得,作者发现迭代法中的参数估计值非常缓慢地收敛于他们的最大似然估计。这表明仍然存在模型的可识别性问题。

Currie(2006) 提出了一种简化的 APC(Age-Period-Cohort)模型,该模型可以看成是 Renshaw 和 Haberman (2006)所提模型的简化,即在 Renshaw 和 Haberman (2006)模型中令 β_1 和 β_2 都等于 1。作者用 P-Splines 去拟合模型的三个参数以确保其平滑。作者指出对生命表的预测和构建应包括如下:首先是要选择正确的死亡率预测模型,并给出了一个好模型的客观标准;其次是对模型预测方法的选择和改进;另外两个就是参数的不确定性和随机性会给预测带来的一些问题及预防方法。

Cairns,Blake 和 Dowd(2006b)考虑了英国 60 岁以上人口的死亡率曲线及其对长寿风险定价的影响,引入了这种死亡率曲线随着时间发展变化的双因子随机模型。第一个因子以同样的方式影响着所有年龄的死亡率动态学,而第二

个因子对高龄人口死亡率动态学的影响要大于低龄人口。该文的另一个重点是作者在随机死亡率模型的基础上提出和发展了一种计算经过市场风险调整的长寿风险债券价格的方法。这里所谓的市场风险调整不仅包括对潜在的随机死亡率所作的补偿还包括对参数风险的补偿,作者用 2004 年 12 月欧洲投资银行/EIB 所发行的长寿债券中所包括的定价信息对模型中所含风险的市场价格作出了推断。

Currie 等(2004)指出未来死亡率的预测对保险公司和养老金行业的极端重要性,并描述了如何将 P-Splines 方法拓展来预测和平滑生命表数据。这也是一种常用的死亡率模型,如英国就采用这种模型去估计死亡率。该模型使用惩罚样条 P-Splines 去拟合死亡率,从而来推导出未来的死亡率模式。模型中有两类参数,其中,一类是用来拟合历史数据的三次函数,而另一类是待估参数。当我们对参数待估引进惩罚数后,P-Spline 方法就与传统的三次样条方法有很大的不同了。因为当我们要去预测死亡率时,就必须通过给定的惩罚数去推测待估参数。该方法的一个主要特点是对死亡率的预测和预测结果的修匀是同步进行的,即预测是平滑过程的自然结果。作者用实务部门提供的数据对预测结果进行了检验,效果令人满意。

Blake 和 Burrows (2001)认为年金提供者面临的一个重要问题就是死亡率风险,即低估死亡率改善的风险。作者认为政府应该引入一种称为长寿债券的新型债券帮助年金发行者来对冲聚合的死亡率风险,该债券将来的息票率取决于债券发行时生存的退休年龄人口在将来息票支付日仍然生存的百分比。因此息票的支付额是随着时间递减的并一直支付到该群体中最后一个人死亡为止。作者相信就像很多国家发行指数债券帮助养老基金对冲通胀风险一样,政府发行长寿债券可以帮助养老基金对冲人口加速老龄化所带来的一些潜在不确定性。

Dowd、Blake、Cairns 和 Dawson(2006)提出了一种生存互换的概念,作者指出生存互换是双方基于至少一种生存指数的实际结果而在将来交换现金流的协议。文章探讨了生存互换作为管理,对冲和交易死亡率连接型风险工具可能发挥的作用,生存互换对保险公司具有非常重要的意义,同时它也能给其他感兴趣的各方以低 β 获得死亡率风险暴露的途径,文章详尽探讨了生存互换的各种特征,并给出了在不完备市场中该债券的定价方法。

Lin 和 Cox(2005)指出社保体制的私有化从而让保险公司来承担更多的长寿风险已经成为一种趋势,而且公司养老金计划也越来越转变成确定缴费型(即 DC 型)方案,这些给即期年金带来巨大的潜在市场,对保险公司来说这既是机遇又是挑战,因此保险公司需要更强的承担长寿风险的能力,而证券化刚好使得年金提供者具有了共享大蛋糕的能力,死亡率风险的证券化久期长,成本低是理想的方法,作者给出的一个例子是一个基于英格兰和威尔士65岁男性的生存互换,并详细分析了该债券的特征及其定价方法。

Coughlan 等(2007)提出所谓死亡率远期的概念,即 q 远期,这是一种转移长寿风险和死亡率风险的简单的资本市场工具,该衍生产品涉及在将来以某个参照群体已经实现的死亡率来交换在合同期初双方议定的固定死亡率。q 远期是构成其他复杂衍生产品的基石,他既可以给保险公司组合头寸中的死亡率风险提供有效的对冲,也能对冲养老金计划或年金业务中的长寿风险。作者指出实际上 q 远期就是一个零息互换,以固定死亡率来交换已实现的死亡率,结算合同的参考死亡率是由某个恰当的指数所确定的已经实现死亡率,如 lifemetrics index。如果死亡率远期合同是公平定价的话,交易之初并没有支付发生,但是到期日一方将对另一方有一个净的支付。

Blake、Cairns 和 Dowd(2006)总结了金融期货发行的失败教训和成功经验,并在此基础上提出了死亡率期货的实现方式。第一种方式是死亡率期货以已发行的生存债券为标的,这种方式需要有一个完善的生存债券市场。第二种方式是死亡率期货以死亡率指数为标的,他们将这种死亡率期货与消费者价格指数期货 CME 进行了比较,得出了成功发行该期货的可行性。作者指出应该特别关注死亡率相关指数的构建和使用,同时还应该注意伴随而来的信用风险的管理以及债券市场发展可能遇到的困难。

四、长寿风险定价类文献

Jiajia Cui(2008)指出长寿风险作为意料之外的预期寿命改善所引起的风险给年金的提供者带来了严重的偿付问题,而长寿连接型证券可以作为年金提供者理想的对冲工具,但因为定价的困难使得这种证券难以在金融市场进行交易,故此作者提出了一种基于等效用原则的定价长寿风险溢价的方法,该方法可以得到长寿保险出售方所要求的最小风险溢价,也能得到长寿风险购买方能接受的最大风险溢价。作者指出该方法适用于不完备市场的定价,可以准确估计风险溢价,且能灵活处理各种不同的支付结构。作为说明作者给出了等效用定价法定价长寿债券,生存互换等长寿连接型债券的实例。实际上基于等效用原理的定价方法是一种市场不完备情况下常用的定价方法。相关文献包括 Svensson 和 Werner(1993),Yong 和 Zariphopoulou(2002),Yong(2004),De Jong(2007),Chen、Pelsser 和 Vellkoop(2007),De Jong(2007)等。

Wang(2000)和 Wang(2002)提出了一种作为普适的金融和保险产品定价方法,该方法是基于畸变算子(distortion operator)来对人们需要定价的风险的概率分布进行变换。该方法的标准变换方程为 $F^{\cdot}(x) = \Phi[\Phi^{-1}(F(x)) + \lambda]$，这里 Φ 是标准正态累积分布函数，关键参数 λ 被称为风险的市场价格，反映了系统风险的水平，对于给定的具有累积分布函数 $F(x)$ 的资产 x，应用王变换将产生一个风险调整的累积分布函数 $F^{\cdot}(x)$，王变换的一个重要特征是经过变换后，变量的正态和对数正态特征仍然得到保留。作者表明在常系数的几何布朗运动情形下，王变换定价方法是和无套利定价方法等价的。然而对于一般的随机过程而言，王变换方法所定价格并不和无套利方法相一致。

Friedberg 和 Webb（2007）利用资本资产定价模型 CAPM 和基于消费的资本资产定价模型 CCAPM 来估计长寿风险溢价。作者构建了一个假想的 EIB/BNP 债券，这样按照 CAPM，长寿风险溢价就等于贝塔乘以市场风险溢价。作者认为相对于 CAPM 来说 CCAPM 是个更好的选择，并得出消费增长和生存债券之间的相关系数是相对明显的 0.1958，但由于死亡率债券回报的标准差较小，因此生存债券回报和消费增长之间的协方差只有极小的 0.0015 个百分点。理论计算的结果显示长寿风险溢价只有两个基点，远远低于实际中 EIB/BNP 债券所定 20 个基点，作者同时指出定价上的失误也许是该款债券发行失败的重要原因。

Milevsky 等（2005）发展了一种在不完全市场中定价死亡率风险的方法，作者认为保险公司会按照预先指定的即时夏普比对其发行的生存未定权益（保单）要求长寿风险的补偿。作者在文中给出了这种定价方法所具有的良好的特征。而这些在他们 2006 的一篇离散时间情形的文章中就显得更加直观。该理论的基本思想是保险公司的资产组合头寸会获得一个超过无风险利率的回报，这是在所有可分散化风险都得到对冲之后其余标准差的即时夏普比所决定。如果被保险人数量有限，那么对保险合同价格的推导就会得出一个非线性偏微分方程，而当头寸的规模趋向无限时，该定价法则就变成线性的，显然这正是指数连接型长寿衍生产品的情形。在这种情形下他们的方法刚好和从客观概率 P 到风险调整的概率 Q 的概率测度变换方法是一致的。

Bauer（2006）和 Bauer（2010）等文献给出了一种风险中性长寿连接型债券的定价方法。其核心思想是，作者在远期死力框架下给出了所谓最优估计远期死力的表达式及其所满足的随机微分方程，并通过测度变换推导出风险中性的远期死力表达式和其满足的随机微分方程，这样基于零期的长寿债券的价格就等于零息债券的价格乘以风险中性的生存概率，而风险中性的生存概率又可以表示成生存概率的最优估计和长寿风险市场价格的函数的乘积，我们知道，生存概率的最优估计可以通过历史数据得到，这样长寿连接型债券的定价就转化为确定长寿风险的市场价格，而为了确定该风险的市场价格，又可以有几种路径，如 Milevsky 等(2005)和 Loeys 等(2007)等使用股票市场的夏普比,而 Lin 和 Cox(2005)利用合适的年金报价来校正模型中的夏普比。

第三节　国内相关文献综述

李志生、吕勇斌、刘恒甲(2011)在对长寿风险进行定性分析的基础上,提出了一个定量化的长寿风险度量模型,并根据相关数据对未来人口的长寿风险进行了模拟计算。结果显示目标消费量、财富增长率的均值与方差、意外事件发生的频率等参数对长寿风险发生的时间及其概率分布有较大影响。作者同时指出长寿风险的差别存在于公务员、自由职业者、运动员、教师、私营经济者和农民等不同职业者之间,以及东西部等地区之间等。因此如何识别不同社会群体所面临的长寿风险发生的时间点和概率大小是一个重要的研究课题。此外,金融市场的创新性和风险转移能力可以为长寿风险管理提供新的方式与渠道。发挥金融市场创造性和风险转嫁功能,为长寿风险的规避提供金融工具也具有积极的现实意义。

李志生、翟铮(2011)指出寿命的延长一方面提高了退休生活的成本,另一方面也加大了退休金准备不足的风险,在同时面临财务风险和长寿风险的情况下,最优财富配置决策就变得异常复杂。为了规避财务风险,决策者在投资决策中需要考虑不同类型资产的最优配置比例;为了规避长寿风险,决策者还需选择是否购买年金、年金种类以及购买的数量。为此,作者在数值模拟的基础上分别考察了遗赠需求、风险厌恶程度和生存概率对最优财富配置的影响,并考虑了退休计划中的财务风险和长寿风险环境下,总财富在不同种类年金之间以及年金与传统资产之间的最优配置决策。

祝伟、陈秉正(2008)基于中国人寿保险业新、老经验生命表的数据,运用精算方法,分析了新生命表中死亡率的改善对个人年金产品价格变动的影响,为寿险公司从价格被低估的角度来衡量长寿风险,提供了参考依据,并就我国寿险业如何研究和管理长寿风险提出了建议和展望。作者认为在面对长寿风险影响时,首先个人年金趸缴纯保费将明显增加;其次投保年龄越小,个人年金趸缴纯保费相对增加的幅度越大,相应的长寿风险越突出;再者,相对于男性投保人,女性投保人的个人年金趸缴纯保费的相对增加幅度更大表明在个人年金业务上,寿险公司承担的女性投保群体的长寿风险大于男性投保群体。因此作者建议保险监管机构在制定相关精算规定时,应充分考虑长寿风险对寿险产品定价和负债的影响,特别是对期限较长的年金产品。此外,寿险公司也应充分重视长寿风险对经营业务的影响,运用风险管理工具规避长寿风险的负面影响。

杜鹃(2008)运用 Lee-Carter 模型和年金精算模型对我国面临的长寿风险进行了定量分析,进而提出现阶段我国保险业应对长寿风险的最佳路径。作者在死亡率预测和构建新生命表的基础上分别就长寿风险对保险公司的死差率、费差率和利差率的影响进行了分析,结果显示根据《中国人口统计年鉴(2006)》中显示的 2005 年人口状况,可以大概估算出长寿风险对年金产品造成的死差益减少绝对总额如果按年均领取 5000 元计算,那么差额将高达 38197.79 万元;此外长寿趋势使保险公司年金产品的给付周期延长了 3~4 年,无形之中增加的 3~4 年费用额将直接导致费差益下降,甚至转为费差损。而且,在延长的 3~4 年中,利率、通胀率、资本市场收益率等各种因素的不确定性增加,将导致保险公司负债的久期增加,而由于资产未发生变化,原有的资产负债相匹配的稳定局面将被打破,进而保险公司的利差益也会受到影响,偿付能力将面临严峻考验。最后作者指出改变这种状况最直接的方法就是增加收入或减少支出,即调增保费或降低保额。

尚勤(2009)着眼于人口死亡率随机变化特征的描述并借助于金融市场和金融理论的创新,筛选了几种可以用于死亡率关联债券定价的定价模型,即利率模型、王变换及风险中性定价等,作者指出文章中所构建的定价模型较其他已有模型在死亡率预测和基于不完全市场的债券定价方面均有一定的优势,可以为寿险公司死亡率风险的管理提供新思路,有望用于解决寿险公司偿付能力不足、资金筹集通道不畅及流动性不足等问题,从而有利于提高我国寿险公司的经营安全。

陆坚、夏毅斌(2010)着重探讨了如何发展年金市场来应对长寿风险。作者认为人类正同时面临寿命的延长与生育率下降的双重考验,此现象将使社会及个人暴露在与日俱增的长寿风险之中,而长寿风险对一个国家的政府财政与金融市场有着非常重要的影响,尤其是对退休基金与保险公司的财务安全有极大的威胁。作者指出我们企业年金发展中存在缺乏强有力的法律规范,没有明确的税收政策优惠以及年金投资渠道狭窄收益不高等问题。作者建议国家政府应加大责任并通过税收优惠鼓励更多的退休储蓄行为,同时政府还应该增加养老基金的投资选择,发行更多的长期债券和固定收益债券以提供退休基金作风险管理和避险。

黄顺林、王晓军(2011)建立了基于 VAR 方法的长寿风险自然对冲模型,即通过对寿险产品和养老年金产品销售结构的组合对冲长寿风险,并在利用 APC 模型对中国男性人口死亡率进行预测的基础上,应用模型构造了对冲长寿风险的最优产品组合,并就利率、签单年龄、缴费方式等因素对最优产品组合的影响进行了分析。文章假定年金产品和寿险产品这两种产品未来的死亡率及变化趋势一样,并利用模型计算产品的比例结构。结果显示尽管保险公司的产品结构会受到公司战略、公司目标、市场竞争等众多内外部因素的影响,但考虑自然对冲的产品组合对保险公司规避或降低长寿风险无疑具有重要的借鉴意义。

艾蔚(2011)探讨了基于金融衍生工具视角的长寿风险管理方法。文章指出管理长寿风险需要扩大市场容量、流动性,提供高透明度的长寿风险定价,促进长寿风险的资本市场转移。作者对实务中曾经发行过的相关产品的设计进行了简要的介绍,如 Swiss Re 死亡率巨灾债券;EIB /BNP 长寿债券以及 JP 摩根设计的 q 远期等。并描述梳理了长寿债券,死亡率互换,死亡率期货和死亡率期权共四大类长寿风险的金融衍生工具。最后,作者给出了其对长寿风险的金融衍生交易市场建设的思考和建议。

谢世清(2011)指出长寿风险给保险公司带来了新的挑战与机遇,作者梳理了近年来西方保险公司推出的各种应对长寿风险的创新解决方案,包括附保证变额年金、长期护理保险、反向抵押贷款和长寿风险证券化。文章对这四种解决方案的优缺点进行了对比分析:附保证变额年金的优点是可以获得多种收入,容易将成本转嫁给投保人而且可以增加业务的市场份额,但缺点是市场风险较大,风险管理复杂且保单缺乏持续性;长期护理保险的优点是可以拓宽产品和服务范围,减少逆向选择,刺激新销售并可以享受税收优惠,缺点是定价困难,承保风险较大容易出现保险欺诈;反向抵押贷款的优点是可以促进混业创新,有利于产险公司开拓业务及寿险公司扩大经营范围,但其缺点是存在较高的道德风险、市场风险、操作风险;长寿风险证券化的优点是可以将风险转移给资本市场,进行了风险隔离,缺点是基差风险大,匹配买方和卖方困难且发行过程复杂。

秦桂霞、王永茂、张建业(2008)指出寿险公司的养老金及企业年金都面临着巨大的长寿风险,而长寿风险证券化可以有效地对冲该风险。文章主要探讨了几种构造长寿债券的方法,并指出了实际操作中需要解决的问题,在综合探讨分析问题的基础上对长寿风险证券化的前景进行了展望。作者根据长寿债券LBs 的设计思想具体提出三种 LBs 的金融设计。第一种是利用零长寿债券 LZs和寿命互换 LS 来设计 LBs;第二种是利用 LZs 和远期合约设计 LBs,第三种是利用传统债券和期权构造 LBs。作者认为推出长寿风险债券必须要做好两点,其一是政府必须发行更长期限的债券,现有政府债券的现金流风险虽低,但持续期较短,一般不超过 20 年,其他私有部门的债券持续期也不长,而长寿债券的持续期一般很长,通常 30～50 年;其二是需建立一个透明、全面而准确的生存指数,因为生存指数的确定是 LBs 成功的关键,若债券能有效地对冲风险,则债券的现金流要和所进行的赔付相接近,这意味着生存指数要涵盖所有年龄段和不同性别的信息。

胡仕强、许谨良(2011)是一篇研究长寿风险对宏观经济影响的文献。文章探讨了老龄化的另一个微观基础——成年死亡率稳定和持续的改进(即预期寿命的延长)与资本积累之间的关系。利用 OLG 模型这一"新古典文献用来分析人口结构变化对经济影响的共同工具",通过商品市场的均衡推导出包含资本累积 k 的均衡方程,再利用重新构建反应死力改善的新的生命表,用数值模拟的方法给出了均衡时资本累积方程的数值解,结果表明预期寿命的延长对资本累积具有明显的正向影响。此外作者重点关注了养老金体制这种制度安排在预期寿命延长促进资本积累这一过程中所起的作用,数值模拟的结论表明我国现有的养老金体制安排不利于资本的累积。而按照模拟方案进行调整,增加个人账户份额同时减少社会统筹份额,则资本积累额度会明显提高。文章认为探索一个最优化的统账比例应该是今后养老金改革中需要重点考虑的问题。

第四节 现有文献的不足与改进

从第二节和第三节国内外主要文献的综述中我们可以看出,国外长寿风险类文献较丰富,涵盖的研究范围包括长寿风险与生命周期储蓄类文献,长寿风险与宏观经济类文献,人口死亡率预测类文献和长寿连接型证券定价类文献,从思想到方法上都有许多值得借鉴的地方,但在长寿风险对个人投资选择和退休抉择的影响,如何抓住伴随长寿风险而生的预防性储蓄动机,以及公共养老金计划在其中所起的作用方面有价值的文献仍显不足;而国内长寿风险的研究仍然比较初步,主要集中在长寿风险对商业年金的影响和长寿连接型债券的简单介绍方面,基本上属于对国外研究的简单照搬,缺乏创新性和对中国国情的针对性,有鉴于此,本书将着重从以下的研究角度进行拓展,力求带来研究内容和方法上的一些新意:

(1)在存在预期寿命趋势性变化即长寿风险的生命周期框架下研究人力财富,投资组合和退休抉择之间的影响、促进以及制约的互动关系,同时我们将把中国独特的统账结合的养老金计划纳入到建模框架中去考虑,从而使得研究结论对我国应对长寿风险的选项作出政策建议。

(2)长寿风险对我们现行的现收现支及个人账户养老金体制的影响是目前国内长寿风险研究中较少涉及但又特别重要的话题,因此本书将以个人的终生效用为研究的起点,并在个人预算约束中考虑养老金计划的影响,对得出的相关变量用人口密度函数进行加总,从而可以详尽的探讨长寿风险对我国现行养老金计划的影响。

（3）拓宽长寿风险与宏观经济关系的研究范围，分别从国民储蓄、资本积累和经济增长等角度探讨伴随长寿风险而生的财富储蓄动机能否促进第二人口红利的产生，进而系统化为应对长寿风险的经济增长方案。而在所有这些研究中我们将在模型中包含中国的现收现支和个人账户养老金计划，以分别考察财富积累和财富转移性质的养老金计划在促进第二人口红利产生方面所起的作用，其目的就是给出从促进第二人口红利产生的角度来看我国现行的养老金计划应如何的调整与改革。

（4）在探讨长寿风险的资本市场解决方案时，我们将利用中国人口统计年鉴中的历年人口死亡率数据，对我国将来人口死亡率的变动趋势进行建模和预测，并在此基础上给出基于死亡率预测结果的我国长寿债券的定价，为通过资本市场来转移我国越来越严峻的长寿风险作一些基础性的准备。

总之，针对现有的国内外文献和研究结果，我们本着这样的基本原则来进行继承和发展，即对国外比较成熟的技术方法我们用中国的特殊情况为背景来进行验证和拓展，增强其针对性；对国内研究很少涉及的长寿风险与宏观经济间的关系进行较深入的探讨，并且在数学建模上始终抓住中国独特的统账结合养老金制度和中国实际人口死亡率数据，从而增加研究的实用性。

第三章 长寿风险的数理基础及其对个人决策的影响

第一节 长寿风险的数理基础

众所周知,大数法则是保险的基本原理,贯穿于整个保险经营运作的过程,保险经营理念的建立也是以大数法则为理论基础的。大数法则又称为大数定律或平均法则,它描述的是在随机现象的大量出现中,往往会呈现几乎必然的规律。它是说明大量的随机现象由于偶然性相互抵消所呈现的必然数量规律的一系列定理的统称,可分为两个部分,一是若干个随机变量和的平均的极限定理,即大数定律,是一种表现必然性与偶然性辩证关系的内在规律;另一个是关于独立随机变量之和的极限分布为正态分布的中心极限定理。

在给保险产品定价时,人们的一个基本假设前提就是死亡率风险是完全可分散的,因此在经济的均衡中是不会被资本市场定价的,在这个传统的范例下人们用大数定律来说明每保单的标准差(SDP)在取极限时将消失,因此一个足够大的保险公司的组合头寸足以在总定价方程中消除死力风险,尽管文献中和一些实务人士认识到该定理仅当索赔是独立的随机变量时才起作用,人们仍普遍认为个人寿险和养老金年金的行业头寸满足这些前提假设。但即时死力的不确定性可能会使得多卖保单无法分散其风险,实际上大的保单头寸可能会增加而不是减少保险公司的死力风险,这会导致死力风险溢价。换句话说,大数定律只使用于死亡率分布确定,保单发行量无限大的情形。而现实中保单的发行量是有限的,更重要的是未来的死亡率是不确定的,因此大数定律在这里并不适用。

精算师们早就认识到确定人口的死亡率是会变化的,因此在所报价格中加入预防性边际以考虑这种风险,这里所做的是以一种更加严格的方法来计算这种边际。这种死力风险溢价的存在可能会使那些嵌在寿险和养老金保单中的传统上被认为处于虚值从而毫无意义的期权带来了新的生命。我们的理论框架是和最近的行业趋势相一致的,解释了对死亡率风险收费的合理性。

很多学者都曾探讨过死亡率风险溢价的重要性。如 Lee 和 Carter(1992)发展出了一种测度死亡率风险的时间序列方法,Olivieri(2001)研究了这种不确定性对寿险和年金保单所要求的准备金的影响,Dahl(2004),Biffis(2005),以及 Ballota 和 Haberman(2006)等都利用死力的连续时间建模方法发展出一种计算寿险和年金保单中嵌入期权价格的公式。此外,Cairns, Blake 和 Dowd(2006),Cox Lin 和 Wang(2006) 以及 Webb 和 Friedberg(2006)分别尝试用所谓王变换的概率变换和基于消费的资本资产定价模型来给死亡率风险定价。所有这些文献都有一个共同的目标就是在非确定性的环境中给死亡率风险建模和定价,这里我们的探讨采用的是 Milevsky, Promislow 和 Young(2006)的框架,是一种基础方法,即随机死力是如何影响死亡率未定权益的定价的。

如果生物统计学家估计在 2005 年 50% 的 65 岁的人可以活到 85 岁,这样一个足够同质的 65 岁团体将会为他们的长寿保险保单支付 $0.5\mathrm{e}^{-r20}$,该保单在被保险人活到 85 岁时会支付 $1,$r$ 是相关的市场利率,这里潜在的假设是存在一个已知的人口生存概率曲线,它确定着人群中将有多少人可以活到给定的时刻,这也是人群中给定个体的生存概率。这样保险公司如果卖掉 N 份这种保单,并向每个保单持有者收取 $_{20}p_{65}\,\mathrm{e}^{-rT}$,那么平均意义上来说保险公司就有足够的能力向生存者支付 $1,换句话说,如果公司卖出足够多的保单,那么每个保单的标准差将趋于 0,市场是不会对这种特质风险定价的,然而问题是如果 $_tp_x$ 本身不是确定的,而是一个从历史数据中得出的估计值,那么保单卖出越多就会越增加而不是减少保险公司的风险暴露。这样保险公司就会在佣金和附加费之外给 $_tp_x$ 增加风险收费或风险溢价以考虑这种不可分散化的风险。

为了简化分析,我们假定保险公司卖出一期的长寿保险保单,给那些生存到期末的年金领取者支付 $2,但对那些在期间死亡的则不予支付,我们假定保险公司以市场价格 $1+L$ 发行 N 份这种保单给 N 个独立的个体,每个人生存到期末的概率都是 P,而在期间死亡的概率都是 $1-P$,这样到期末保险公司产生的负债就是

$$\omega_i = \begin{cases} \$2 & p \\ \$0 & 1-p \end{cases} \tag{3.1}$$

期望为 $E(\omega_i)=2p$,方差为 $\mathrm{Var}(\omega_i)=4p(1-p)$,显然如果保单持有者在期间生存和死亡的概率都是 0.5,则 $E(\omega_i)=1,\mathrm{Var}(\omega_i)=1$ 和 $SD(\omega_i)=1$,以 W_N 表示保险公司在期末的总的负债,则有

$W_N=\sum_{i=1}^{N}\omega_i$ 这样当我们把这些独立的长寿保险的风险暴露加总,就得到在

期末保险公司面临的总负债的期望为 $E(W_N)=N2P$,总的方差为 $\mathrm{Var}(W_N)=N4p(1-p)$,标准差为 $SD(W_N)=2\sqrt{Np(1-p)}$,容易看出,当保险公司发行的保单份数 N 趋于无穷大时,每保单的标准差就会趋于零,即

$$\lim_{N\to\infty}\frac{1}{N}SD(W_N)=\lim_{N\to\infty}2\frac{\sqrt{p(1-p)}}{\sqrt{N}}\to0 \tag{3.2}$$

可见如果保险公司卖出足够大数量的保单则每保单的风险暴露就会趋于 0,也就是说长寿风险是完全可分散的,因此在经济的均衡中不会得到市场的补偿,我们也可以计算保险公司总支付的概率分布如下

$$\mathrm{Pr}\Big(\frac{W_N}{2}\leqslant k\Big)=\sum_{i=1}^{k}B(i\mid N,p) \tag{3.3}$$

式中 $B(i\mid N,p)$ 表示二项分布,即 $\binom{N}{i}p^i(1-p)^{N-i}$,进一步地,我们可以用中心极限定理来计算保险公司的支付小于或大于某一指定水平的概率,假定保险公司有初始资本 C,并以每保单 $1+L$ 的价格发行 N 份死力未定权益,这样保险公司完全耗尽其初始财富的概率为 $\mathrm{Pr}(W_N\geqslant N(1+L)+C)$,由中心极限定理,有

$$\mathrm{Pr}(W_N\geqslant N(1+L)+C)=\mathrm{Pr}\Big(\frac{W_N-E(W_N)}{SD(W_N)}\geqslant\frac{N(1+L)+C-E(W_N)}{SD(W_N)}\Big)$$

$$\approx\mathrm{Pr}\Big(Z\geqslant\frac{N(1+L)+C-2Np}{\sqrt{4Np(1-p)}}\Big) \tag{3.4}$$

式中 Z 是标准正态分布随机变量,按此逻辑我们可以选定 L 来使得公司具有偿付能力的概率控制在某一标准。

当然,上述的死力情形就是一般的精算教科书中的标准做法,但如果死亡率本身就是一个估计值而不是一个确定值的话情况就完全不同了,就是说保单持有者在期间死亡的概率是未知的随机变量,这样就有

$$\omega_i^*=\begin{cases}\$2 & \tilde{p}\\ \$0 & 1-\tilde{p}\end{cases} \tag{3.5}$$

概率值上的波浪号表明他不再是一个确定的值,而是有着自己的分布。为了简化分析,我们假定随机变量 $\tilde{p}$ 具有如下的简单的二项分布

$$\tilde{p}=\begin{cases}p+\pi & \text{概率}=1/2\\ p-\pi & \text{概率}=1/2\end{cases} \tag{3.6}$$

显然为了保证概率为正值,这里我们需要假定有 $\pi\leqslant1-p$,及 $p>\pi$,按照定义容易得到 $E(\tilde{p})=0.5(p+\pi)+0.5(p-\pi)=p$。实际上不确定性概率 $\tilde{p}$ 分布并不仅仅局限于简单的二项分布,他完全可以取其他更复杂形势的分布,而这正是文献 Milevsky,Promislow 和 Young(2005)中作者连续时间模型的核心内容。

按照与上文相似的逻辑,作者把期末保险公司总的负债就表示成

$W_N^* = \sum_{i=1}^{N} \omega_i^*$ 期望 $E(W_N^*) = N2p$,这和确定性生存概率的情形是一致的,但是 W_N^* 与 W_N 的差别关键是在方差。随机的性质使得我们不能将每个人的方差项相加得到总负债的方差,这里我们运用方差分解关系可得

$$\text{Var}(W_N^*) = E[\text{Var}(W_N^* \mid \widetilde{p})] + \text{Var}[E(W_N^* \mid \widetilde{p})]$$
$$= 4N(p - p^2 - \pi^2) + 4N^2\pi^2$$
$$= 4Np(1-p) + 4N\pi^2(N-1) \tag{3.7}$$

当 $\pi = 0$ 是,其方差和确定性情形下是一致的,死力是确定的,没有任何的随机成分。同时我们也注意到如果 $N=1$,其值等于确定性情形,也就是所在随机概率 $\widetilde{p}$ 下,个人保单的风险并不比确定性概率 p 大,这就意味着额外的风险是由组合头寸的加总产生的。如果我们令参数 $\pi = 0.1$,$\widetilde{p}$ 以相等的概率取值 0.6 和 0.4,这样上式总支付的方差就变为 $0.96N + 0.04N^2$,其标准差为 $\sqrt{0.96N + 0.04N^2}$,这样当保单分数 $N \to \infty$ 时,标准差为 0.2,而不是 0。这也就是说,不管保险公司发行多少保单,每保单的风险都不会少于每 \$1 元支付 0.2 元,这就如同现代投资组合理论中的市场风险,分散化只能将市场风险减小到一个特定的水平,而不可能是 0,即

$$\lim_{N \to \infty} \frac{1}{N} SD[W_N^*] = \lim_{N \to \infty} \frac{2\sqrt{N(p - p^2 - \pi^2 + N\pi^2)}}{N} \to 2\pi \neq 0 \tag{3.8}$$

就是说,我们可以把 2π 看作市场风险,而每保单标准差和 2π 之间的差可以看作特质风险,或可分散风险即

$$2\left(\sqrt{\frac{p - p^2 - \pi^2}{N}} - \pi\right) \tag{3.9}$$

我们还可以通过表 3.1 来看看保单数渐进变化时的例子。

表 3.1　确定性与随机性死亡率参数下的标准差比较

保单数 N	1	2	5	100	1000	10000	无限
确定性参数 $p = 0.5$	\$1.00	\$0.707	\$0.447	\$0.100	\$0.032	\$0.010	\$0
随机参数 $E(p) = 0.5$	\$1.00	\$0.721	\$0.482	\$0.223	\$0.202	\$0.200	\$0.200

表 3.1 中我们比较了分别在两种不同的死力假设下,作为所售保单数量 N 函数的每单位保单标准差。在死力参数为确定性假设且期间死亡概率为 0.5 时,随着保单数量的增加,单位保单的标准差迅速减少,当保单数量足够大时,标准差趋于 0,这就是我们熟悉的大数定律作用的过程和机理;而当死力参数为随

机性变量的假设下,情况就不是这样了,在本书的简单分布假设下(简单的二项分布,且 $\pi=0.1$,见上文),当保单数量增加到 100 份时,每保单标准差减小到 0.223,这实际上是由两部分组成,第一部分等于 $2\pi=0.2$ 是系统性风险,第二部分 0.023 是可分散或特质风险,两部分之和是 0.023。

按照与上文相同的逻辑,我们也可以计算 W_N^* 的分布

$$\Pr[W_N^*/2 \leqslant k] = \frac{1}{2}\sum_{i=0}^{k} B(i \mid N, p+\pi) + \frac{1}{2}\sum_{i=0}^{k} B(i \mid N, p-\pi) \qquad (3.10)$$

有了这个分布我们就可以给出更加具体化的数值例子,假如保险公司售出 100 份保单,在确定性和随机性假设下我们可以观察其风险的分散

表 3.2 确定性与随机性假设下风险的分散

总支付大于 k	$\Pr[W_{100}>K]$	$\Pr[W_{100}^*>K]$
	可分散化风险	不可分散化风险
$102	0.382	0.483
$110	0.136	0.411
$120	0.018	0.231
$130	0.001	0.065

由表 3.2 可以看出,在确定性条件下,每 $100 准备金耗尽 $2 的概率是 0.382,而在随机性条件下该概率是 0.483,同样确定性条件下,每 $100 准备金耗尽 $30 的概率是 0.001,而在随机性条件下该概率是 0.065。从另一个角度来解读上表中数据我们可以看出,如果保险公司想以大约 94% 的概率保持其偿付能力则在随机性情形下需要 $30 资本,而在确定性条件下只需要大约 $15 资本即可。

近年来从不同角度研究长寿风险的文献很多,本书探讨在随机性死力假设而非确定性死力假设条件下给生命未定权益定价时大数定律的失效,也就是说对死亡率或死力估计的不确定性意味着每保单有一个非零的标准差。在关于死亡概率的一个简化分布中我们可以看到,每保单风险最终趋向于一个常数,而非在确定性条件下的 0,按照金融经济学的术语,嵌入死亡率未定权益中的风险可以分解成可分散风险和不可分散风险。而保单数量的增加只能减少可分散风险,而无法减少系统性的不可分散风险,因此保单提供者在给保单定价时就必须要考虑到这个不可分散的风险。

离散时间情形虽然大大简化,但仍是 Milevsky、Promislow 和 Young(2006) 中作者定价思想的高度概括。由金融经济学理论我们知道,如果以 X 表示一些

风险投资资产的回报,R 表示无风险回报,该风险资产的期望值和标准差分别表示为 $E[X]$ 和 $SD[X]$,则该投资的夏普比定义为

$$\alpha = \frac{E[X] - R}{SD[X]} \tag{3.11}$$

比如有一个以标准普尔 500 指数近似的分散化的股票头寸组合,其收益率大约在 11% 左右,标准差是 20%,同期无风险回报率平均为 6%,则此资产组合的夏普比为 $\alpha = (11\% - 6\%)/20\% = 0.25$。顺此逻辑,我们自然会想,我们可以通过调整死力的风险附加 L 从而使得长寿保单的夏普比和其他类资产的夏普比保持一致。

假定一家保险公司发行 N 份生存保险的合同,期末生存者支付为 2,死亡者支付为 0,每份的价格是 $1+L$,L 是死力的风险附加,W_N^* 表示期末保险公司对这 N 份保单的总的负债,这样如果我们以资本市场中某个具有代表性(广泛分散化)的股票指数的收益、标准差和无风险回报计算出经济中一般风险资本的夏普比,并令保险公司这 N 份保单资产的夏普比与其相等,而从保险公司的观点其总的夏普比是:

$$\alpha = \frac{N(1+L) - E[W_N^*]}{SD[W_N^*]} = \frac{1 + L - 2_T p_x}{\frac{1}{N} SD[W_N^*]} \tag{3.12}$$

假定保险公司发行有限份 N 份保单,并想获得与上文中股票市场值相等的夏普比 0.25 个单位作为补偿,公司能够得到的总的保费收入是 $N(1+L)$,当 $E(p) = 0.5$ 时,期望支付 $E(W_N^*) = N$,按上文的假设 $p + \pi = 0.6$ 和 $p - \pi = 0.4$ 时,支付的标准差为 $\sqrt{0.96N + 0.04N^2}$,则其夏普比为 $\alpha = NL/\sqrt{0.96N + 0.04N^2}$,显然这时保险公司可以通过期望得到的夏普比和选择发行的保单数量来得出死力的风险附加。简单地我们可以看出,对于选定的夏普比来说,风险附加是随着发行保单的数量而递减的,这也是和我们的直觉相符的,简单计算可以知道,当卖出 10 张保单时,$L = 0.092$;$N = 50$ 时,$L = 0.061$,而当 $N = 500$ 时,$L = 0.051$。但无论卖出多少张保单风险附加都不可能减到 0,本例中当 $N \to \infty$ 时,$L = 0.05$。

如果我们把死力拓展到连续时间的形式,即:

$$_t p_x = e^{-\int_0^t \lambda(x+s) ds} \tag{3.13}$$

其中 $\lambda(x+s)$ 表示 $x+s$ 岁被保险人的即时死力,如果销售一份 T 时到期的长寿保单给一个年龄为 x 岁的人,那么保险公司的随机的支付就有一个期望值 $w = 2(_t p_x)$,这样生存概率的不确定性就可以纳入到死力的随机性当中来考虑。此时 $\lambda(x+s)$ 将是随机的,可以考虑让其满足一个随机微分方程,而这实际上就是本书上述的生存概率服从简单二项分布的一个拓展。

第二节　长寿风险、投资组合与退休决策

一、引　言

近年来资本市场的表现和退休决策之间的关系越来越引起人们的关注。根据生命周期理论,工作期的人们积累了大量储蓄财富为退休后的生活筹集资金,而这些财富中的相当大一部分都会或是直接或是通过养老金计划投资于股市,因此股市的表现将极大地影响到人们为退休生活筹资目标的实现,从而也影响到人们的退休决策。股票市场的繁荣极大地提高了人们为退休期所得资金的数量,使得相当比例的人可以考虑提前退休;然而股市变幻莫测,一旦进入低迷,人们用于退休后生活的财富将大为缩水,这样退休者将削减消费或重新回到工作岗位上,而那些尚在工作期的人们除了减少当期消费并增加为退休而储蓄的额度外,另一个理性的选择就是推迟退休。

研究退休决策的文献非常多,如 Stock 和 Wise(1990)、Rust(1994)、Bodie 和 Detemple(2003) 等,Sundaresan and Zapatero(1997)的一篇文章研究了最优退休决策,并重点关注了养老基金的价值,其结论显示当养老金福利与当期工资之比即养老金替代率达到某一定值时个人就会选择退休,但他们的模型中没有考虑劳动的负效用(disutility)。Geoffrey H. Kingston(1999)在传统的生命周期框架下考虑了退休决策这一个人金融的基本问题,文章将最优退休决策转化默顿问题,并运用类似美式期权的最优停时理论探讨了提前退休问题,作者利用CRRA 效用函数和对数效用函数得到两个有用的闭形解。这个领域中的另一篇重要文献是 Bodie、Merton 和 Samuelson(BMS,1992)的论文,BMS(1992)在生命周期模型中首先考虑了个人的劳动——休闲选择,即劳动供给的灵活性,并进而探讨了这种灵活性对个人当期消费决策及对金融资产最优投资策略的影响。顺此脉络也衍生出了一系列有价值的研究文献,如 Jun Lin 和 Eric Neis (2002)、Emmanuel Farhi 和 Stavros Panageas(2007)等。Jun Lin 和 Eric Neis (2002)中,作者在一个有消费和休闲的标准生命周期理论框架下考察了投资组合和退休决策的互动关系,其结论是对一个有常数工资水平的个人来说,股市表现的好坏将直接决定其是提前还是推迟退休。按照作者对退休的定义,个人的状态空间会被分成四个区间,而 BMS(1992)所讨论的仅仅是"个人足够贫穷而永远工作"这一状态。与 Jun Lin 和 Eric Neis (2002)不同,Emmanuel Farhi 和 Stavros Panageas(2007)中,个人劳动供给的灵活性是通过一个不可逆转的退休

年龄的选择来实现的,在允许提前退休的框架下,作者考察了退休年龄,投资组合选择和消费之间的共同行为特征(joint behavior),作者认为风险资产的投资和年龄之间的关系远比 BMS(1992)所讨论的要复杂,它带有明显的期权定价特征并依赖于总资产和距离法定退休的时间。国内学者对相关问题的研究相对较少,其中孙佳佳和吴铮(2009),利用问卷调查的数据通过逐步线性回归,寻找能够对个人退休决策起到良好预测作用的关键因素。研究结果表明,年龄、学历、收入水平和工作性质能够较好地预测人们的退休决策,即所期望的退休年龄。实际上孙佳佳(2009)文中影响退休的核心变量都是通过影响个人财富从而影响退休年龄的。李志生(2007)考虑了退休计划中养老金年金购买决策问题,作者通过建模和数值模拟得出了随机寿命环境下财富年金化的最优时间。但作者在建模中没有考虑中国现行的统账结合养老金体制,投资决策中也没有考虑风险资产的投资份额。显然国内学者的研究并没有探讨寿命不确定性条件下,投资组合与退休决策的互动关系。另一类跟本书相关的是论述消费与储蓄或投资组合之间关系的文献,如 R. Merton(1990)、Viceira(2001)、Campbell(2004)、He 和 Pages(1993) 以及 Wachter(2002)等。技术处理上主要参考了 Cox 和 Huang (1989)、Karatzas 和 Shreve(1998)以及 R. Merton(1990)。

本书在借鉴上述文献研究结论的基础上,在传统的效用最大化框架下提出了一个理论模型来讨论长寿风险,投资组合和退休决策之间的关系。本书创新主要集中在两点,首先,上述文献在探讨投资组合和最优退休决策时都忽略了人口预期寿命会趋势性增加这一重要的人口学特征。这里我们把长寿风险定义为:由于个人或群体的(平均)实际寿命高于预期寿命而造成的养老资源不足的风险。长寿风险根据承担主体的不同可以分为个人长寿风险与群体长寿风险。群体长寿风险主要指养老金机构因养老金参与者预期寿命的趋势性延长而面临的负债风险。本书考虑的是个人长寿风险,把寿命趋势化延长这一重要人口学特征纳入个人最优化决策并讨论其对个人投资组合和退休决策的影响。其次,虽然本书和 BMS(1992)一样关注的另一大重点是人力资本财富在个人的消费、投资和退休决策中的作用,但与 BMS(1992)及上述文献不同的是,这里我们把个人将来的工资收入和退休后的养老金收入(本书只考虑我国的个人账户养老金体制)都纳入人力资本,这样人力资本财富的变化就不仅仅起因于劳动供给的灵活性,而且包括了我国个人账户养老金体制,将其作为解释投资组合选择和退休决策的一个重要变量。得出了一些有启示意义的结论。简而言之,本书在一个考虑预期寿命趋势性延长的生命周期框架下探讨了人力财富,投资组合和退休决策之间的互动关系,结果显示,投资组合因其对总财富的贡献对退休决策起到决定性的作用,而人力财富不仅可以通过总财富效应影响退休决策,还可发挥其作为不利冲击"缓冲器"的作用来影响投资组合;反之,退休决策作为劳动供给灵活性的体现也会影响人力财富的大小,同时其作为影响人力财富变量的属性也必然会有助于吸收风险,从而影响投资组合策略。而预期寿命的延长作为外生变量又会对人力财富、投资组合策略和退休决策产生影响。为了简化分析,我们假定工资收入和个人账户养老金的替代率都是常数。

本书的结构安排如下,在第二部分给出个人的效用函数和市场的完备性假设,并在效用最大化原则下求出最优消费决策,第三部分给出单风险资产的最优投资组合,第四部分讨论最优退休决策,最后是结论和政策建议。

二、最优消费决策

个人在 t 时刻的(剩余)终生效用函数如下:

$$U = \int_t^T \mathrm{e}^{-\rho s}(u(c(s)) - \chi D(s))\mathrm{d}s \tag{3.14}$$

显然 $u(c)$ 是个人从消费获得的即时效用,T 是个人预期寿命,$D(s)$ 是 s 时劳动的负效用,χ 在工作期取值为 1,在退休期取值为 0,ρ 是常数的时间偏好参数。

个人的金融财富是 $F(t)$,其决定在风险资产上的投资比例为 π,其余的投资于无风险资产,其收益率为 r,风险资产的价格服从一般的伊藤过程:

$$\mathrm{d}P = \mu P \mathrm{d}t + \sigma P \mathrm{d}z \tag{3.15}$$

式中 $\mu(t)$ 是时变参数,$\sigma > 0$ 且为常数,z 是完备概率空间 (Ω, F, P) 上的一维布朗运动。这里我们定义随机折现因子为:

$$M_t = M(t) = \exp\left\{-\int_0^t \theta \mathrm{d}z - rt - \frac{1}{2}\theta^2 t\right\}; \text{且 } \theta \equiv \frac{\mu - r}{\sigma} \tag{3.16}$$

式中 θ 为风险的市场价值,即夏普比,它服从 Ornstein-Uhlenbeck 过程,即:

$$\mathrm{d}\theta = \alpha(\bar{\theta} - \theta)\mathrm{d}t - b\mathrm{d}z \tag{3.17}$$

式中 $\alpha, \bar{\theta}$ 和 b 是正的常数。根据 Karatzas 和 Shreve (1998),上述假设意味着有一个动态完备市场。

个人在工作期间还可以获得劳动收入并向个人账户养老金体制缴费,在退休后获得退休金,这样我们可以把个人的动态预算方程写成如下的形式:

$$\begin{aligned}\mathrm{d}F = &[(\pi(s)(u-r)+r)F(s) + \chi(1-\tau)w(s) + (1-\chi)\zeta w(s) - c(s)]\mathrm{d}t \\ &+ \pi(s)F(s)\sigma\mathrm{d}z\end{aligned} \tag{3.18}$$

(3.18)式中 τ 是我国个人账户养老金体制中个人缴费所占工资的百分比,ζ 是养老金替代率。

对 M_t 和 F_t 的乘积应用伊藤定理并积分和取期望,这样在一个动态和完备的市场上我们就把(3.18)类型的动态预算约束方程转变成下式的静态跨期预算约束：

$$F_t = E_t \left[\int_t^T \frac{M_s}{M_t} (c_s - \chi(1-\tau)w(s) - (1-\chi)\zeta w(s)) \mathrm{d}s \right] \qquad (3.19)$$

这样个人就可以基于 t 时的信息通过消费和退休年龄的选择来解这个静态的最优化问题，这里，个人的优化问题就可以写成下面的拉格朗日乘子问题：

$$E_t \left[\int_t^T \mathrm{e}^{-\rho s} (u(c) - \chi D) \mathrm{d}s \right] + \lambda (M_t F_t$$
$$- E_t \left[\int_t^T M_s (c_s - \chi(1-\tau)w(s) - (1-\chi)\zeta w(s) \mathrm{d}s \right]) \qquad (3.20)$$

这里我们假定一个 CRRA 的效用函数 $u(c) = c^\gamma/\gamma, \gamma < 1$，并且终期遗赠函数为 0，最优化的一阶条件为：

$$c_s^* = \mathrm{e}^{-\frac{\rho s}{1-\gamma}} (\lambda M_s)^{-\frac{1}{1-\gamma}} \qquad (3.21)$$

我们把(3.21)式代入(3.19)式就得到当期财富和消费之间关系的方程如下：

$$F_t = E_t \left[\int_t^t \frac{M_s}{M_t} [\mathrm{e}^{-\frac{\rho s}{1-\gamma}} (\lambda M_s)^{-\frac{1}{1-\gamma}}] \mathrm{d}s \right]$$
$$- E_t \left[\int_t^T \frac{M_s}{M_t} [\chi(1-\tau)w(s) + (1-\chi)\zeta w(s)] \mathrm{d}s \right]$$
$$= E_t \left[\int_t^T \frac{M_s}{M_t} \mathrm{e}^{-\frac{\rho s}{1-\gamma}} (\lambda M_s)^{-\frac{1}{1-\gamma}} \mathrm{d}s \right] - H_t \qquad (3.22)$$

上式中的第二项是工作期的工资和退休期所领取的养老金在 t 时的现值和，我们称之为人力财富。这里我们假设工资是常数，故养老金福利也为常数，因此其金融随机折现因子也就变成 $M_t = \mathrm{e}^{-rt}$，所以人力财富的表达式为

$$H_t = E_t \left[\int_t^T \frac{M_s}{M_t} [\chi(1-\tau)w + (1-\chi)\zeta w] \mathrm{d}s \right]$$
$$= (1-\tau)w \int_t^R \mathrm{e}^{-r(s-t)} \mathrm{d}s + \zeta w \int_R^T \mathrm{e}^{-r(s-R)} \mathrm{d}s$$
$$= \frac{(1-\tau)w(1 - \mathrm{e}^{-r(R-t)})}{r} - \frac{\zeta w(\mathrm{e}^{-r(T-R)} - 1)}{r} \qquad (3.23)$$

从(3.22)式我们可以得到消费和总财富之间的关系。当然从 Cox 和 Huang(1991)我们也知道在解个人的消费和头寸选择问题时，我们也可以将个人总财富看作一种资产，该资产将支付等于个人消费额的连续红利，这样财富的当期值就等于个人计划期红利流的折现值加上终期财富折现值的期望。这里因为假定没有遗赠动机，所以最优化的终期财富应该是 0，所以我们得到：

$$W_t = E_t \left[\int_t^T \frac{M_s}{M_t} [\mathrm{e}^{-\frac{\rho s}{1-\gamma}} (\lambda M_s)^{-\frac{1}{1-\gamma}}] \mathrm{d}s \right]$$

$$= \lambda^{-\frac{1}{1-\gamma}} M_t^{-1} \int_t^T e^{-\frac{\rho s}{1-\gamma}} E_t(M_s^{-\frac{\gamma}{1-\gamma}}) \mathrm{d}s \tag{3.24}$$

为了求解和下文的推理方便我们把(3.24)式改写成：

$$
\begin{aligned}
W_t &= \lambda^{-\frac{1}{1-\gamma}} M_t^{-1} \int_t^T e^{-\frac{\rho s}{1-\gamma}} (M_s^{-\frac{\gamma}{1-\gamma}}) \mathrm{d}s \\
&= e^{-\frac{\rho t}{1-\gamma}} (\lambda M_t)^{-\frac{1}{1-\gamma}} \int_t^T e^{-\frac{\rho(s-t)}{1-\gamma}} E_t(M_{t,s}^{-\frac{\gamma}{1-\gamma}}) \mathrm{d}s \\
&= C_t \int_t^T e^{-\frac{\rho(s-t)}{1-\gamma}} E_t(M_{t,s}^{-\frac{\gamma}{1-\gamma}}) \mathrm{d}s
\end{aligned}
\tag{3.25}
$$

显然上式中 $M_{t,s} = M_s/M_t$，而且 $E_t(M_{t,s}^{-\frac{\gamma}{1-\gamma}})$ 项我们可以通过测度变换很容易求得，即：

$$E_t(M_{t,s}^{-\frac{\gamma}{1-\gamma}}) = \exp\left(\left(-r\frac{\gamma}{\gamma-1} + \frac{1}{2}\theta^2 \frac{\gamma}{(\gamma-1)^2}\right)(s-t)\right) \tag{3.26}$$

这样我们可以把(3.25)式进一步简化变形为：

$$C_t = \frac{W_t}{\int_t^T e^{\Delta(s-t)} \mathrm{d}s} = \frac{\Delta}{e^{\Delta(T-t)} - 1} \tag{3.27}$$

其中 $\Delta = \frac{1}{\gamma-1}\left[\rho - r\gamma + \frac{1}{2}\theta^2 \frac{\gamma}{\gamma-1}\right]$

可见本书用鞅方法得出的结论(3.27)式和 R. Merton(1969)中随机优化方法得出的经典结论就是完全一致的。对(3.27)式的分析可以让我们得到以下两点重要结论。

首先，(3.27)式右边第一个等式的分母是可以看成是夏普比 θ 的函数，这样，当 $\gamma < 0$ 且 $\theta_t > 0$，即风险资产的超额收益率为正时，有 $\partial(C_t/W_t)/\partial\theta_t > 0$，可见风险资产的超额收益率越大，边际消费倾向就大，个人消费其终生财富的比例就越大。该结论背后的经济学解释也是很明显的，因为对指数效用函数来说，参数 γ 同时决定了风险厌恶和跨期替代率，当 $\gamma < 0$ 时，消费的跨期替代弹性就小于1，也就是说此时对一个正的风险溢价 $\mu - r$，收入效应会大于替代效应，个人将有能力支付更多的当期消费，导致消费相对于当期财富的增加。同时从(3.24)式我们还可以看出拉格朗日乘子 λ 是 W_t 和 M_t 的函数，而 W_t 也是 λ 和 M_t 的函数，故任何时点的消费仅仅依赖于定价核的当期值，即 $c_s^*(M_s)$，因此综合上面的(3.16)式和(3.21)式容易知道，当股价高时，定价核就低，消费就高；反之，股价低时，消费就低。

其次，当预期寿命增加时，消费—财富比将减小，即 $\partial(C_t/W_t)/\partial T < 0$，其经济意义是非常直观的，当寿命延长即长寿风险增加后，所得财富将在更长的期间内分摊，消费—财富比自然就会减少；但问题是结合(3.23)式可以看出，$\partial H_t/\partial T$

＞0，也就是说长寿风险增加后，在退休年龄不变的情况下，退休者的剩余寿命也会增加，故其所得养老金也会增加，从而人力财富和总财富也增加，此财富效应会增加消费，由此可见长寿风险一方面通过降低边际消费倾向减少消费，另一方面又通过财富效应来增加消费，综合影响当看公共养老金体制的安排所带来的财富效应的大小。上式中分子为金融财富和人力财富之和即个人的总财富，可见 t 时刻个人的消费水平并不仅仅取决于当时金融财富，还取决于将来人力资本财富的现值。也就是说将来工作收入和养老金替代率的提高也将增加人们的当前消费（本书不考虑向将来人力财富的借款限制）。

三、投资组合决策

由(3.16)式和上文中动态完备市场的存在（无套利条件），随机折现因子（定价核）必然满足：

$$dM/M = -r(t)dt - \theta(t)dz \tag{3.28}$$

基于(3.24)式，并注意到(3.24)式中的 M_t 和(3.17)式中的 θ_t 都是马尔科夫过程，这样我们就知道最优总财富在 t 时是定价核 M_t，夏普比 θ_t 和个人计划期 t 的函数，应用伊藤定理，最优财富过程 $W(M_t, \theta_t, t)$ 满足下式：

$$dW = W_M dM + W_\theta d\theta + \frac{\partial W}{\partial t}dt + \frac{1}{2}W_{WM}(dM)^2 + W_{M\theta}(dM)(d\theta) + \frac{1}{2}W_{\theta\theta}(d\theta)^2$$

$$= \mu_W dt + \sum_W dz \tag{3.29}$$

式中的总财富的下标分别表示其对定价核和夏普比的偏导数，其中：

$$\sum_W = -W_M M\theta + W_\theta b \tag{3.30}$$

同时按照与(3.18)式相同的方法我们可以得到总财富的动态方程：

$$dW = [(\bar{\pi}(u-r)+r)W - C]dt + \bar{\pi}W\sigma dz \tag{3.31}$$

这里的 $\bar{\pi}$ 表示总财富中投资于风险资产的比例，以区别于金融财富中投资于风险资产的比例 π。为了使资产的投资组合能为个人的消费计划融资，投资组合价值的变动必然一一对应于将来消费额的变化，这样(3.29)式和(3.31)式中资产的扩散项必然相等，我们得到：

$$\bar{\pi}W\sigma = -W_M M\theta + W_\theta b \tag{3.32}$$

将上式简化，我们就得到对于单风险资产，为个人最优消费计划融资的风险资产的组合权重为

$$\bar{\pi} = -\frac{MW_M}{W}\frac{\mu-r}{\sigma^2} - \frac{W_\theta}{W}\frac{b}{\sigma} \tag{3.33}$$

利用(3.24)式可以得到 $-\dfrac{MW_M}{W} = \dfrac{1}{1-\gamma}$；再利用(3.27)式求得总财富对 θ 的

偏导,我们就可以得到(3.33)式的确切表达式。显然,(3.33)式右边第一项就是R. Merton(1971)中所说的短视的配置(myopic allocation),即当投资者忽略投资机会集的变化时所选择的风险资产的份额,而(3.33)式的右边第二项是投资者为了对冲投资机会集的变化而需要持有的额外的风险资产份额。为了讨论长寿风险对这一项的影响,我们对 $-W_\theta/W$ 项作出新的解释。如前所述,个人总财富可以看成一个付息债券,而最优消费就是该债券每期支付的红利,这样这些红利(消费)的现值和就是总财富的值,作此解释这后我们可以仿照债券久期的概念,即债券对利率变化敏感性的负值,给出财富对夏普比的久期(见 Wachter,2002),即

$$-\frac{W_\theta}{W} = -\frac{\partial W}{\partial \theta}\frac{1}{W} = -\frac{\gamma}{(\gamma-1)^2}\frac{\int_t^T e^{\Delta(s-t)}(s-t)\theta \mathrm{d}s}{\int_t^T e^{\Delta(s-t)}\mathrm{d}s} \qquad (3.34)$$

正如 Wachter(2002)所言,这样定义的久期依然具有人们所期望的性质,即当 $\gamma<0$,且 $\mu-r>0$ 时,投资者的消费流对 θ 的久期(风险资产的对冲需求权重)依然会随着投资期限的增大而增大。显然当预期寿命延长时,总财富这种债券的期限延长,故上式定义的久期必然延长,个人持有的作对冲需求的风险资产的份额自然就增加,由此可以看出,长寿风险会增加人们对风险资产的持有份额。其经济学意义也是很直观的,预期寿命的延长对个人退休时的总财富提出了更高的要求,为了筹得更多的资金,最直接的激励就是增加对风险资产的投资额度。

根据我们对金融财富和总财富中投资于风险资产的权重的定义,显然有 $\overline{\pi}(H_t+F_t)=\pi F_t$,即 $\pi=\overline{\pi}\left(1+\dfrac{H_t}{F_t}\right)$ 将其和(3.34)式一起代入(3.33)式并整理得

$$\pi = \frac{(\mu-r)}{(1-\gamma)\sigma^2}\left(1+\frac{H_t}{F_t}\right) - \frac{b\gamma}{\sigma(\gamma-1)^2}\left(1+\frac{H_t}{F_t}\right)\frac{\int_t^T e^{\Delta(s-t)}(s-t)\theta \mathrm{d}s}{\int_t^T e^{\Delta(s-t)}\mathrm{d}s} \qquad (3.35)$$

我们知道在存在人力财富的情况下,经济金融风险并不完全由金融财富来承担,相当一部分的经济金融风险是由人力财富来吸收的,因此人力财富的充裕使人们有能力投资更大额度的风险资产。从人力财富的表达式我们可以看出,随着工资水平、养老金替代率以及预期寿命的增加,人力财富都会增加,从而增加个人缓冲风险的能力,使之能够更多地投资风险资产。另外,如果根据中国人口和(个人账户)养老金体制的实际状况来给(3.23)式赋值,令参加工资年龄为22岁,现阶段预期寿命为 78 岁,而个人缴费率和养老金替代率是政策性的参数,分别为 $\tau=0.08$,$\zeta=0.242$,简单计算可以知道,即使 $r=0.04$,全民的退休年

龄推迟到 65 岁,退休年龄的推迟还是会增加人力财富($\partial H/\partial R>0$),也就是说面对负面的冲击,如果可以推迟退休的话人们就不必消费来吸收风险(减小消费)而只要用从推迟退休年龄所获得的人力财富进行缓冲即可,从而具备抵御更大冲击的能力,提高其风险资产的持有额度。当然这里必须特别注意的是推迟退休对风险资产投资头寸的正向影响是在不考虑长寿风险的情况下出现的,如果推迟退休是作为对长寿风险的理性反应,其所带来的人力财富将主要用来为退休后消费融资而不会对风险资产投资权重产生什么影响。

四、最优退休决策

为了获得最优退休年龄,我们先考虑如下的派生效用函数

$$J(F,t) = \max_{\chi,C,\pi} E_t \int_t^T e^{-\rho s}(u(c(s)) - \chi D(s))ds \qquad (3.36)$$

结合预算约束(3.18),我们可以得到如下的 Bellman 方程:

$$0 = \max_{\chi,C,\pi}\left\{ e^{-\rho s}(u(c(s)) - \chi D(s)) + [(\pi(s)(u-r)+r)F(s) + \chi(1-\tau)w(s) \right.$$
$$\left. + (1-\chi)\zeta w(s) - c(s)]J_F + J_t + \frac{1}{2}(\pi F\sigma)^2 J_{FF} \right\} \qquad (3.37)$$

分别对 χ 和 C 求导得到如下两个一阶条件,从而推得

$$\left.\begin{array}{r} -e^{-\rho s}D(s) + (1-\tau-\zeta)w(s)J_F = 0 \\ e^{-\rho s}u_c(c(s)) - J_F = 0 \end{array}\right\} \Rightarrow D = (1-\tau-\zeta)w \cdot u_c(c(R)) \quad (3.38)$$

这里我们为了简化分析设劳动的负效用 D 和工资 w 皆为常数,这样推迟退休继续工作一年所得的额外收入等于所得工资$(1-\tau)w$ 减去损失的养老金 ζw,即$(1-\tau-\zeta)w$,这样上式就表示推迟退休的边际负效用等于继续工作所获得的额外收入带来的消费边际效用。我们令$(1-\tau-\zeta)w=Y$,并把消费边际效用的表达式代入(3.38)式可得

$$R = T - \frac{1}{\Delta}\ln\left[1 + \Delta\left(\frac{D}{Y}\right)^{\frac{1}{1-\gamma}}W_R\right] \qquad (3.39)$$

对最优退休年龄 R 的一些比较静态学分析会得到非常有用的结果,首先我们容易知道$\partial R/\partial W_R<0$,即随着总财富的增加最大退休年龄将减小。显然人力财富和金融财富的增加这两条路径都会导致总财富的增加。从下式我们可以清晰地看出股市的繁荣(风险资产的超额收益变大)对退休年龄的影响

$$\frac{\partial W_R}{\partial \theta} = C_R \int_R^T e^{\Delta(s-R)}(s-R)\frac{\theta\gamma}{(\gamma-1)^2}ds \qquad (3.40)$$

容易知道当 $0<\gamma<1$ 时,风险资产的超额收益增加带来的替代效应大于收入效用,人们增加储蓄投资从而导致总财富的增加,即$\partial W_R/\partial \theta>0$,这样就可以

得到$\partial R/\partial\theta<0$,即风险资产的超额收益增加会伴随着总财富的增加从而使人们提前退休。或者更直接地说,股价的提高可以可以缩短距离退休的年限,提前退休;相反,股市低迷,人们从股市所得收益减少,总财富不足以维持退休后的消费,只能继续工作为退休后生活筹资。同时,从(3.23)式可以看出,工资的增加,养老金替代率的提高和预期寿命的延长都会增加人力财富,从而增加总财富促进人们提前退休,由上面的两条路径我们可以看出,达到最优退休年龄的总财富W^*是个门槛值,该值满足了为退休后最优消费融资的最低要求,即

$$W^* = W_R = E_R\left[\int_R^T \frac{M_S}{M_R}\left[e^{-\frac{\rho}{1-\gamma}}(\lambda M_S)^{-\frac{1}{1-\gamma}}\right]\mathrm{d}s\right] \tag{3.41}$$

显然我国目前实行法定退休年龄的情况等于取消了个人提前退休的选项,这里为了简化分析并和实际问题相对应,我们假定个人的最优退休年龄R和作为中央计划者政府所制定的法定退休年龄是一致的。根据本文前面的论述我们知道R是个人基于t的信息对个人投资消费决策进行最优化所得出的最优退休年龄,与之相对应的是到时点R时的最优化财富$W_R=W^*$必然能保证其后的最优化消费,即满足(3.41)式。然而问题是个人的最优化决策中并没有考虑预期寿命的变动,当预期寿命由T延长到T^*,R时实际需要的退休财富应该是

$$W^* = E_R\left[\int_R^T \frac{M_S}{M_R}\left[e^{-\frac{\rho}{1-\gamma}}(\lambda M_S)^{-\frac{1}{1-\gamma}}\right]\mathrm{d}s\right] + E_R\left[\int_T^{T^*} \frac{M_S}{M_T}\left[e^{-\frac{\rho}{1-\gamma}}(\lambda M_S)^{-\frac{1}{1-\gamma}}\right]\mathrm{d}s\right]$$

$$= W_R + E_R\left[\int_T^{T^*} \frac{M_S}{M_T}\left[e^{-\frac{\rho}{1-\gamma}}(\lambda M_S)^{-\frac{1}{1-\gamma}}\right]\mathrm{d}s\right] \tag{3.42}$$

可见如果个人没有考虑预期寿命的变化而是按照固定预期寿命下的优化策略行事,他实际上是把本该分配给T至T^*期间的财富在T时刻之前就分摊消费掉了,这无异于寅吃卯粮。显然面对预期寿命的变化在R时只有两种补救措施,一是推迟退休增加工作期的长度,这也是目前政府正在考虑的选项,另一个就是降低退休期的消费标准,显然这两种都是难以令人接受的,而根本性的方法就是未雨绸缪在整个工作期间增加资本积累,为(3.42)式第二项的额外财富需求融资。从财富增长的两条路径我们知道个人只能采取第一条即增加对风险资产的投资,以提高其金融资产,而在财富增长的另一条路径即提高人力财富方面政府却有着非常广阔的政策空间,包括调整工资制度和改革养老金体制,使之朝着更有利于资本积累的方向发展。

五、结论与建议

本书在存在预期寿命趋势性变化即长寿风险的生命周期框架下研究了人力财富,投资组合和最优退休决策之间的促进、影响以及制约的互动关系并得出了

一些有益的结论。投资策略会通过其对总财富的影响而对退休决策起到关键性的作用,而人力财富不仅可以通过总财富效应影响退休决策,还可发挥其作为不利冲击"缓冲器"的作用来影响投资策略;反之,退休决策作为劳动供给灵活性的一种选择方式也会影响人力财富的大小,同时其作为影响人力财富变量的属性也必然会有助于吸收风险,在不考虑长寿风险的情况下也会影响投资组合策略。而预期寿命的延长作为外生变量又会增加人力财富,使投资者提高投资风险资产的权重和推迟退休来应对养老资源不足的风险。

　　这里我们更关注的是本书的结论如何帮助我们甄别应对长寿风险的合理政策选项。随着我国人口老龄化问题的日趋严重,推迟退休年龄的呼声不绝于耳,好像推迟退休年龄成了应对长寿风险的唯一法宝。我们知道当退休年龄固定不变时,为了应对长寿风险人们将未雨绸缪在长达几十年的整个工作期内增加储蓄和资本累积,而资本积累是经济增长的重要源泉,随之而来的资本深化必然会带动人均产出快速增长,进而会影响利率、工资、储蓄和消费等一系列宏观变量,因此人们把这种由老年化带来的意外之喜称为第二人口红利,可以说这是人口老年化这一人类共同面临的难题本身所孕育的一种可能的解决方案(见Andrew Mason,2004)。对此,政府要做的就是对人们的这种自发趋势进行引导,对包括养老金系统和工资制度在内的各种体制进行完善和改革,使之朝着有利于资本积累的方向发展,换句话说就是政府用政策工具来影响个人的人力财富进而增加其总财富为延长的预期寿命融资。由此可见,作为应对长寿风险的主要手段,增加资本积累既有其个人的微观意愿又会成为推动整个宏观经济的重要一环,可以说是双赢的选项。而反观推迟退休,作为在生命周期里分配资源的一种形式它和资本积累是近似替代的,但正像第三部分所述,如果推迟退休是作为应对长寿风险的理性反应,那么在推迟退休的短短几年里所产生的总财富净增额是立刻就要被用来贴补退休后生活的,无法进行长期的资本投资和累积,也就无法参与和推动经济的发展,从这一角度来说它是一个孤立的体外循环的策略,无法像资本积累那样产生有利的宏观经济效果。可以说通过资本积累的方法并将积累的巨大财富引入宏观经济运行的大框架中促进经济增长其实质是使得经济"蛋糕"的规模随着老年化的进程也在不断地做大。此外推迟退休还会增加就业压力,带来风险分摊不公(因为我国的养老金福利都是以终生年金的方式给付的,因此预期寿命的延长是体制应该承担的风险,而推迟退休将大部分长寿风险推给了个人,这是不公平的),是一个零和游戏。

　　因此本书得出的一条重要的政策建议就是,面临长寿风险时,与简单的提高退休年龄相比,在保持原有退休年龄的基础上对现有养老金体制进行改革和完善,使之更有利于资本累积也许是更加可行的应对长寿风险的解决方案。

第三节　本章小结

作为保险的基本原理和理论基础,大数法则贯穿于整个保险经营运作的过程。他是说明大量的随机现象由于偶然性相互抵消所呈现的必然数量规律的一系列定理的统称。在这个传统的范例下人们用大数定律来说明每保单的标准差在取极限时将消失,因此一个足够大的保险公司的组合头寸足以在总定价方程中消除死亡率风险。然而大数定律只适用于死亡率分布确定,保单发行量无限大的情形,可现实中保单的发行量并不是无限的,更重要的是未来的死亡率具有很强的不确定性,正如本章第一节所显示的那样当死亡率本身是一个随机变量时,多卖保单将无法分散其风险,实际上大的保单头寸可能会增加而不是减少保险公司的死力风险,这会导致死力风险溢价。换句话说,大数定律在这种情况下已经失效,而这正是聚合性长寿风险产生的数理基础。

长寿风险将加大个人为退休后生活筹资的压力,因而必然影响到个人的投资储蓄和退休决策。作为应对策略,增加工作期间的资金筹备是必然的举措,很自然的人们就会调整其投资策略和退休选择。预期寿命的延长作为外生变量又会增加人力财富,使投资者提高投资风险资产的权重和推迟退休来应对养老资源不足的风险。投资策略会通过其对总财富的影响而对退休决策起到关键性的作用,而人力财富不仅可以通过总财富效应影响退休决策,还可发挥其作为不利冲击"缓冲器"的作用来影响投资策略。对此,政府应该用包括养老金系统和工资制度在内的各种体制进行完善和改革,对人们的这种自发趋势进行引导,对使之朝着有利于资本积累的方向发展,而增加资本积累既是个人的微观意愿又会成为推动整个宏观经济的重要一环,可以说是双赢的选项。

第四章　长寿风险对养老金计划的影响分析

第一节　长寿风险对中国养老金体制的影响分析

一、引　言

人口老年化研究中关注的一个焦点就是人口的年龄结构,因为人口年龄结构的变化不仅会引起人们投资结构和消费结构的变化而且会给中国的养老金体制带来巨大的压力。我们知道,人口的两种趋势性变化会影响人口的年龄结构。其一是人口出生率,在中国计划生育政策的实行导致了低生育率和持续下滑的总出生率,其直接后果就是劳动力供给数和向养老金体制缴费人数占总人口的比例降低;其二也就是本书关注的另一方面,是由于营养改善、医疗进步等导致的人口死亡率持续降低,人口的实际寿命将超过期望寿命,显然这会增大社会中退休人口,也就是从养老金体制中受益人口的比例,从而引发长寿风险。这里我们把长寿风险定义为:由于个人或群体的(平均)实际寿命高于预期寿命而造成的养老资源不足的风险。长寿风险根据承担主体的不同可以分为个人长寿风险与群体长寿风险。个人长寿风险是指因为个人无法准确预知自己的寿命而可能造成的为养老积累的储蓄不足的风险,它主要是由实际寿命的不确定性造成的,在个人没有参加任何养老金项目的情况下将完全由自身承担。而群体长寿风险并不是个人长寿风险的简单加总,它是一种趋势性的变化,不能通过加总来轧平差异获得平均数意义上的确定性,也就是说寿命的延长是必然的趋势,如果不调整预期寿命固定不变的假设那么由此而引起的养老资源不足的风险也是必然的。群体长寿风险是针对养老金项目而言,由于养老金提供机构制定养老计划与实际支付养老金的间隔一般比较长,如果其参与者未来的平均寿命超过了项目的预期平均寿命,而养老金福利又是以终生年金的方式支付,就会发生长寿风险。在中国现行养老金模式中,个人账户实际上仍是一种年金,所以一部分长寿风险就被转移给了体制本身,从而对其偿付能力构成严重威胁。而在社会统筹养老金体制中,预期寿命的延长从而退休人口比例的提高也会引起人口老龄化压力在养老金缴费者和受益者之间的重新调整和分担。由此可见,长寿风险对中国统账结合养老金体制的影响是全面的,关系到体制的稳定性和可持续性。因此加强对长寿风险的研究就显得非常迫切。

众所周知,考察养老金问题的标准框架是由 Samuelson(1958)和 Diamond(1965)提出的世纪交叠模型(overlapping generations model,OLG)。然而Samuelson—Diamond 发展的 OLG 模型假定人们只生活两期,即年轻工作和年老退休两个阶段,这种高度抽象的模型忽略了居民间的异质性和生命的不确定性,从而使得与现实世界的数据对比显得比较困难,其研究结论也仅限于提供一些经济学上的直觉。之后,Blanchard(1985)利用 Yarri(1965)的框架建立了一个新生代连续出生的连续时间 OLG 模型,得到了一些比较简洁有用的结论,然而其模型处理上的方便严重依赖于常数死力的假设,而这种假设又显然与现实相去甚远。其后按照把人口年龄结构变化纳入研究框架的思路,Auerbach 和Kotlikoff(1987)以及 Rios-Rull(1996)分别发展出确定性和随机性的多阶段OLG 模型。随机 OLG 模型应用于养老金领域的最新文献见于 Boucekkine(2002)、H. D. Albis 和 E. Augerand-Veron(2007,2009)、Ben J. Heijdra 和 Ward E. Romp(2006)等,在这些文献中 Blanchard 模型中不变的死力假设被摒弃,取而代之的是时变的即时死力,进而个人的效用函数也用随年龄而变化的生存概率进行折现,这样死亡率降低即长寿风险就被纳入了研究框架。OLG 模型近年来也被国内学者广泛应用于有关养老保险体制改革的研究,如袁志刚与宋铮(2000)、何新华(2001)、封进(2004)、李洪心(2005)及蒋云赟(2010)等分别从最优储蓄、福利经济学等角度建立模型并推导得出一些重要结论,但国内对长寿风险的研究相对不足,近年来才出现的少量文献大多限于对长寿债券的简单介绍和长寿风险对商业年金的影响,在一般均衡框架下全面探讨长寿风险对公共养老金体制影响的文献在笔者掌握的资料范围内尚没有见到。

在借鉴上述国内外研究文献的基础上,本书的主要创新之处在于建立了包含长寿风险和中国独特养老金体制的均衡模型,就长寿风险对中国混合养老金体制各相关变量如老年赡养比、社会统筹给付和个人账户给付等影响的比较静态学进行了详尽的分析,在此基础上再运用重新构造的代表死亡率逐步降低的五张新的动态生命表,将长寿风险与养老金变量之间关系的抽象概念转化成预期寿命的延长与养老金变量间的具体的一一对应的关系,对长寿风险下的养老金福利进行了量化分析,并首次给出了长寿风险冲击下个人账户偿付能力的数值模拟结果,揭示了当预期寿命逐渐延长到 78 岁时,个人账户因偿付能力不足而面临的巨额亏空风险。文章的结构安排如下：第二部分首先建立将公共养老金体制纳入框架的连续时间世纪交叠模型，并给出均衡时社会统筹和个人账户给付的表达式，第三部分重点分析长寿风险对公共养老金体制各相关变量冲击的比较静态学，第四部分是数值模拟，最后给出结论与发行长寿债券的相关政策建议。

二、模型的建立

从本质上说长寿风险对人们养老金福利的影响是通过改变个人的预算约束来影响其经济行为的，因此我们的均衡模型以效用最大化框架下的个人消费决策作为起点。我们知道养老金福利由工资和替代率两个变量组成，而中国社会统筹养老金的缴费主体是企业，因此必须考虑企业利润最大化下的工资决策，同时现收现支性质的社会统筹又是连接替代率和缴费率的政策机制，因此也需要建立政府现收现支养老金体制的经济模型。鉴于这些原因我们这里建立的是包含个人消费、公司决策和政府机制的均衡模型。

（一）个人消费

个人在时点 t 的终生期望效用为：

$$\Lambda(v,t) = e^{M(u)} \int_t^{\overline{D}} \ln c(v,\tau) e^{-[\rho(\tau-t)+M(\tau-v)]} d\tau \tag{4.1}$$

式中 v 是出生时刻，$u=t-v$ 是个人在计划期间的年龄，$\overline{D}$ 是最高可能生存年龄。效用采用特殊的对数效用形式 $U(c(v,\tau))=\ln c(v,\tau)$，$\rho$ 是常数的时间偏好，由精算数学的知识 $M(\tau-v) = \int_0^{\tau-v} m(s)ds$ 定义为累计死力，而 $m(s)$ 为即时死力，故显然 $e^{-M(\tau-v)}$ 为 v 时出生者在 τ 时仍然生存的概率。（4.1）式中的 $e^{M(u)}$ 项来自于这样的事实：v 时出生者在 t 时依然存活的条件下，一直生存到 τ 时（$\tau>t$）的概率是一个条件概率即 $e^{-M(\tau-v)}/e^{-M(t-v)}$。按照所谓 Yaari 模型的第一结论，考虑到生存的不确定性，个人在折现未来消费所得的效用时不仅要考虑到时间偏好而且要考虑到死力，即 $\rho+m(\tau-v)$。

个人的预算约束为：

$$\dot{a}(v,\tau)=[r+m(\tau-v)]a(v,\tau)+I(\tau-v)w(\tau-v)(1-l_\tau)$$
$$+[1-I(\tau-v)][p(v,\tau)+b]-c(v,\tau) \tag{4.2}$$

式中 $a(v,\tau)$ 是个人的金融财产，$\dot{a}(v,t)$ 是 $a(v,\tau)$ 对时间 t 的导数，表示金融资产的即时变化，r 是给定的常数利率，这里我们假定金融资产可以通过与金融部门之间的储蓄借贷关系而从一期转移到另一期，这样 $r+m(\tau-v)$ 可以看作向个人储蓄支付的有效利率,以弥补在提取完储蓄前死亡的风险。当然我们也可以采用 Yaari(1965)的假设,即存在一个精算上公平定价的年金合同,且个人金融资产皆以此种形式持有。$I(\tau-v)$ 定义为一个示性函数,即当个人处于工作期间为 1,处于退休期间为 0。$w(\tau-v)$ 是工资,l_τ 是我国社保中个人缴费所占工资的百分比,$p(v,\tau)$ 是社会统筹的退休给付,b 是个人账户的退休给付额度。

这样问题就变为个人选择消费的时间路径去最大化基于预算约束(4.2)式的终生效用(4.1)式。运用与 Blanchard(1985)相似的技术我们先对预算约束方程(4.2)进行调整,将其改写成"基于 t 时的眼前和未来消费的现值之和等于当时的总财富"的形式,并求得个人最优消费为(也可参见 Heijdra 和 Romp,2005):

$$c(v,t) = \frac{a(v,t) + \overline{W}(v,t)}{e^{\rho u + M(u)} \int_u^{\overline{D}} e^{-[\rho s + M(s)]} ds} \tag{4.3}$$

式中 $\overline{W}(v,t)$ 是人力资本财富或终生收入,可见个人最优消费取决于金融财富和人力资本财富构成的总财富额度,并受到个人生存概率变化的影响。人力资本财富的表达式为:

$$\overline{W}(v,t) = e^{ru + M(u)} \int_u^{T_r} (1-l_\tau) w(s) e^{-[rs + M(s)]} ds$$
$$+ \left\{ e^{ru + M(u)} p \int_{T_r}^{\overline{D}} e^{-[rs + M(s)]} ds + B \right\} \tag{4.4}$$

(4.4)式右边第一项是扣除了个人缴费后的未来工资在 t 时的折现值,大括号中的项是个人从社保体制中得到的财富在 t 时折现值,其中 p 是社会统筹的年给付额,B 是个人账户的给付总额。为了表达式的简明而又能抓住本质,我们对 B 的模型作了必要的简化,即个人每年初缴纳其当年工资的 l_τ,年工资的增长率等于资金的收益率 r,退休时以资金积累额的 1/10 按年支付直到死亡(见我国养老保险个人账户养老金支付的相关规定),这样根据利息理论和精算数学的相关知识 B 在 t 时的现值就可写成:

$$\frac{(T_r - T_w + 1) l_\tau w_{T_w} (1+r)^{(T_r - T_w)}}{10} e^{rT_r + M(T_r)} \int_{T_r}^{\infty} e^{-[rs + M(s)]} ds$$
$$= \Delta e^{rT_r + M(T_r)} \int_{T_r}^{\infty} e^{-[rs + M(s)]} ds \tag{4.5}$$

式中 T_r 和 T_w 分别是退休和开始工作的年龄,w_{T_w} 是刚开始工作当年的工资。从(4.5)式我们不难看出长寿风险对个人账户给付的影响,这一点我们将在第三部分的比较静态学和第四部分的数值模拟中进行详尽的分析。

(二)公司

假定公司在完全竞争市场上生产同质的产品,生产函数为柯布-道格拉斯生产函数，即 $Y_t = AK_t^\alpha N_t^{1-\alpha}$，按照中国统账结合的社保体制，公司将按照其生产收益的比率 η 为其职工缴纳社会统筹部分的养老金，也就是说企业的职工工资和社会统筹养老金支出为 $(1+\eta)w(s)$，因为市场竞争的结果会使得要素获得等于其边际产品的支付，这样我们容易得到：

$$w(t) = \frac{(1-\alpha)Ak_t^\alpha}{1+\eta} \tag{4.6}$$

（三）政府

按照我国城镇公共养老金体制，来自当期在职工人的社会统筹基金是作为现收现支的养老金福利支付给当期仍然存活的所有退休职工的，这样我们有：

$$\eta \int_{T_w}^{T_r} e^{-[nu+M(u)]}\, du = \xi \int_{T_r}^{\overline{D}} e^{-[nu+M(u)]}\, du \tag{4.7}$$

式中 ξ 是社会统筹给付的替代率，T_r 是退休年龄，n 是期间的人口自然增长率，上式中右边积分项除以左边积分项所得的商就是退休人口和工作人口之比，即老年赡养比（从其表达式可以看出老年赡养比是人口增长率，死亡率和退休年龄的函数，其中人口增长率和退休年龄是一定程度上受政策影响的内生变量），由此可见 η 和 ξ 间的关系：随着老年赡养比的增大，要保持替代率不变，社会统筹缴费比率就必须上升，相反，社会统筹缴费比不变，长寿风险的作用将使得替代率必然下降。

稳态时社会统筹给付的值我们可以先从（4.6）式直接去掉时间下标，得到稳态工资的表达式进而求得，同理可以得到个人账户给付的稳态值，这样我们就得到长寿风险对养老金体制影响分析中二个最重要的变量：社会统筹给付和个人账户给付。

三、长寿风险冲击的比较静态学

在建立起上述的理论模型框架后，我们就可以探讨长寿风险对社保体制各项变量的影响了。上文中我们曾设即时死力为 $m(s)$，这里我们把它扩展成 $m(s,\varphi)$，式中参数 φ 涵盖了除了年龄 s 外，由于营养、医疗等的进步使得人口死亡率趋势性降低的所有因素，这里我们称之为长寿参数。显然随着年龄的增大即时死力会增加，且增加的速率也增大（当然本文主要所指和关注的是成年的死亡率），也就是说 $m(s,\varphi)$ 是 s 的凸函数，从而 $\partial m(s,\varphi)/\partial s > 0$，$\partial^2 m(s,\varphi)/\partial s^2 > 0$；参数 φ 虽然难以量化但导致长寿风险的营养、医疗以及环境等的改善都是随着时间的推移而并行发展的，因此可以简单地假定它关于出生时间 v 是单增的，且 $\partial m(s,\varphi)/\partial \varphi < 0$。

同理把上文中的 $M(u) = \int_0^u m(s)\mathrm{d}s$ 拓展成 $M(u,\varphi) = \int_0^u m(s,\varphi)\mathrm{d}s$，故有

$\partial M(u,\varphi)/\partial\varphi = \int_0^u \partial m(s,\varphi)/\partial\varphi ds < 0$。(见 Heijdra 和 Romp,2006)

（一）社会统筹给付

由(4.6)式和(4.7)式可知社会统筹给付 p（在稳态时）的表达式为

$$P = \frac{\xi(1-\alpha)Ak^\alpha}{1 + \xi \dfrac{\int_{T_r}^{\overline{D}} e^{-[nu+M(u)]} du}{\int_{T_w}^{T_r} e^{-[nu+M(u)]} du}}$$

可以看出分母中的 $\dfrac{\int_{T_r}^{\overline{D}} e^{-[nu+M(u)]} du}{\int_{T_w}^{T_r} e^{-[nu+M(u)]} du}$ 项实际上就是上文提到的老年赡养比

OAD_t，人口出生率持续降低，社会中的工作人口比例降低，而长寿风险又会增大社会中退休人口的比例，从而提高老年赡养比。由此可见人口冲击，特别是长寿风险的冲击将降低基本养老保险的社会统筹给付，这是长寿风险对养老金受益者的影响。显然这个结论是从养老金替代率不变的前提下得出的，从(4.7)式可以看出，要保持养老金替代率不变，在职职工的缴费率必须随着老年赡养比的提高而相应提高，这种提高的实质是养老金缴费者在承担着越来越大的长寿风险压力。长寿风险在代际间的分摊和转移我们也可以从对(4.3)式的分析中看出，在(4.3)式中，其分子随着年龄增长而增加，分母却随着年龄增长而减少。由此我们可以得出另一个重要的结论，即年轻人消费的边际效用要低于老年人消费的边际效用。这意味着老年人会接受来自当期年轻人的转移，且老年人越长寿，年轻人将接受越低的消费。（见 T. M. Andersen,2006）

同时我们从社会统筹给付的表达式中也可以看出，不断提高资本积累和劳动生产率也许是解决问题的比较根本的方法。首先，值得注意的是，根据 S. H. P. Lau(2010)的研究结论，长寿风险本身和资本累计是正向关系。此中的经济学直觉不难理解，即预期寿命的延长可成为改变人们消费储蓄模式的强大动因，促使人们增加资本积累以应对延长的退休后生活。众所周知，资本积累是经济增长的重要源泉，随之而来的资本深化必然会使人均产出快速增长，进而会影响利率、工资、储蓄和消费等一系列宏观变量。这实际上削弱了长寿风险对社会统筹给付额 P 的影响程度。这种效应对个人账户给付 B 也是同样存在的。此外，如果说长寿风险本身和资本累积的增加有着必然的因果联系，那么提高劳动生产力就需要政策和体制的安排了，正如蔡昉(2009)所言，教育水平的整体改善是劳动生产率提高的主要源泉。今后通过深化教育提高劳动生产率仍然有巨大潜力可挖。

（二）个人账户给付

从本质上说个人账户是养老保险的第二层次，是对社会统筹这种基本养老保险的补充，提供了为个人储蓄的功能，职工退休后从这个账户得到的月付养老金额度是退休时账户总额的 1/120，也就是说个人账户提供的是 10 年的养老金，如果 10 年后个人依然存活，社会基本养老保险将继续支付养老金（为了简化这里我们没有考虑在 10 年内死亡从而养老金遗赠给子女家人的情况）。从(4.5)式我们可以看出，长寿风险对其冲击将是巨大而直接的，把 B 对 φ 求导，经过一些简单的变形并利用结论 $\partial^2 m(s, \varphi) / \partial \varphi \partial s < 0$（见 Heijdra 和 Romp, 2006），容易得出其导数大于零，即死亡率的下降进而预期寿险的延长（长寿风险）将导致人们从个人账户养老金体制中获得的给付总额上升。简言之，长寿风险向体制进行了转移，给个人账户这种养老金体制造成了巨大的偿付压力。

我们知道，鉴于社会统筹养老金体制在应对人口老年化方面难以摆脱养老金缴费和领取双方零和游戏的结局，近年来人们越来越重视个人储蓄型养老金体制的建立和完善，希望通过增加资本积累和提高劳动收益率来化解老年化的压力。中国的个人账户也是此类性质的制度安排，然而按上文所述，这种以终生年金为养老金福利给付形式的个人账户在应对长寿风险时却是极其脆弱的。正如 Milevsky 等(2006)所说，大数定律的失效使得这种群体长寿风险无法通过聚合大量参与者从平均数意义上去消除；此外，中国个人账户养老金给付从本质上说是 DC(defined contribution)型的，其投资风险是由缴费者个人承担的，而积累额也是完全支付给参与者的，因此，即使投资表现良好，体制本身也无法获得盈余积存来作为应对长寿风险的资本储备；更加糟糕的是因为金融风险和精算风险的不相关，即金融市场的不完备，现有的投资手段和方法尚无法化解这种死亡率趋势性降低所带来的养老资源不足的风险（即长寿风险），因此能否找到有效地对冲风险的方法是包括我国个人账户在内的完全积累制养老金体制成败的关键。作为这种努力的一部分，近年来西方理论和实务界均大量探讨了引入死率相关的风险债券（即生存债券或长寿债券）并通过资本市场来对冲长寿风险。当然在我国目前相关债券的引入尚遥遥无期的情况下，另一个可能比较现实的选择就是推迟退休年龄，由 B 的表达式可以看出，T_r 的增加不会减少年所得（实际上 $(T_r - T_w + 1) l_r w_{T_w} (1+r)^{(T_r - T_w)} / 10 = \Delta$ 项将增加，但这是由投资积累的年数增加决定而不是出于社保体制的额外支付），但却会减少领取年数，从而减少风险向社保体制的转移。

四、数值模拟

从上文的比较静态分析我们可以清楚地看出长寿风险对社会统筹和个人账户的影响,然而他们仅仅是静态的变化趋势,为了更好地理解长寿风险影响的程度,这里我们首先构建代表死亡率改善的新生命表,进而对这种变化趋势做数值模拟。

(一)基本参数设定

为了得到一些较为量化的结果,我们对长寿风险给社保体制带来的冲击进行数值模拟。基本参数的值如表 4.1 所示。

表 4.1　经济与社保基本参数及赋值

α	ρ	η	l	ψ	n	δ	ξ	T_w	T_r	$\overline{D}$
0.6	0.02	0.2	0.08	0.242	0.006	0.05	0.35	22	58	105

文献中柯布-道格拉斯型生产函数的物质资本贡献率一般设定为 0.3～0.8 之间,这里我们采用 Chow(1993) 中的观点取值为 $\alpha=0.6$,η、l、ψ、ξ 和 T_r 等社保参数的设定来自中国现行的公共养老金政策,分别代表社会统筹缴费占工资的百分比、个人账户缴费占工资的百分比、个人账户给付替代率、社会统筹给付替代率和退休年龄。由于我国的男性退休年龄是 60 岁而女性的退休年龄是 55 岁,故这里用中经网统计数据库中 2009 年的男女性别比例计算加权的总人口退休年龄约为 58.4 岁,为了和生命表中的实际数据相对应我们取整数年龄 58 岁。T_w 是开始工作年龄。从 1978 年以来我国的人口自然增长率呈现出两个清晰的变化趋势,一是从 1978—1987 年的增长趋势,从 12‰ 达到 16.61‰ 的峰值,二是此后即呈下降趋势并一路下降直到 2008 年的 5.08‰,因此这里我们对 n 取值为 0.006。主观折现因子 ρ 和折旧率 δ 分别设为 0.02 和 0.05,$\overline{D}$ 是最高可能生存年龄。

(二)新生命表的构造

在本书中我们关注的是预期寿命的延长也即老年死亡率的下降给中国公共养老金体制带来的影响。因此生命表的使用是必不可少的,但遗憾的是无论是我国 1990—1993 年以及 2000—2003 年发布的中国寿险业经验生命表还是中国人口生命表都只是根据当时的人口数据统计修匀而得的期间静态生命表,无法反应随着时间推移的死亡率改善状况,因此构造新的生命表也就是本文中模型和现实数据拟合的关键。

本书关注的并不是死亡率变化的预测而是死亡率和预期寿命之间的关系,

而根据精算数学的知识我们知道死亡率和寿命之间本身就具有一一对应的关系,即

$$e_x^0 = \int_0^{\overline{D}} {}_s p_x \, \mathrm{d}s \qquad\qquad (4.8)$$

(4.8)式左边是精算学符号,代表 x 岁的平均余命,右边是生存函数的积分和,当 x 是 0 时,上式表示的自然就是预期寿命,因此一张生命表就对应着一个预期寿命。这里我们选用中国人口信息网人口死亡数据库中利用人口普查数据编制的 1990 年人口生命表为基期生命表,并采用简单的所谓趋势性预测方法对非条件生存概率(即从 0 岁生存到当前年龄的概率)乘以一个选定的大于 1 的百分数,来表示死亡率的趋势性改善,这样我们在得到一张新生命表的同时也就得到了一个预期寿命(根据(4.8)式的意义,先得到 0 岁分别到 1、2、3……直到 100 岁的生存率再加总即可),显然对选定百分数进行适当调整我们可以得到所需要的预期寿命。照此方法我们可以继续得到第三、第四和第五张生命表,从选定的人口生命表我们可以看出,1990 年的寿命是 67.4 岁,这和 2008 年联合国世界人口展望中对中国人口的统计是一致的,为了利用该人口展望报告中的预期寿命与年代的对应表我们分别按上述方法得到预期寿命为 73.5 岁,75 岁,76.5 岁和 78 岁的五张人口生命表。其中 78 岁对应的是 2035—2040 年。有了这五张反应死亡率逐步改善的新构建的生命表中的数据我们就能评估长寿风险对我国公共养老金体制中各个变量的影响。

(三)数值模拟结果

在有了表 4.1 中的参数值后,影响中国公共养老金体制中各项值的唯一变量就是死亡率的变化,再利用新建的生命表,我们就可以得到想要的数值模拟的结果。

表 4.2 预期寿命变化对养老金体制变量的影响

预期寿命	67.4 岁	73.5 岁	75 岁	76.5 岁	78 岁
老年赡养比	1	1.032	1.084	1.146	1.221
社会统筹给付	1	0.991	0.978	0.964	0.945
个人账户给付	1	1.094	1.118	1.151	1.198

表 4-2 中我们以预期寿命 67.4 岁时养老金体制中各个变量的值为基期值并统一令为 1,这样当预期寿命延长时,老年赡养比(OAD)、社会统筹年给付(p)以及个人账户给付总额(B)将随之发生变化,所得结论与比较静态分析的结果是一致的。相对于基期的预期寿命的各项值来说,当预期寿命增加到 73.5 岁时,老年赡养比将缓慢增加 3.2%,可见 20 世纪 80 年代末 90 年代初老年化的压力尚不明显。从(4.7)式可以清楚地看出,如果保持养老金替代率不变那么社

会统筹缴费比率将和老年赡养比同比例的上升,表面看来调高社会统筹缴费增加的是企业的负担,但是从(4.6)式我们可以看出,企业的利润最大化目标并没有受到影响,其缴费比率的增加是以挤压工人工资来实现的,也就是说长寿风险的压力最终还是传导给了在职职工了。当然此时社会统筹给付也相应减少,也就是说即使保持养老金替代率不变,退休职工也将受到长寿风险的冲击,而不能置身事外。如果政府为了体现公平而保持社会统筹缴费和养老金替代率不变,那么从(4.7)式可以看出,现收的部分将小于现支的部分,为了维持体制的运行长寿风险就被转嫁给政府,从以上分析可知,长寿风险对社会统筹体制的影响主要是风险在养老金缴费者,领取者和政府之间的分担和转移问题。在个人账户体制中,当预期寿命增加到 73.5 岁时,给付增加 9.4%,风险完全由个人账户养老金体制承担。之后从表 4-2 中容易看出,当预期寿命渐次增加到 75 岁、76.5 岁和 78 岁时,相对于前一个时点老年赡养比和个人账户给付的绝对值是逐年递增的,与这种趋势相对的是社会统筹给付,其绝对数值是递减的。而当寿命延长到 78 岁时,相对于基期,老年赡养比和个人账户给付的增长将分别达到 22.1% 和 19.8%。显然,这分别给在职职工和养老金体制带来了巨大的负担,相比较而言个人社会统筹给付,即退休职工所得的来自社会统筹的养老金福利受长寿风险的影响较小,只有 -5.5%,体现了长寿风险在代际间的分摊并不平均,在职职工受到的冲击更大。

从上面的分析我们知道在社会统筹体制中长寿风险会因政策选择的差异而在养老金缴费者,领取者和体制三方之间进行分摊和转移,但是在个人账户中,长寿风险却完全传导给了体制本身,从而给个人账户这种基金积累模式造成巨大的冲击。我们知道在基金积累模式下一般采用资产负债比来衡量养老金体制的偿付能力,资产负债比=资产/负债,如果资产负债比小于 100%,就可以认为制度存在偿付能力问题。显然这里的资产是个人账户缴费并投资在退休时刻的积累值,负债是退休时刻个人将来养老金福利的现值和。利用构造的生命表和(4.5)式,我们可以得到个人账户的资产负债比如下表

表 4.3　预期寿命变化对个人账户的资产负债比的影响

预期寿命	67.4 岁	73.5 岁	75 岁	76.5 岁	78 岁
资产负债比	98.2%	89%	85.1%	82.6%	79.4%

中国的个人账户给付是按照退休后个人只有 10 年的预期寿命的假定来计算的,也就是说其累积的基金只能支撑平均退休年龄 58 岁后再加上 10 年等于 68 岁的预期寿命。只要预期寿命超过 68 岁,体制就要承担超出年限的个人账户给付。因此从表 4-3 我们可以看出,当预期寿命等于 67.4 岁时,个人账户资

产负债比为 98.2%,收支基本持平,当预期寿命逐渐延长时账户的资产负债状况也进一步恶化,当预期寿命达到 78 岁时(按照 2008 World Population Prospects 的数据,这一时刻应该是 2035—2040 年之间),个人账户将承担超出 10 年的余命养老金给付,体制的亏空竟然达到其累积资金的 20.6%,考虑到资金庞大的基数,这无异于一个天文数字,如果再加上个人账户尚未完全解决的空账问题,长寿风险压力之大绝对是难以承受之重。

正如我们在比较静态分析中所说,中国个人账户养老金给付从本质上说是 DC(defined contribution)型的,即使投资表现良好,其投资所得也是全部支付给养老金领取者的,体制本身无法获得盈余积存来作为应对长寿风险的资本储备,因此理论和现实的选择仍然只能分别是发行与死亡率相关型债券和推迟退休年龄。

五、结　论

正如引言所说,本书的主要创新之处首先是将死亡率趋势性降低的特征即长寿风险纳入连续时间的世纪交叠模型,对中国独特的养老金体制进行建模分析,揭示了长寿风险在社会统筹体制的养老金缴费者、领取者和政府之间的传导机制及其对个人账户的巨大影响;其次更重要的是运用重新构造的体现死亡率降低趋势的五张新的动态生命表和精算数学的知识,将长寿风险与养老金变量之间的关系等价地转化成预期寿命的延长与养老金变量间的对应关系,对长寿风险下的养老金体制变量的受影响程度进行了量化分析,并首次以数值模拟的形式给出了长寿风险冲击下(即当预期寿命从 67.4 延长到 78 岁时)个人账户因偿付能力不足所面临的巨额亏空风险;最后根据长寿风险与金融风险不相关从而无法用现有投资手段进行对冲的特点,我们提出了通过资本市场金融产品创新来转移风险的解决方案。具体而言,我们有如下的结论和建议:

首先,长寿风险将使得现收现支的养老金体制面临无法回避的冲击。

在维护现收现支预算约束的前提下,当预期寿命增加时,如果养老金替代率保持不变,在职职工养老金的缴费率就必须增加,而如果养老金缴费率保持不变,退休职工所领取的养老金的替代率就必须下降。而在现实经济中,大幅提高处于工作期的养老金参与者的缴费率或降低处于退休阶段的老职工的养老金替代率都缺乏政治上的可行性,而如果为了体现公平维持缴费率和替代率不变,社会统筹体制本身就必须为长寿风险买单。因此,长寿风险将使现收现支的养老金体制处于两难的尴尬境地,它影响的是缴费,给付和退休年龄等体制中的核心变量,这里需要的往往是政府作为社会计划者的政治决断。

其次,从深层次来看,长寿风险对现收现支养老金体制的影响主要体现为风险在代际间的转移与分摊。

　　一方面,比较静态学分析和数值模拟都显示,长寿风险将显著提高老年赡养比,这就意味着在养老金替代率不变的前提下在职职工的负担也将显著增加。另一方面,当代退休的老职工还将直接从增加的预期寿命中获益,他们将获得从工作期职工更大的转移支付,也就是说退休职工有更长的寿命时,当代的在职职工将接受一个更低水平的消费,基本的原因正如上文所说,长寿风险会使得年轻人消费的边际效用小于老年人消费的边际效用,导致事实上年轻人向老年人的转移支付(见 T. M. Andersen,2006)。此外,长寿风险也会使得现收现支养老金体制的给付水平降低,即面对冲击,退休职工也不能置身事外,必须参与进来以接受降低给付和推迟退休的方式来共同承担体制为应对增加的长寿风险而产生的调整压力。

　　再次,相对于现收现支的养老金体制,长寿风险对个人账户的冲击更加巨大。

　　中国个人账户的养老金福利是以终生年金的方式发放的,这样人们从个人账户中得到的养老金领取额度将远远超过其本人的缴费积累额,从而把巨大的亏空风险转嫁给了社保体制,这对我国尚未完全解决空账问题的个人账户来说无异于雪上加霜。利用重新构造的反映人口死亡率改善的生命表,数值模拟给出的结论非常严峻:当寿命延长到 78 岁时,个人账户资产负债比只有 79.4%,体制的资金亏空达到 20.6%。与社会统筹中长寿风险能够随着政策调整在在职职工,退休职工和体制三方之间分担或转移不同,长寿风险对个人账户的冲击只能由体制本身承担,可以说长寿风险对社保体制的财务压力主要来自个人账户,而这种压力仅仅依靠一些政策性变量的调整是不足以减轻的。由此可以看出相较现收现支的养老保障制度,完全积累的个人账户制度虽有一定的优势来降低社会养老负担比率并规避养老资金的金融风险,但是对长寿风险这样的精算风险仍然是相当脆弱,而且正如前文所说,这种风险是现有任何投资组合策略都无法防范的。

　　总之,长寿风险对中国现行养老金体制中的社会统筹和个人账户制度都会产生深刻的影响。在现收现付性质的社会统筹框架下长寿风险会随着社会计划者(政府)的偏好在三方之间进行分摊和转移,而个人账户体制下的长寿风险则会对体制本身的偿付能力造成巨大压力。从短期看,推迟退休年龄或许也是一种理论上可行的方法,但养老金参与者的反对和其对就业市场的压力使得各级政府在实际推行前不得不慎之又慎。同时,因为金融风险和精算风险不相关,这就意味着个人账户资金的任何投资策略都无法有效对冲这种长寿风险,因此从长远来说引入长寿债券或人口死亡率相关债券来架设连接养老金体制和资本市场的桥梁,解决市场的完备问题并通过资本市场来转移风险才是根本的解决方法。实务中,由于受到 20 世纪 90 年代利用资本市场发行巨灾债券获得成功的启发,Swiss Re 在 2003 年和 2004 年分别发行了两种面值的死亡率指数债券,当真实死亡率高于约定死亡率指标的 130％时,债券到期价值将线性减少,当真实死亡率高于该约定指标的 150％时,债券的到期价值将变为零。长寿风险债券的种类很多,但其基本的运行机理是相似的:养老金机构和特设机构(Special Purpose Vehicle,SPV)签订再保险合同,并向 SPV 支付保费,SPV 随后发行长寿风险债券给投资者,并将所得收入购买收益率恰好等同于其应付给投资者债券息票率的资产,SPV 用从这些资产中所得的资金来支付投资者的息票 D_t(当死亡率高于某个触发点的死亡率指标时)和对养老金机构的赔付 B_t(当死亡率低于某个触发点的死亡率指标时),通过上述安排,长寿风险就被传递给资本市场的投资者了。但我们必须认识到相对于传统的金融风险来说,长寿风险作为一种精算风险仍不为大多数投资者熟悉,而且也缺少其证券化所必须的及时更新的死亡率指标,这些都使得现阶段长寿风险债券的实行面临不小的困难。然而,随着长寿风险的压力越来越大,通过资本市场转移风险的要求也必然越来越迫切,作为一种新型有效的风险管理工具、融资手段和具有潜在高收益的投资工具,长寿风险债券在养老金领域的应用一定会很快提上人们的议事日程。因此根据中国人口的死亡率改善特征来设计并定价相关的长寿风险债券将是下一步值得深入研究的兼具理论和现实意义的重要问题。

第二节　长寿风险与私立养老金

在刚刚过去的世纪里,许多 OECD 国家的人民的预期寿命提高了 25～30 岁,预期寿命的延长当然是个好消息,但政策制定者、保险公司和私立养老金经理却在担心寿命延长后可能对退休后生活资金的筹集带来不利的影响。实际上只要预期寿命是可以预测的并且在退休规划时把这一点考虑进去,那么它对退休财务的影响就是微不足道的,然后不幸的是死亡率的改善和预期寿命的提高都是不确定的,从这个角度我们可以说长寿风险就是将来的死亡率和预期寿命的改善程度和人们预期的差异造成的。

正是因为将来死亡率和预期寿命的发展是不确定的,个人就会面临过早消耗完退休后的生活资源从而被迫降低老年时期的生活标准。另一方面养老基金和年金提供者也会遇到其年金支付的现值大大高于预期的风险,因为他们必须定期支付一定的金额直到个人不确定的寿命结束为止。显然如果没有采取必要的规避和转移措施,长寿风险将完全由个人来承担,而一旦加入了某种养老金规划,那么私立养老金基金和提供确定退休给付的政府以及提供终生年金的金融机构就将承担这种长寿风险。

本书中我们主要关注这种将来死亡率和预期寿命变化的不确定性是如何影响由雇主提供的确定给付(DB)型养老金计划的负债的。鉴于此,我们将首先评估死亡率和预期寿命改善的不确定性,即长寿风险,然后就长寿风险对 DB 型养老金计划的影响进行概括性的探讨。

一、关于死亡率和预期寿命的不确定性

(一)死亡率和预期寿命的联系:生命表

生命表对某一特定人群的死亡,生存和预期寿命进行了简明扼要的描述。简单来说生命表是由一组分年龄别人群的死亡率计算得来。所谓死亡率就是指某一给定确切年龄的个人在特定时段内死亡的概率。生命表提供了死亡率和预期寿命之间的联系。由精算数学和生命表知识我们知道:

$$\overset{0}{e}_x = E(s) = \int_0^\infty {}_s p_x \mathrm{d}s = \frac{1}{l_x}\int_0^\infty l_{x+s}\mathrm{d}s = \frac{T_x}{l_x} \tag{4.9}$$

式中随机变量 s 代表 x 岁人的未来寿命,$_s p_x$ 是精算学符号,表示 x 岁的人生存到 s 岁的概率,l_x 表示 x 岁仍然生存的人数,T_x 可视为 l_x 群体在将来生存年数的综合,因此上式就表示 x 岁的人未来预期寿命。可见每一张生命表就对应着一个预期寿命,但死亡率改善使得生命表数据发生变化,预期寿命也就随之发生变化,如果养老金机构赖以计算保费的生命表是没有反映死亡率改善的期间静态的生命表,实际的给付额和计算结果之间就会出现一定的差距,这就是造成长寿风险的技术性因素。

(二)死亡率改善的不确定性

20 世纪世界各国人口死亡率都在稳步下降,这就意味着在出生时和退休时刻的预期寿命都在大幅增加。表现在统计数据上的死亡率的下降主要来源于婴幼儿死亡率的下降和老年人群死亡率的改善。在 20 世纪的上半叶,死亡率的改善是因为主要影响儿童的传染性疾病得到控制,而在 20 世纪的最后几十年里,死亡率的下降主要是因为影响老年人的许多慢性疾病导致的死亡大为减少。与此相对地,20 世纪上半叶出生时预期寿命增长较快而在 20 世纪下半叶 60 岁人群的预期寿命增长较快。而对于雇主提供的 DB 型养老金来说恰恰是老年人死亡率的改善会严重影响其负债和偿付能力。

过去的养老金规划都低估了死亡率和预期寿命的实际改善程度。而死亡率和预期寿命的改善极大地增加了人们退休后生活的年数,给 DB 型养老金计划,

个人以及社保体系带来了财务困境,过去的几十年里,政府机构、精算师以及学术界都一直在试图预测死亡率和预期寿命从而规划将来的负债。

文献中有几种预测死亡率的方法,如 CMI(2004,2005a),Wong-Fupuy 和 Haberman(2004)等。公共养老金体系和提供确定养老金福利(DB 型)的私立养老基金都需要这样的预测技术以评估将来可能有资格获得养老金的人数。在进行人口预测时所必须的输入变量是生育率,死亡率和人口迁移情况,因为本书中我们主要关注长寿风险以及其对 DB 型养老金计划的影响,因此我们主要讨论死亡率和预期寿命的预测,对死亡率和预期寿命建模也有多种方法。其中趋势外推类模型是精算师和政府机构应用得最多的方法,这些模型利用历史数据把各年龄别死亡率表示成日历时间的函数,他们既可以是确定性的也可以是随机性的。确定性的模型通过直接拓展过去的趋势来进行预测,而随机性模型应用概率分布来进行预测,他们用历史数据来拟合统计模型,然后对未来进行预测,其预测值常常会给出这种结果在将来发生可能性的概率。在趋势外推类的随机模型中,现有的文献大致可以分为三大类:(1)CMI 模型;(2)利用标准时间序列方法的模型,如 Lee-Carter 模型(Lee 和 Carter,1992);(3)应用计量经济学建模的模型,如 Spline models 等。

政府机构往往应用确定性方法来对历史趋势进行外推,而精算师往往利用平滑性的方法,如 Gompertz Model 等参数模型。也就是说政府机构在死亡率预测中更多的是利用过去趋势和专家的观点,而参数平滑性方法对精算师来说是非常熟悉的,显然这两种方法都不能产生预测概率。此外政府机构和精算师在预测死亡率和预期寿命时还会应用不同的人口群体。政府机构往往是对整个国家的人口建立生命表,而私立养老金计划会使用他们自己的精算生命表,因为养老金基金参与者的死亡率和整个人口的死亡率往往会有很多差异。此外由于数据的缺乏,在估计和预测较高年龄人口,如 85 岁,死亡率时往往也会面临困难,因为样本问题,得出的高龄人口的预测值也会不太准确,本章第二、三节数据主要来自历年的《中国人口统计年鉴》,不可避免地也会存在上述问题。

(三)测量死亡率和长寿结果的不确定性

应用 Lee-Carter 模型来预测死亡率和预期寿命正在被越来越多的国家政府机构,精算师所采用。Lee-Carter 模型应用一个双线性对数模型,即变量 x(年龄)和 t(时间)来估计 t 年 x 岁人的中心死亡率 $m(x,t)$

$$\ln(m(x,t)) = a(x) + b(x) * k(t) + \varepsilon(x,t) \tag{4.10}$$

或者 $m(x,t) = e^{a(x) + b(x) * k(t) + \varepsilon(x,t)}$

上式中系数 $a(x)$ 描述中心死亡率的平均水平,$b(x)$ 抓住 x 岁时死力对数对变量 $k(t)$ 的敏感性。这里 $k(t)$ 是死亡率水平的时变指数,描述总体死亡率岁时间的变化,也就是说 $k(t)$ 下降,则死亡率下降,反之亦然。而且如果 $k(t)$ 呈线性下降,则死力呈指数下降,下降的幅度取决于 $b(x)$,也就是说对那些系数值 $b(x)$ 较高的年龄来说,其死亡率也将变化的更快,而如果 $b(x)$ 在所有年龄都相等的话,那么死亡率在所有年龄就将以相等的比率变化。最后误差项 $\varepsilon(x,t)$ 反映的是模型没能抓住的各年龄别死亡率的历史影响。在 Lee 和 Carter,1992 中,作者假定误差项服从正态分布,即 $\varepsilon(x,t) \sim N(0, \sigma^2)$。

因为 $b(x)$ 和 $k(t)$ 是以乘积的形式出现的,所以模型是不能识别的,也就是说模型是不能唯一地估计的。因此,经常假定 $\sum_x k(t) = 0$ 和 $\sum_x b(x) = 1$ 以确保模型的可识别性。应用最大似然估计和奇异值分解技术(SVD)可以对 $a(x)$、$b(x)$ 和 $k(t)$ 进行估计。为了得到对死亡率的预测,作者建议对 $k(t)$ 使用时间序列方法,对 $k(t)$ 来说,标准的选择是使用自回归模型 $AR(1)$,即

$$k(t) = \alpha + \beta k(t-1) + e(t) \tag{4.11}$$

这里的误差项服从标准正态分布。

二、长寿风险对 DB 型私立养老金计划的影响

我们知道应用随机性方法来预测死亡率和预期寿命可以得到不同预测区间的概率,从而能评估将来死亡率和预期寿命的不确定性。但私立养老金计划关注的不是这种预测本身,而是这种不确定性对养老金负债的影响。因为长寿风险对养老金负债净值的影响主要是由于其保证年金支付产生的,因此对养老金基金来说重要的是评估死亡率和预期寿命的改善对养老金支付净现值的影响。我们知道所谓年金简单地讲就是某人或某个机构向其他人(年金领取者)支付系列现金流的协议,在协议期内年金领取者都会获得一个稳定的收入现金流。年金提供者的资本和投资收益都是延期纳税的。年金有很多类型,一般地(1)根据其潜在投资可以分为固定年金和可变年金;(2)根据其主要目的是累积还是支付可分为延期年金和即期年金;(3)根据其支付承诺可以分为固定时期,固定金额或终生年金;(4)根据其保费缴费协议可以分为趸缴年金和灵活保费年金。在固定年金中,保险公司和养老金基金保证本金和最小利率,而在可变年金中年金的支付取决于潜在投资组合的投资收益。由雇主提供的 DB 型私立养老金保证在养老金领取者退休时一直到其生命结束止都能获得固定的支付现金流。长寿风险对养老金影响的程度,不仅取决于年金保证的类型,而且还取决于养老基金在计算年金支付净现值时是怎样处理死亡率和预期寿命改善的影响的。

遗憾的是养老基金好像并没有完全考虑到死亡率和预期寿命的改善,最近由精算师行业协会和伦敦大学卡斯商学院所做的一项研究表明,各个国家养老

金基金在考虑长寿风险影响时的做法差异很大,有些国家会在年金净现值计算中包括一个风险附加以反映死亡率的改善,而有些国家仍然简单地使用通过以往历史数据建立的生命表,而对预期寿命持续延长的事实不予考虑,如比利时、丹麦、挪威、瑞典和瑞士等。而那些考虑到增加津贴或者说风险边际的国家往往是使用死亡率的预测结果。

　　为了更加直观地看看死亡率预测困难对年金业务造成的困境我们可以考虑一个稍微具体的例子。我们可以通过一个简单的例子看看保险公司在年金业务的资产负债管理上所遇到的困境。考虑一个余命为 T 年的人,他可以用一次性支付的金额从保险公司购买年金或者直接从金融市场购买年金债券(只付息不偿还本金),这两种方法都将产生一个持续 T 期的常数收入现金流,在无套利的条件下,这两种投资的成本应该是一样的,T 期年金债券的市场价格应该是

$$P = \frac{d}{r}\big[1 - (1+r)^{-T}\big] \tag{4.12}$$

　　这里 d 是年息,r 是相关的折现因子,如果某人以价格 P 购买了这种债券,然后恰恰生存了 T 年,那么他就等同于某人以 P 的价格购买了 T 年的年金,每年支付为 d。实际上个人和保险公司都不能确切地知道一个年金领取者到底能活多少年,对年金债券而言,只要个人活着就会一直支付下去,那么他的价格实际上取决于个人死亡率的概率分布,换句话说,T 是一个随机变量而不是一个确定的参数,因此该年金债券的市场价格应该取决于随机变量 T 的期望

$$P = E\Big[\frac{d}{r}\big[1 - (1+r)^{-T}\big]\Big] \tag{4.13}$$

　　到期日为随机变量的年金债券实际上并不在金融市场上销售,但保险公司仍然提供 T 值不确定的生命年金,每个保险公司都会努力最小化其对死亡率风险的暴露,其方法就是持有固定期限的债券组合来匹配其年金领取者的预期死亡率的状况,并且通过构建一个足够大的年金领取者群体来减少支付少于预期的概率。然而保险公司并不能完全准确地预测死亡率,假设某保险公司通过将生命表中的死亡率 q_x^0 乘以一个指数因子 f^{x-x_0} 来预测死亡率的改善的话,在 T 大于 0 期后的死亡率的非条件概率为

$$q_{T+x_0} = \prod_{x=x_0}^{x_0+T-1} (1 - q_x) \tag{4.14}$$

　　这里 q_x 是精算学符号,表示一个已经活到 $x-1$ 的人在 x 岁时死亡的条件概率。以此条件概率来计算上式中的期望,我们得到

$$P = \sum_{T=1}^{\infty} \Big[\frac{d}{r}\big[1 - (1+r)^{-T}\big]\Big] q_{T+x_0}^0 f^T \prod_{x=x_0}^{x_0+T-1} (1 - q_x^0 f^{x-x_0}) \tag{4.15}$$

从上式中我们可以看出计算中考虑了死亡率的改善,即死亡率调整因子对计算结果会有很大影响,但问题是调整因子的值并非常数,我们也很难从历史数据中估计得到其准确值,其会随着年龄、性别等发生变化,因此从理论上说保险公司无法得到年金债券准确的市场价格。

正是因为死亡率预测对保险公司盈利水平和偿付能力意义重大,很多保险公司才会在年金产品的价格中加入成本附加费率来应对长寿风险,或者提供一些毫无竞争力的年金收益率,这或许也是所谓"年金之谜"的一个重要原因。对保险公司来说,不能准确预测未来死亡率给他们的年金业务带来了许多困难,特别是对延期年金,因为延期年金相对于即期年金更易受到死亡率风险(长寿风险)的影响。相关的计算表明对于一个将在 65 岁开始领取的女性参与者来说,一个 20 年的延期年金按照现有的不同死亡率预测值其年金收益将相差 20%。这样当保险公司签发年金保单时,他们用收取的保费来购买匹配资产,也就是那些现金流支付尽可能地和他们面临的负债的预期支付模式相匹配。如果是均衡年金他们主要投资于固定收入债券,如果是指数连接型年金,他们就会持有指数连接型债券。然而,保险公司面临着一种不存在匹配资产的风险——死亡率风险。死亡率风险的一个简单的解决方法是政府发行生存债券,该债券将来息票的支付取决于债券发行时那些已经到了退休年龄的人口在息票支付日依然生存的百分比。对此我们将在长寿风险证券化的相关章节中详细论述。

第三节　本章小结

本章研究结论表明面对长寿风险公共养老体制将受到很大的影响。首先,长寿风险将使得现收现支的养老金体制面临无法回避的冲击。在维护现收现支预算约束的前提下,当预期寿命增加时,如果养老金替代率保持不变,在职职工养老金的缴费率就必须增加,而如果养老金缴费率保持不变,退休职工所领取的养老金的替代率就必须下降。因此,长寿风险将使现收现支的养老金体制处于两难的尴尬境地,这里需要的往往是政府作为社会计划者的选择偏好和政治决断。而相对于现收现支的养老金体制,长寿风险对个人账户的冲击更加巨大。完全积累的个人账户制度在面对长寿风险这样的精算风险仍然是相当脆弱的,而且这种风险是现有任何投资组合策略都无法防范的。因此从长远来说引入长寿债券或人口死亡率相关债券来架设连接养老金体制和资本市场的桥梁,解决市场的完备问题并通过资本市场来转移风险才是根本的解决方法。

长寿风险对私立养老金的影响同样是巨大的。保险公司并不能完全准确地预测死亡率,而死亡率预测对保险公司盈利水平和偿付能力又意义重大,因此很多保险公司才会在年金产品的价格中加入成本附加费率来应对长寿风险,或者提供一些毫无竞争力的年金收益率,造成所谓的"年金之谜"。对保险公司来说,不能准确预测未来死亡率给它们的年金业务带来的最大的困难就在于当保险公司签发年金保单并用收取的保费来购买匹配资产时会面临着一种不存在匹配资产的风险——死亡率风险。因此对私立养老金机构来说,应对死亡率风险的根本之道仍然是政府发行生存债券,通过资本市场来转移和分散风险。

第五章　应对长寿风险的经济增长方案

　　正如我们在导论中所说明的那样,随着预期寿命的延长,人们会增加储蓄和人力资本投资来提高工作期的财富积累以应对退休后生活的筹资需求,而这种预防性财富积累动机,如果得到合理的引导,参加到劳动生产和经济建设中去,就会变成经济增长的重要源泉,不仅会使人均产出快速增长,而且会对利率、工资、储蓄和消费等一系列宏观变量产生积极影响,产生第二人口红利,并以此来抵消长寿风险的不利影响。因此抓住伴随长寿风险而生的预防性储蓄动机来促进经济增长就变成一个极有意义的应对长寿风险的方案。本章我们将分别从长寿风险与储蓄、长寿风险与资本积累和长寿风险与经济增长等不同的角度来探讨这种长寿风险中蕴含的积极的一面是否能够在制度的配合下产生有利于经济增长的结果。

第一节　长寿风险与储蓄

一、引　言

　　现代经济增长的一个显著特点是总储蓄率的增长。在 1820—1992 年,美国的非冗余资本以年均 4.1% 的速度增长,而同期的 GDP 增长为 3.6%。与储蓄率的增长同时发生的还有预期寿命的提高。在过去的一个世纪中,死亡率大幅下降,在 1900 年,美国每年每百人中有 2.5 个人死亡,现在死亡率已经下降了2/3。正如 Cutler(2004) 所指出,死亡率下降的趋势有三个独立的阶段。首先是在 20 世纪早期由于营养和卫生状况的改善,婴儿死亡率大幅下降。紧接着是成年人因传染病而导致的死亡率明显下降,再有就是最近几十年,由于医疗技术的进步使得老年人的寿命大为延长。就我国而言,2010 年我国城镇男性人口平均寿命为 74.492 岁,女性为 78.712 岁;而在 2030 年,城镇男性平均预期寿命将延长到 76.279 岁,女性为 80.559 岁;到 2050 年这两者更将达到 78.58 岁和 82.47

岁,变化趋势十分明显。

　　显然上述人口统计学特征可以影响总的储蓄行为。大多数考虑人口因素的储蓄模型都着重强调不同年龄结构的人们会有不同的储蓄率,在这些模型中人口变化是通过人口年龄结构的变化来影响总储蓄率的。如 Deaton 和 Paxson (1997) 和 Higgins (1998) 等。然而近年来另一个影响人们储蓄行为的因素逐渐引起了学者们的普遍关注,即寿命的延长。在一个简单的生命周期模型中,寿命的延长并不一定会影响到储蓄率,对一个更长寿命的最优反应也可以是相应地延长工作阶段的年限,而在此期间储蓄率保持稳定。然而在微观和宏观领域都有很多经验证据表明延长的预期寿命的确会增加储蓄率,如 Hurd、McFadden 和 Gan (1998) 和 Bloom、Canning 和 Graham (2003) 等。对此学者们给出了种种解释,如老年阶段疾病的增加使得人们难以自如地延长工作年限,社保体制的退休激励等等。

　　寿命的延长对储蓄的影响是相当大的。Deaton 和 Paxson (2000) 指出,年龄结构的变化只是过去 40 年中台湾储蓄率上升的部分原因,各年龄别储蓄率的变化并不明显。在 Lee,Mason 和 Miller (2000) 中,作者指出在退休年龄固定的情况下,预期寿命的增加对台湾地区储蓄率的上升给出了很好的解释。

　　本书通过建立一个理论模型来研究经济理论是否支持这样的假设,即总储蓄的提高很大程度上是由更高的预期寿命推动的。我们知道寿命的延长会从多个渠道影响到储蓄的增长,首先,生存概率的提高会影响个人的消费和退休决策。如果当生存概率主要是在老年阶段提高时,个人就会选择在工作期间储蓄更多以便为更长的退休后生活融资。其次,生存概率的提高会改变人口的年龄密度函数。生存概率的增加会提高所有年龄组人群的规模,其中有些年龄组提高的程度会高于其他组。对于给定的分年龄别出生率来说,生存概率的增加会提高人口增长率。反过来一个更高的人口增长率会提高年轻人口的相对比重。由于老年人通常都已经退休在花费其储蓄,而年轻人都是在职工人都会为退休而进行储蓄,这无疑会推高储蓄

　　从 Yarri (1965) 开创性的工作开始,许多文献都研究了预期寿命增加对个人储蓄的影响,如 Leung (1994),Bloom 和 Canning (2003) 以及 Kinugasa 和 Mason (2007) 等。这些文献研究了个人对于长寿所作出的反应,但并没有给出生存概率分年龄别改善模式的一般特征,而恰恰是这些特征决定了个人储蓄的增长。此外这些文献也没有考虑寿命延长所导致的退休年龄的内生变化。对寿命延长影响总储蓄的研究许多文献是从实证和模拟的角度来展开的,如 Miles (1999),Deaton 和 Paxson (2000) 以及 Lee、Mason 和 Miller (2001),而且所有的作者都发现在寿命延长和总储蓄之间存在着正向关系,但是如果不对个人反应函数进

行加总就没法确定哪些因素对年龄结构效应的方向起主导作用。

本书中我们将首先得出基于个人终生决策模型的个人反应函数,即存在长寿风险和竞争性年金市场的情况下个人如何做出其消费和退休决策,然后对个人反应函数进行加总,从而把生存概率和稳态人口密度函数联系起来。最后为了增加研究的针对性我们把中国现行的统账结合养老金体制纳入到数学建模中,考察长寿风险存在的条件下,公共养老金体制是如果影响到人均总储蓄的。

二、简单的生命周期模型

考虑一个含有随机死亡率的个人生命周期模型,在 0 岁时生存到 z 岁的概率是 $\Phi(z)$,显然在 $z>0$ 时有:$\Phi(0)=1$,且 $\Phi'(z)\leqslant0$,也就是说生存概率是非增的。假定个人可以获得即时效用 $u(c(z))-\chi_t v(z)$,其中 $u(c(z))$ 是从消费中获得的效用,$v(z)$ 是劳动的负效用,而 χ_t 是示性函数,工作期取 1,退休期取 0。在每个年龄理性人作出如何消费及是否工作的决策,那么他的终生期望效用为

$$U = \int_0^\infty \left[u(c(z)) - \chi_t v(z) \right] \Phi(z) \mathrm{d}z \tag{5.1}$$

个人的预算约束为

$$\dot{a}(z) = r(z)a(z) + N(z)w(z)(1-l_z) + [1-N(z)][p(z)+b] - c(z) \tag{5.2}$$

其中 $a(z)$ 为个人的金融财产,有 $a(0)=0$ 及 $a(T)\geqslant0$;$r(z)$ 为利率。$N(z)$ 定义为参加工作的个人在 z 时的劳动供给,即当个人处于工作期间其值为 1,处于退休期间为 0。$w(z)$ 为工资(退休时工资项为 0),且其对年龄是非减的,l_z 为我国社保个人账户中个人缴费所占工资的百分比,$p(z)$ 为社会统筹的退休给付,b 为个人账户的退休给付额度。

由(5.2)式我们可以解得

$$a(z) = \mathrm{e}^{\int_0^z r(x)\mathrm{d}x} \int_0^z \mathrm{e}^{-\int_0^x r(h)\mathrm{d}h} \Big\{ N(z)w(z)(1-l_z)$$

$$+ [1-N(z)][p(z)+b] - c(z) \Big\} \mathrm{d}x \tag{5.3}$$

在一个竞争性的年金市场均衡中,年金的回报率等于死力,因此在 z 时死亡的即时概率为

$$m(z) = r(z) = -\frac{\mathrm{d}\ln\Phi(z)}{\mathrm{d}z} \tag{5.4}$$

结合非蓬齐博弈条件 $\lim\limits_{z\to\infty} a(z)\mathrm{e}^{-\int_0^z r(x)\mathrm{d}x} = 0$,我们可以把个人的终生预算约束条件写成

$$\int_0^\infty c(z)\Phi(z)\mathrm{d}z - \int_0^R (1-l_z)w(z)\Phi(z)\mathrm{d}z - \int_R^T (p+b)\Phi(z)\mathrm{d}z = 0$$

$$(5.5)$$

上式左边第一项是终生期望消费,第二第三项的和是个人终生收入,其中第二项是扣除了个人缴费后的未来工资在 z 时的折现值,第三项是个人退休后从社保体制中得到的养老金福利在 z 时的折现值,其中 p 为社会统筹的年给付额,b 为个人账户的给付,R 为退休年龄。这里同时有 $p=\xi w(z)$ 和 $b=\psi w(z)$,ξ 和 ψ 分别为社会统筹给付和个人账户给付的替代率。

这样对于个人来说他就是在终生预算约束(5.5)式的条件下去最大化其终生效用(5.1)式,得到

$$c^\cdot = \frac{W(z)}{\displaystyle\int_0^\infty \Phi(z)\mathrm{d}z}$$

$$(5.6)$$

其中 $W(z) = \displaystyle\int_0^R (1-l_z)w(z)\Phi(z)\mathrm{d}z + \int_R^T (p+b)\Phi(z)\mathrm{d}z$

$$u'(c^\cdot)w(R^\cdot) - v(R^\cdot) = 0$$

$$(5.7)$$

上面(5.6)式的直观含义就是个人消费等于终生收入除以个人期望终生寿命,(5.7)式是说当个人从工作中得到的收益等于推迟退休的边际成本时人们就选择退休。

因此,个人在 z 时刻的储蓄 $s^\cdot(z)$ 等于

$$s^\cdot(z) = \begin{cases} w(z) - c^\cdot, & 0 \leqslant z \leqslant R^\cdot \\ (p+b) - c^\cdot, & R^\cdot < z < \infty \end{cases}$$

$$(5.8)$$

直观上我们可以理解为工作期间工资超过消费,个人储蓄额为正值,退休后仅靠养老金没法维持正常的消费水准,必须要动用工作期间的储蓄,这时的个人储蓄为负值,这样在没有遗赠动机的情况下,个人在终生的期望储蓄为 0,即 $\displaystyle\int_0^\infty s^\cdot(z)\Phi(z)\mathrm{d}z = 0$。

三、长寿对个人决策的影响

假定个人生存函数依赖于死亡率参数 α,即将上文的生存函数 $\Phi(z)$ 改写成 $\Phi(z,\alpha)$,显然随着死亡率的上升生存概率下降,既有 $\dfrac{\partial \Phi(z,\alpha)}{\partial \alpha} < 0$,期望终生寿命 $\bar{z}(\alpha) = \displaystyle\int_0^\infty \Phi(z,\alpha)\mathrm{d}z$ 对参数 α 单调减。

这里我们用 $\mu(z,\alpha)$ 表示参数 α 的变化而导致的生存函数的变化幅度,即 $\mu(z,\alpha) = \dfrac{\partial \Phi(z,\alpha)/\partial \alpha}{\Phi(z,\alpha)}$,相似地,在退休年龄一定时,参数 α 的变化导致消费 $c^\cdot$ 的

变化幅度为

$$\frac{\partial c^{\cdot}/\partial \alpha}{c^{\cdot}} = \varphi(R^{\cdot},\alpha) \tag{5.9}$$

$$\varphi(R^{\cdot},\alpha) = \frac{\int_0^R (1-l_z)w(z)\mu(z,\alpha)\Phi(z,\alpha)\mathrm{d}z + \int_R^T (p+b)\mu(z,\alpha)\Phi(z,\alpha)\mathrm{d}z}{\int_0^R (1-l_z)w(z)\Phi(z,\alpha)\mathrm{d}z + \int_R^T (p+b)\Phi(z,\alpha)\mathrm{d}z}$$

$$- \frac{\int_0^\infty \mu(z,\alpha)\Phi(z,\alpha)\mathrm{d}z}{\int_0^\infty \Phi(z,\alpha)\mathrm{d}z} \tag{5.10}$$

上式中当 $R^{\cdot} \to \infty$ 时,即个人没有退休时刻,式中代表养老金体制的相关参数变量也将不复存在,这时容易推出 $\lim\limits_{R^{\cdot}\to\infty}\varphi(R^{\cdot},\alpha)=0$,这样当 $\frac{\partial\varphi(R^{\cdot},\alpha)}{\partial R^{\cdot}}\leq 0$(或 ≥ 0)时,我们就有 $\varphi(R^{\cdot},\alpha)>0$(或 <0),同时有

$$\frac{\partial\varphi(R^{\cdot},\alpha)}{\partial R^{\cdot}} = \frac{[(1-l)w-p-b]\Phi(R')}{\int_0^R (1-l_z)w(z)\Phi(z,\alpha)\mathrm{d}z + \int_R^T (p+b)\Phi(z,\alpha)\mathrm{d}z} \cdot A \tag{5.11}$$

其中

$$A = \int_0^R (1-l_z)w(z)[\mu(R^{\cdot},\alpha)-\mu(z,\alpha)]\Phi(z,\alpha)\mathrm{d}z$$
$$+ \int_R^T (p+b)[\mu(R^{\cdot},\alpha)-\mu(z,\alpha)]\Phi(z,\alpha)\mathrm{d}z$$

至此我们可做出如下假设:

$\mu(z,\alpha)$ 对参数 z 而言非增,即 $\frac{\partial\mu(z,\alpha)}{\partial z}\leq 0$。对此假设有一个直观的解释,即生存概率的改善在老年阶段更大。由此不难推得(5.11)式小于零,也就是 $\varphi(R^{\cdot},\alpha)>0$,从而 $\frac{\partial c^{\cdot}}{\partial\alpha}>0$,反过来我们可以说在退休年龄保持常数的情况下,预期寿命的增加会减小消费水平;同样如果 $\mu(z,\alpha)$ 关于 z 非减,即生存概率在年轻时的增加幅度大于年老时的增加幅度,人们在退休前的或有所得增加较多而退休后(退休年龄固定)的或有寿命延长有限,为退休后生活筹款的压力会减小,个人就会减少储蓄增加消费。

我们可以通过(5.6)和(5.7)对参数 α 的全微分来得到生存概率变化对最优退休年龄的影响

$$\frac{\alpha}{R^{\cdot}}\frac{\mathrm{d}R}{\mathrm{d}\alpha} = -\frac{\sigma\dfrac{\alpha}{c}\dfrac{\partial c^{\cdot}}{\partial \alpha}}{\sigma\dfrac{R^{\cdot}}{c^{\cdot}}\dfrac{\partial c^{\cdot}}{\partial R}+\dfrac{R^{\cdot}\cdot v'(R^{\cdot})}{v(R^{\cdot})}} \tag{5.12}$$

因为有 $u'(c)>0$ 及 $u''(c)<0$，所以上式中 $\sigma = -\dfrac{u''(c^{\cdot})c^{\cdot}}{u'(c)}>0$ 是风险厌恶系数。同时从(5.6)式中我们可以得到

$$\frac{R^{\cdot}}{c^{\cdot}}\frac{\partial c^{\cdot}}{\partial R^{\cdot}} = \frac{(1-l-\psi-\xi)\Phi(R^{\cdot},\alpha)R^{\cdot}}{\int_{0}^{R^{\cdot}}\Phi(z,\alpha)\mathrm{d}z} \tag{5.13}$$

因为生存函数对年龄是非增的，所以上式的值在 0 与 1 之间，因而参数 α 对消费造成的总的影响为

$$\frac{\mathrm{d}c^{\cdot}}{\mathrm{d}\alpha} = \frac{\partial c^{\cdot}}{\partial R}(\frac{\alpha}{R}\frac{\mathrm{d}R^{\cdot}}{\mathrm{d}\alpha})+\frac{\partial c^{\cdot}}{\partial \alpha} = (\frac{\dfrac{R^{\cdot}\cdot v'(R^{\cdot})}{v(R^{\cdot})}}{\sigma\dfrac{R^{\cdot}}{c^{\cdot}}\dfrac{\partial c^{\cdot}}{\partial R}+\dfrac{R^{\cdot}\cdot v'(R^{\cdot})}{v(R^{\cdot})}})\frac{\partial c^{\cdot}}{\partial \alpha} \tag{5.14}$$

结合(5.13)式和假设 1 我们不难得到 $\mathrm{d}c^{\cdot}/\mathrm{d}\alpha>0$，也就是说预期寿命的延长会提高最优退休年龄，但这并不能完全抵消消费的下降，人们还是要削减消费来应对长寿风险。

四、长寿风险和总储蓄

由人口数学和生命表知识，假设当前 z 岁的人口数为 $n(z)$，而总人口数为 N，人口增长率为 r_i，则 z 年前的人口数为 $Ne^{-r_i z}$，又假设人口出生率为 b_i，在当前的人口密度函数为

$$f(z,\alpha,r_i) = \frac{n(z)}{N} = \frac{Ne^{-r_i z}b_i\Phi(z,\alpha)}{N} = b_ie^{-r_i z}\Phi(z,\alpha) \tag{5.15}$$

显然有 $\int_{0}^{\infty}f(z,\alpha,r_i)\mathrm{d}z = 1$，故 $b_i = 1/\int_{0}^{\infty}e^{-r_i z}\Phi(z,\alpha)\mathrm{d}z$

稳态人口的特征方程为

$$\int_{0}^{\infty}e^{-r_i z}\Phi(z,\alpha)\varphi_z^f\mathrm{d}z = 1 \tag{5.16}$$

其中 φ_z^f 是 z 岁女性的生育函数。通过对上式的微分，我们可以得到参数 α 对出生率的影响

$$\frac{\mathrm{d}r_i}{\mathrm{d}\alpha} = \frac{\int_{0}^{\infty}e^{-r_i z}\dfrac{\partial\Phi(z,\alpha)}{\partial\alpha}\varphi_z^f\mathrm{d}z}{\int_{0}^{\infty}e^{-r_i z}z\Phi(z,\alpha)\varphi_z^f\mathrm{d}z}<0 \tag{5.17}$$

(5.17)式意味着寿命的延长将增加人口的增长率。

利用上面的结论我们不难得出稳态时总的人均储蓄率

$$S = \int_0^\infty s^{\cdot}(z,\alpha) f(z,\alpha,r_i) \mathrm{d}z$$

$$= \int_0^{R^{\cdot}} w(z) f(z,\alpha,r_i) \mathrm{d}z + \int_{R^{\cdot}}^\infty (p+b) f(z,\alpha,r_i) \mathrm{d}z - c^{\cdot} \tag{5.18}$$

进一步地我们可以把上式写成

$$S = \int_0^{R^{\cdot}} w(z) \left[\frac{e^{-r_i z}}{\int_0^\infty e^{-r_i z} \Phi(z,\alpha) \mathrm{d}z} - \frac{1-l_z}{\int_0^\infty \Phi(z,\alpha) \mathrm{d}z} \right] \Phi(z,\alpha) \mathrm{d}z$$

$$+ \int_{R^{\cdot}}^T (p+b) \left[\frac{e^{-r_i z}}{\int_0^\infty e^{-r_i z} \Phi(z,\alpha) \mathrm{d}z} - \frac{1}{\int_0^\infty \Phi(z,\alpha) \mathrm{d}z} \right] \Phi(z,\alpha) \mathrm{d}z$$

$$\tag{5.19}$$

从上式中我们可以看出如果人口增长率等于 0，那么 $S = \dfrac{\int_0^{R^{\cdot}} w(z) l_z \Phi(z,\alpha) \mathrm{d}z}{\int_0^\infty \Phi(z,\alpha) \mathrm{d}z}$，它的意义很直观，即人均总储蓄仅来自于人们工作期间所缴纳的养老金社会统筹部分。如果没有养老金体制，则 $S=0$，就是说对一个没有人口增长的静态经济来说，人均总储蓄也是 0。

根据人口数学知识我们知道稳态人口的平均已达年龄为

$$\bar{z} = \frac{\int_0^\infty z e^{-r_i z} \Phi(z,\alpha) \mathrm{d}z}{\int_0^\infty e^{-r_i z} \Phi(z,\alpha) \mathrm{d}z} \tag{5.20}$$

这样我们可以把 $R^{\cdot}$ 岁退休前的人口平均已达年龄表示成 $\bar{z}(R^{\cdot})$，$R^{\cdot}$ 到 T 岁人口的平均已达年龄表示成 $\bar{z}(T)$，而总人口的平均已达年龄即为 $\bar{z}$，显然有 $\bar{z}(R^{\cdot}) < \bar{z} < \bar{z}(T)$。通过对(5.19)式关于人口增长率求导，我们可以得到

$$\frac{\partial S}{\partial r_i} = \frac{w \int_0^{R^{\cdot}} e^{-r_i z} \Phi(z,\alpha) \mathrm{d}z [\bar{z} - \bar{z}(R^{\cdot})] + (p+b) \int_{R^{\cdot}}^T e^{-r_i z} \Phi(z,\alpha) \mathrm{d}z [\bar{z} - \bar{z}(T)]}{\int_0^\infty e^{-r_i z} \Phi(z,\alpha) \mathrm{d}z}$$

$$\tag{5.21}$$

从上式中我们可以看出，如果不存在养老金制度的安排，即(5.21)式分子中第二项为 0，则 $\dfrac{\partial S}{\partial r_i} > 0$，也就是说人口增长率的增加会提高总的人均储蓄，但考虑到我国的统账结合的养老金体制安排，结论就不那么明确了，这将取决于人口的年龄结构。

为了考察长寿风险对人均总储蓄的影响,我们把(5.19)式对参数 α 求导,得到

$$
\begin{aligned}
\frac{\mathrm{d}S}{\mathrm{d}\alpha} = {} & (1-\xi-\psi)w(R^{\cdot})f(R^{\cdot},\alpha,r_i)\frac{\mathrm{d}R^{\cdot}}{\mathrm{d}\alpha} - \frac{\mathrm{d}c^{\cdot}}{\mathrm{d}\alpha} \\
& + \int_0^{R^{\cdot}} w(R^{\cdot})\frac{\mathrm{d}f(R^{\cdot},\alpha,r_i)}{\mathrm{d}\alpha}\mathrm{d}z + \int_{R^{\cdot}}^{\infty}(p+b)\frac{\mathrm{d}f(R^{\cdot},\alpha,r_i)}{\mathrm{d}\alpha}\mathrm{d}z
\end{aligned}
\tag{5.22}
$$

对于上式,在我国现行的养老金体制中,如上文假设 1,$\frac{\mathrm{d}R^{\cdot}}{\mathrm{d}\alpha}<0$ 而且 $\frac{\mathrm{d}c^{\cdot}}{\mathrm{d}\alpha}>0$,所以(5.22)式的正负主要取决于 $\frac{\mathrm{d}f(R^{\cdot},\alpha,r_i)}{\mathrm{d}\alpha}$ 的符号。

由(5.15)式我们可以得到

$$
\frac{\mathrm{d}f(z,\alpha,r_i)/\mathrm{d}\alpha}{f(z,\alpha,r_i)} = \frac{1}{b_i}\frac{\mathrm{d}b_i}{\mathrm{d}\alpha} - f(z,\alpha,r_i)z\frac{\mathrm{d}r_i}{\mathrm{d}\alpha} + f(z,\alpha,r_i)\mu(z,\alpha)
\tag{5.23}
$$

由上文的推导 $b_i = 1/\int_0^{\infty} \mathrm{e}^{-r_i z}\Phi(z,\alpha)\mathrm{d}z$,我们有

$$
\frac{1}{b_i}\frac{\mathrm{d}b_i}{\mathrm{d}\alpha} = \left(\int_0^{\infty} f(z,\alpha,r_i)z\mathrm{d}z\right)\frac{\mathrm{d}r_i}{\mathrm{d}\alpha} - \int_0^{\infty} f(z,\alpha,r_i)\mu(z,\alpha)\mathrm{d}z
\tag{5.24}
$$

把(5.17)式代入(5.24)式得到

$$
\frac{1}{b_i}\frac{\mathrm{d}b_i}{\mathrm{d}\alpha} = B\int_0^{\infty}\varphi_z^f\rho(z,\alpha,r_i)\mathrm{d}z
\tag{5.25}
$$

其中

$$
B = \frac{\left(\int_0^{\infty} f(z,\alpha,r_i)z\mathrm{d}z\right)\left(\int_0^{\infty} f(z,\alpha,r_i)\mu(z,\alpha)\mathrm{d}z\right)}{\int_0^{\infty} f(z,\alpha,r_i)z\varphi_z^f\mathrm{d}z} < 0
\tag{5.25A}
$$

$$
\rho(z,\alpha,r_i) = \frac{f(z,\alpha,r_i)\mu(z,\alpha)}{\int_0^{\infty} f(z,\alpha,r_i)\mu(z,\alpha)\mathrm{d}z} - \frac{f(z,\alpha,r_i)z}{\int_0^{\infty} f(z,\alpha,r_i)z\mathrm{d}z}
\tag{5.25B}
$$

显然由(5.25B)我们可以知道,$\int_0^{\infty}\rho(z,\alpha,r_i)\mathrm{d}z = 0$,这就意味着函数 $\rho(z,\alpha,r_i)$ 在区间 $(0,\infty)$ 之间至少有一个零值点,我们不妨设为在 $z=\bar{z}$ 点,这样 (5.25B)式就可以写成

$$
\frac{\mu(\bar{z},\alpha)}{\int_0^{\infty} f(z,\alpha,r_i)\mu(z,\alpha)\mathrm{d}z} = \frac{\bar{z}}{\int_0^{\infty} f(z,\alpha,r_i)z\mathrm{d}z}
\tag{5.26}
$$

同时我们把函数 $\rho(z,\alpha,r_i)$ 对 z 求导,那么它在 $\bar{z}$ 点处的导数值为

$$
\rho'(\bar{z},\alpha,r_i) = \frac{\partial\mu(\bar{z},\alpha)/\partial z}{\int_0^{\infty} f(z,\alpha,r_i)\mu(z,\alpha)\mathrm{d}z} - \frac{1}{\int_0^{\infty} f(z,\alpha,r_i)z\mathrm{d}z}
$$

进一步地把(5.26)式代入上式,得到

$$\rho'(\bar{z},\alpha,r_i) = \frac{\mu(\bar{z},\alpha)}{\int_0^\infty f(z,\alpha,r_i)\mu(z,\alpha)\mathrm{d}z}\left(\frac{\bar{z}}{\mu(\bar{z},\alpha)}\frac{\partial\mu(\bar{z},\alpha)}{\partial z}-1\right) \quad (5.27)$$

为了确定(5.27)式的符号,我们假定函数 $\mu(z,\alpha)$ 关于 z 的弹性不超过1,即 $\frac{z}{\mu(z,\alpha)}\frac{\partial\mu(z,\alpha)}{\partial z}\leqslant 1$,所以 $\rho'(\bar{z},\alpha,r_i)<0$,即函数 $\rho(z,\alpha,r_i)$ 是关于年龄的减函数,又因为按照常识女性生育率随着年龄的增加是减小或至少不会增大的,所以我们可以假设有 $\varphi'(z)\leqslant 0$,这样我们就有下式成立

$$\int_0^\infty \varphi(z)\rho(z,\alpha,r_i)\mathrm{d}z \geqslant \varphi(\bar{z})\int_0^\infty \rho(z,\alpha,r_i)\mathrm{d}z = 0 \quad (5.28)$$

综合(5.25A)和(5.28)式我们可以得到(5.25)式 $\frac{1}{b_i}\frac{\mathrm{d}b_i}{\mathrm{d}\alpha}<0$。这样为了确定(5.23)式的符号我们只有确定 $z\frac{\mathrm{d}r_i}{\mathrm{d}\alpha}-\mu(z,\alpha)$ 的符号即可。从上文中的公式(5.15)和(5.15A)我们知道 $f(z,\alpha,r_i) = \frac{\mathrm{e}^{-r_i z}\Phi(z,\alpha)}{\int_0^\infty \mathrm{e}^{-r_i z}\Phi(z,\alpha)\mathrm{d}z}$,从而容易得知 $\int_0^\infty \frac{\mathrm{d}f(z,\alpha,r_i)}{\mathrm{d}\alpha}\mathrm{d}z = 0$,按照与(5.25B) 相同的逻辑,我们不妨设在 $\hat{z}$ 点处有 $\mathrm{d}f(\hat{z},\alpha,r_i)/\mathrm{d}\alpha = 0$,即

$$\frac{1}{b_i}\frac{\mathrm{d}b_i}{\mathrm{d}\alpha} - f(\hat{z},\alpha,r_i)\left(\hat{z}\frac{\mathrm{d}r_i}{\mathrm{d}\alpha} - \mu(\hat{z},\alpha)\right) = 0 \quad (5.29)$$

由(5.25)式和(5.29)式我们知道

$$\hat{z}\frac{\mathrm{d}r_i}{\mathrm{d}\alpha} - \mu(\hat{z},\alpha)\leqslant 0 \quad (5.30)$$

同时我们将 $\mathrm{d}f(z,\alpha,r_i)/\mathrm{d}\alpha$ 对 z 求导并得到其在点 $\hat{z}$ 处的值

$$\frac{\partial}{\partial z}\left(\frac{\mathrm{d}f(\hat{z},\alpha,r_i)}{\mathrm{d}\alpha}\right) = -f(\hat{z},\alpha,r_i)\left(\frac{\mathrm{d}r_i}{\mathrm{d}\alpha} - \frac{\partial\mu(\hat{z},\alpha,r_i)}{\partial z}\right) \quad (5.31)$$

再由函数的 $\mu(\hat{z},\alpha,r_i)$ 的弹性定义和(5.30)式可推得(5.31)式大于0,这样考虑到 $w(z)$ 的非增和 $\int_0^\infty \frac{\mathrm{d}f(z,\alpha,r_i)}{\mathrm{d}\alpha}\mathrm{d}z = 0$,我们可以得到

$$\int_0^\infty w(z)\frac{\mathrm{d}f(z,\alpha,r_i)}{\mathrm{d}\alpha}\mathrm{d}z \leqslant 0 \quad (5.32)$$

至此,我们可以得到结论即(5.22)式 $\frac{\mathrm{d}S}{\mathrm{d}\alpha}<0$,即长寿风险会增加人均总储蓄!

五、养老金变量对储蓄的影响

众所周知公共养老金体制的设置对个人的消费储蓄行为有着决定性的影响，如果光靠体制内的养老金福利就可以筹足退休后的生活必需人们就会增加消费减少或不储蓄，这也是目前西方高福利国家的真实生活现状，但如果公共养老金支付远远低于其基本生活标准，人们就会通过延长退休减少消费来增加个人储备以应退休生活之需。这里我们从上文的模型来探讨养老金体制的变量对人均总储蓄的影响。从(5.7)式和(5.18)式我们有

$$S = \int_0^\infty s^{\cdot}(z,\alpha)f(z,\alpha,r_i)\mathrm{d}z = \int_0^{R^{\cdot}} [w(z)-c^{\cdot}]f(z,\alpha,r_i)\mathrm{d}z$$

$$+ \int_{R^{\cdot}}^\infty [(p+b)-c^{\cdot}]f(z,\alpha,r_i)\mathrm{d}z \tag{5.33}$$

上式的解释很直观，工作期的工作收入是超过当期消费的，剩余部分作为当期储蓄；而退休后光靠社会统筹和个人账户的给付额是不足维持不变的消费水平的，必须释放个人在工作期间的储蓄来弥补。

从上文我们知道社会统筹养老金支付 $p=\xi w$ 的额度是取决于人口结构和社会统筹缴费额度 η 的，实际上按照我国城镇公共养老金体制，当期在职工人的社会统筹基金作为现收现支的养老金福利支付给当期仍然存活的所有退休职工，这样我们有

$$\int_0^{R^{\cdot}} \eta w f(z,\alpha,r_i)\mathrm{d}v = \int_{R^{\cdot}}^\infty \xi w f(z,\alpha,r_i)\mathrm{d}v \tag{5.34}$$

(5.34)式左边是当期在职职工所缴纳的养老金总和，右边是当期退休职工所得到的社会统筹养老金总和，其中 ξ 为社会统筹给付的替代率，我们可以将上述方程进一步简化为 $\eta \int_0^{R^{\cdot}} f(z,\alpha,r_i)\mathrm{d}v = \xi \int_{R^{\cdot}}^\infty f(z,\alpha,r_i)\mathrm{d}v$，左右两边的积分项分别理解为当期工作人口和退休人口总和(假定基期人口为1)。我们知道退休人口和工作人口之比，即老年赡养比，他将随着老龄化的进程而增大，从(5.34)的简化式我们可以看出随着老年赡养比的增大，要保持替代率不变，社会统筹缴费比率就必须上升；相反，社会统筹缴费比不变，长寿风险的作用必然造成替代率的下降。而现阶段提高社会统筹比例和降低养老金替代率都不具有政策上的可行性。当然如果人为地改变(提高)养老金替代率就只能依赖系统外的资金注入(财政拨款)才能维持等式平衡，这样人均总储蓄增加，就会同步压缩人们在社会统筹养老金体系的私人储蓄。显然面对长寿风险冲击导致替代率下降趋势时，依靠财政拨款支撑维持原有的养老金替代率不变或提高正是目前国内各地方政府的实际做法，也是造成其财政压力巨大的一个重要原因。

由此可知,面对长寿风险的压力,试图通过改革社会统筹养老金体制来应对是无法实现的。

相比较而言,个人账户养老金体制的改革对人均总储蓄的影响却是实实在在的,从方程(5.19)我们可以看出,对于个人账户的退休给付 $b=\varphi w$,增加其给付额度存在两条潜在的途径,其一是增加个人的缴费比率 l_z,或者是放宽养老金基金的投资限制,拓宽其投资领域特别是可投入资本市场的比率,切实地将这笔资金引入经济生活的大循环中去,参与国民经济建设并获得与国家经济发展成就相匹配的投资收益从而在不提高个人账户缴费的情况下提高其养老金给付额度,这样从个人层面来说也就增加了其人均总储蓄,增强了其抵抗长寿风险的能力。

本章我们关注的重点是存在长寿风险影响下现行的统账结合养老金体制对储蓄的影响,当然中国现行养老金体制还会造成长寿风险在不同年龄段人口之间,以及个人和政府之间的转移和分摊,这将在第五章中详尽论述。

六、结论与建议

本书通过建立一个寿命不确定的生命周期模型探讨了长寿风险与总储蓄之间的关系,通过精算数学和人口数学理论将稳态人口密度函数及人口增长率与个人的生存概率纳入研究框架。考察了存在长寿风险情况下个人对最优消费路径和退休年龄的选择,结果显示增加的预期寿命会导致更高的人均总储蓄。与现有文献不同的是,本书还关注现有统账结合养老金体制对个人储蓄的影响,因此在个人终生效用和预算约束的数学模型中还考虑了养老金体系的相关变量,结果显示在有政府拨款这样的系统外资金注入的情况下社会统筹替代率的提高会增加个人总储蓄,但其代价是会同步地减少养老金体制之外的其他私人储蓄,而且将长寿风险的压力转移给了政府财政。另一方面同样糟糕的是社会统筹资金实际上只是在年轻和年老一代之间的转移,这部分资金实际是游离于经济建设的大循环之外的,并不能对经济建设发挥应有的作用。换句话说,正如Feldstein(1976)那篇著名论文所指出的那样,社会统筹体制会挤出或替代私人储蓄但并不对国民储蓄产生影响,长寿风险下现行养老金体制对资本积累和经济增长的影响将在第五章中深入详尽的探讨。我国个人账户的设计原则上是可以通过提高投资收益率来提高养老金给付的,但我们同时也要注意到的一点是我国的个人账户本质上是 DC(确定缴费型)型的养老金,虽然投资的风险和收益由养老金缴费者承担,但替代率的计算实际上仍然是按照现有生命表显示的预期寿命来进行的,而现有生命表对预期寿命的低估恰恰就是长寿风险和偿付能力不足产生的根源,个人账户设计和技术应用上的这种缺陷导致的长寿风险敞口实际上也是由养老金体制来买单的,这显然也是难以为继的。

第二节 长寿风险、养老金体制与资本积累

一、引 言

人口变化与经济增长之间的关系一直是经济学家和各国政府关注的话题，特别是人口老龄化的加速使得这个问题的研究更加紧迫。众所周知，老龄化的两个微观基础是生育率的下降和预期寿命的延长，这两者发生的直接结果就是使得劳动人口的增长比率低于消费人口的增长比率从而导致人口红利的消失和人口窗口期的关闭，然而经济学常识告诉我们低生育率（子女减少）和长寿本身又可成为改变人们消费储蓄模式的强大动因。根据莫迪利安的生命周期消费理论学说，个人在其生命周期内的消费储蓄行为可以划分为工作期的储蓄和退休期的反储蓄两大阶段，工作期的收入等于整个生命周期的消费，并且退休期占整个生命周期的比例等于退休期消费占整个工作期收入的比例。如果生命周期延长，而工作期没有相应的延长，则工作期的储蓄积累就不足以支付退休期的消费，产生养老资源不足的风险。这就会促使人们增加资本积累以应对漫漫的退休后生活。而资本积累是经济增长的重要源泉，随之而来的资本深化必然会使人均产出快速增长，进而会影响利率、工资、储蓄和消费等一系列宏观变量，人们称此为第二人口红利。因此对人口结构变化与资本积累之间关系的研究就具有十分重要的理论与现实意义。

众所周知，考察人口与经济之间关系的标准框架是由 Samuelson（1958）和 Diamond（1965）提出的世纪交叠模型（overlapping generations model，OLG）。然而 Samuelson—Diamond 发展的 OLG 模型假定人们只生活两期，即年轻工作和年老退休两个阶段，年轻是当前期，年老退休时是下一期，这就意味着每一阶段的长度大约是 30 年，而一些人口参数在这一个阶段的 30 年中必须设定为不变，这种高度抽象的处理决定了它没法模拟生命的不确定性，从而使得理论与现实世界的数据对比显得比较困难，其研究结论也仅限于提供一些经济学上的直觉。之后，Blanchard（1985）利用 Yarri（1965）的框架建立了一个连续时间 OLG 模型，得到了一些比较简洁有用的结论，然而其模型处理上的方便严重依赖于常数死力（constant hazard death rate）的假设，这样人口老龄化中的一个重要微观基础即寿命的延长（这主要意味着老年死亡率在降低，而不是保持为常数），就无法从模型中得到模拟。值得一提的是，对人口增长和资本积累之间的关系 Diamond（1965）和 Blanchard（1985）给出的结论都是两者成反向关系。研究人

口结构和资本积累的较新的论文是 D. Albis(2007),文中作者应用了 OLG 模型这一"新古典文献用来分析人口结构变化对经济影响的共同工具",考察了出生率的外生变动对资本积累的长期影响。然而结果显示这种影响可正可负,缺乏稳健的结论。在此基础之上,Lau(2009)放弃了 D. Albis(2007)中过多的数学内涵,而改用稳态均衡这样更加为人们熟知的经济学概念给出了一个数量评估,结果显示人口增长和资本积累之间的正向关系是可能的,但在一般工业化国家人口增长率所处的区间里,Diamond(1965)和 Blanchard(1985)给出的传统的反向关系依然保持。OLG 模型近年来也被国内学者广泛应用于有关养老保险体制改革的研究,如柏杰(2000)、袁志刚与宋铮(2000)。何新华(2001)、封进(2004)及蒋云赟(2010)等分别从最优储蓄、福利经济学等角度建立模型并推导得出一些重要结论,但国内对长寿风险的研究起步较晚,研究的重点也只是集中在长寿风险对商业年金的影响及长寿风险证券化的简单介绍,全面论述长寿风险和资本积累之间关系的文献在笔者掌握的资料范围内尚没有见到。

本书在参考上述文献中使用的一般框架的同时,也有自己的创新之处。首先,以上文献中研究的都是由于生育率的下降所导致的人口增长率的变化与资本积累之间的关系,而生育率的下降并不是决定资本积累进而第二人口红利的唯一变量,稳定和持续改进的成年死亡率才是更加重要的人口因素(Andrew Mason,2004),因此本书作者将研究拓展到老龄化的另一个微观基础,即预期寿命的延长与资本积累之间的关系。其次,D. Albis(2007)和 Lau(2009)等文献中只是给出了一般的情形,并没有对退休和公共养老金体制进行具体的建模,本书在建立随机 OLG 模型时,不仅考虑了用生存概率对终生效用进行折现,而且在一般均衡的框架下纳入中国独特的混合养老金体制,以增强模型的针对性和实用性。

二、模型建立

从本书的研究主题可以看出,这里的建模目标不仅要考虑死力的连续改进以体现长寿风险的影响,还要考虑中国社会统筹和个人账户相结合的混合养老金体制,而我们知道养老金体制的三个最重要变量就是工资、缴费率和替代率,因此,我们先用效用最大化框架来分析作为个人账户缴费主体的个人消费决策,然后用利润最大化原则来考察社会统筹缴费主体的公司的工资决策,再建立政府现收现支性质的社会统筹养老金模型以反映其连接缴费率和替代率的政策机制。最后因为摒弃了 Blanchard(1985)的死力常数假设,我们也就不能在其框架下得到加总后人均消费的表达式,所以还要建立人口模型来模拟现实的人口学特征从而解决问题。

（一）个人消费

个人在时点 t 的终生期望效用为

$$\Lambda(v,t) = e^{M(u)} \int_t^\infty \ln c(v,\tau) e^{-[\rho(\tau-t)+M(\tau-v)]} d\tau \tag{5.35}$$

式中 v 是出生时刻，$u=t-v$ 是个人在计划期间的年龄，效用采用特殊的对数效用形式 $U(c(v,\tau))=\ln c(v,\tau)$，$\rho$ 是常数的时间偏好，由精算数学的知识我们容易知道，$M(\tau-v)=\int_0^{\tau-v} m(s)ds$ 定义为累计死力，而 $m(s)$ 为即时死力，故显然 $e^{-M(\tau-v)}$ 为 v 时出生者在 τ 时依然生存的概率。(5.35)式中的 $e^{M(u)}$ 项来自于这样的事实：v 时出生者在 t 时依然存活的条件下，一直生存到 τ 时($\tau>t$)的概率是一个条件概率即 $e^{-M(\tau-v)}/e^{-M(t-v)}$。按照所谓 Yaari 模型的第一结论，考虑到生存的不确定性，个人在折现未来消费所得的效用时不仅要考虑到时间偏好而且要考虑到死力，即 $\rho+m(\tau-v)$。

个人的预算约束为

$$\dot{a}(v,\tau) = [r(v)+m(\tau-v)]a(v,\tau)+N(v,\tau)w(\tau-v)(1-l_\tau)$$
$$+[1-N(v,\tau)][p(v,\tau)+b]-c(v,\tau) \tag{5.36}$$

式中 $a(v,\tau)$ 是个人的金融财产，有 $a(v,v)=0$ 及 $a(v,v+\overline{D})\geqslant 0$。$r(v)$ 是利率，对于 $r(v)+m(\tau-v)$ 我们采用 Yaari(1965)的假设，即存在一个精算上公平定价的年金合同，且个人金融资产皆以此种形式持有。$N(v,\tau)$ 定义为 v 时参加工作的个人在 τ 时的劳动供给，即当个人处于工作期间其值为 1，处于退休期间为 0。$w(\tau-v)$ 是工资，l_τ 是我国社保个人账户中个人缴费所占工资的百分比，$p(v,\tau)$ 是社会统筹的退休给付，b 是个人账户的退休给付额度。

结合非蓬齐博弈条件 $\lim_{\tau\to\infty} a(v,\tau)e^{-r(\tau-t)-M(\tau-v)+M(t-v)}=0$，个人消费的终生预算约束可以写成

$$e^{ru+M(u)} \int_t^{v+\overline{D}} c(v,\tau)e^{-r(\tau-v)-M(\tau-v)} d\tau = a(v,t)+\overline{W}(v,t) \tag{5.37}$$

式中 $\overline{W}(v,t)$ 是人力资本财富或终生收入，(5.37)式的直观解释为基于 t 时刻的眼前和未来消费的现值之和等于金融财富 $a(v,t)$ 和人力财富 $\overline{W}(v,t)$ 之和，其中 $\overline{W}(v,t)$ 等于

$$\overline{W}(v,t) = e^{M(u)} \int_t^{v+T_r} (1-l_\tau)w(\tau)e^{-[r(\tau-t)+M(\tau-v)]} d\tau$$
$$+ e^{M(u)} \int_{v+T_r}^{v+\overline{D}} (p+b)e^{-[r(\tau-t)+M(\tau-v)]} d\tau \tag{5.38}$$

(5.38)式右边第一项是扣除了个人缴费后的未来工资在 t 时的折现值，第

二项是个人退休后从社保体制中得到的养老金福利在 t 时折现值,其中 P 是社会统筹的年给付额,b 是个人账户的给付。式中 T_r 是退休年龄。这里我们同时有 $p=\xi w(\tau)$ 和 $b=\psi w(\tau)$,ξ 和 ψ 分别是社会统筹给付和个人账户给付的替代率。

这样问题就变为个人选择消费的时间路径去最大化基于预算约束(5.37)式的终生效用(5.35)式。运用与 Blanchard(1985)相似的技术我们不难得到 $c(v,\tau)$ 的表达式,在

(5.37)式中令 $t=v$,并把 $c(v,\tau)$ 的表达式代入,经适当调整我们可以得到

$$c(v,v) = \frac{W(v,v)}{\int_0^{\overline{D}} e^{-[\rho x + M(x)]} \mathrm{d}x} \tag{5.39}$$

(二)公司

假定公司在完全竞争市场上生产同质的产品,生产函数为 $Y_t = K_t^\alpha (AN_t)^{1-\alpha}$,其紧凑形式 $y_t = k_t^\alpha$,其中 Y、K、N 和 A 分别为产出、资本投入、劳动投入和技术水平,且技术进步的运动方程为 $A(t) = A(0) e^{gt}$。按照我国统账结合的社保体制,公司是社会统筹的缴费主体,将按照其生产收益的比率 η 为职工缴纳社会统筹部分的养老金,这样代表性企业的市场价值等于其未来利润流的现值和。显然未来利润等于产出减去企业投资 $I(s) = \dot{K}(t) + \delta K(t)$ 以及企业为职工工资和社会统筹养老金的支出 $(1+\eta)w(s)$,对于这个简单的利润最大化问题,我们容易得到

$$r(t) + \delta = \alpha k_t^{\alpha-1} \tag{5.40}$$

$$w(t) = \frac{A(1-\alpha)k_t^\alpha}{1+\eta} \tag{5.41}$$

(三)政府

按照我国城镇公共养老金体制,来自当期在职工人的社会统筹基金是作为现收现支的养老金福利支付给当期仍然存活的所有退休职工的,这样我们有

$$\int_{t-T_r}^{t-T_w} \eta w N(v,t)\pi(v)\mathrm{d}v = \int_{t-\overline{D}}^{t-T_r} \xi w(1-N(v,t))\pi(v)\mathrm{d}v \tag{5.42}$$

上式左边是当期在职职工所缴纳的养老金总和,右式是当期退休职工所得到的社会统筹养老金总和,式中 ξ 是社会统筹给付的替代率,T_r 是退休年龄,$\pi(v)$ 是人口密度,(见下文人口部分的解释)这样(4.42)式可以简化为

$$\eta \int_{T_w}^{T_r} e^{-[nu + M(u)]} \mathrm{d}u = \xi \int_{T_r}^{\overline{D}} e^{-[nu + M(u)]} \mathrm{d}u \tag{5.42A}$$

上式左右两边的积分项分别理解为当期工作人口和退休人口总和(假定基

期人口为1),我们知道退休人口和工作人口之比,即老年赡养比,由此可见 η 和 ξ 间的关系:随着老年赡养比的增大,要保持替代率不变,社会统筹缴费比率就必须上升,相反,社会统筹缴费比不变,长寿风险的作用将使得替代率必然下降。

(四)人口

正如上文所说,因为摈弃了 Blanchard(1985)的死力常数假设,我们也就不能在其框架下得到加总后人均消费的表达式,这一节我们利用从 Lotka's (1939)中拓展出的框架来模拟现实的人口学特征从而解决问题。

我们令 $B(v)$ 是 v 时人口的出生婴儿数,则有 $B(\tau)=B(v)\mathrm{e}^{n(\tau-v)}$,即人口的出生数以 n 增长,这样两边都乘以生存概率并稍作变形我们就很容易得到 τ 时 $\tau-v$ 岁的人口密度就是 $B(v)\mathrm{e}^{-M(\tau-v)}=B(\tau)\mathrm{e}^{-n(\tau-v)}\,\mathrm{e}^{-M(\tau-v)}$,为方便起见,我们把人口密度称为 $\pi(v)$,至此我们可以得到加总后的变量

$$C(t) = \int_{t-\overline{D}}^{t} \pi(v)c(v,t)\mathrm{d}v = \int_{t-\overline{D}}^{t} B(t)\mathrm{e}^{-[nu+M(u)]}c(v,t)\mathrm{d}v \qquad (5.43)$$

三、稳态均衡

稳态时,由(4.40)和(4.41)式有

$$r^*(t)=\alpha k^{*\alpha-1}-\delta=r^* \qquad (5.40\mathrm{A})$$

$$w^*(t)=A(t)\frac{(1-\alpha)}{1+\eta}k^{*\alpha}=A(t)w^* \qquad (5.41\mathrm{A})$$

对(5.38)式进行一些简单的运算整理并令 $t=v$,且考虑到工资是从开始工作时间 T_w 起领取的,我们可以得到

$$W(v,v) = A(0)w^*\,\mathrm{e}^{gv}\Big[(1-l_\tau)\int_{T_w}^{T_r} \mathrm{e}^{-[(r^*-g)x+M(x)]}\mathrm{d}x + (\xi+\psi)$$

$$\int_{T_r}^{\overline{D}} \mathrm{e}^{-[(r^*-g)x+M(x)]}\mathrm{d}x\Big] \qquad (5.38\mathrm{A})$$

故(5.39)式也变成

$$c(v,v) = \frac{A(0)w^*\,\mathrm{e}^{gv}\Big[(1-l_\tau)\int_{T_w}^{T_r} \mathrm{e}^{-[(r^*-g)x+M(x)]}\mathrm{d}x + (\xi+\psi)\int_{T_r}^{\overline{D}} \mathrm{e}^{-[(r^*-g)x+M(x)]}\mathrm{d}x\Big]}{\int_0^{\overline{D}} \mathrm{e}^{-[\rho x+M(x)]}\mathrm{d}x}$$

$$(5.39\mathrm{A})$$

由此可见不同年龄段个人的起点消费水平增长率是 g,即 $c(v,v)=c(0,0)\mathrm{e}^{gv}$。在任意时刻 τ,商品市场的均衡要求商品的供给等于需求即

$$Y(\tau)=C(\tau)+I(\tau) \qquad (5.44)$$

代入 $I(\tau)$ 的表达式并考虑到每单位有效劳动为 $k(\tau)=K(\tau)/(A(\tau)N(\tau))$,

经变形有

$$\dot{k}(\tau)/k(\tau) = \dot{K}(\tau)/K(\tau) - \dot{N}(\tau)/N(\tau) - \dot{A}(\tau)/A(\tau) \tag{5.45}$$

式中 $N(\tau)$ 是由劳动供给函数 $N(v,\tau)$ 对人口密度加总而得,按照上文中人口密度的定义容易得到 $N(\tau) = B(\tau)\int_0^{T_r} e^{-[nx+M(x)]}dx$,可见劳动供给的增长率等同于人口增长率。

把(5.45)式变形后代入劳动供给的表达式进行整理并注意到在经济达到稳态均衡时有 $\dot{k}(\tau)=0$,我们就可以得到

$$k^{*\,\alpha} - c^* - (n+g+\delta)k^* = 0 \tag{5.46}$$

式中 $c(\tau) = C(\tau)/A(\tau)N(\tau)$,把(5.43)和加总后的劳动供给表达式代入 $c(\tau)$,可以得到

$$c(\tau) = \left[\frac{w^*\left[(1-l_\tau)\int_{T_w}^{T_r} e^{-[(r^*-g)x+M(x)]}dx + (\xi+\psi)\int_{T_r}^{\overline{D}} e^{-[(r^*-g)x+M(x)]}dx \right]}{\int_0^{\overline{D}} e^{-[\rho x+M(x)]}dx} \right]$$
$$\times \left[\frac{\int_0^{\overline{D}} e^{-[(g+n-r^*+\rho)x+M(x)]}dx}{\int_0^{T_r} e^{-[nx+M(X)]}dx} \right] \tag{5.47}$$

把(5.47)式和稳态工资表达式代入(5.46)式,有

$$k^{*\,\alpha} - \frac{(1-\alpha)k^{*\,\alpha}}{1+\eta}$$
$$\times \left[\frac{\left[(1-l_\tau)\int_{T_w}^{T_r} e^{-[(r^*-g)x+M(x)]}dx + (\xi+\psi)\int_{T_r}^{\overline{D}} e^{-[(r^*-g)x+M(x)]}dx \right]}{\int_0^{\overline{D}} e^{-[\rho x+M(x)]}dx} \right]$$
$$\times \left[\frac{\int_0^{\overline{D}} e^{-[(g+n-r^*+\rho)x+M(x)]}dx}{\int_0^{T_r} e^{-[nx+M(X)]}dx} \right] = (n+g+\delta)k^* \tag{5.48}$$

由(5.40A)可知,上式中的 r^* 也是取决于 k 的,故当确定其他参数的值后,式中唯一的变量就是生存概率 $e^{-M(x)}$,当预期寿命延长导致生存概率变化时,生存概率(或者说预期寿命)与 k 之间必然有一种一一对应的关系,尽管我们无法给出简单的解析表达式,但我们可以通过下面的数值模拟来得到结果。

四、数值模拟

（一）相关参数设定

在生产函数为柯布—道格拉斯函数时，国外的文献一般把收入的资本份额设定为 $\alpha=0.3$，如 Barro 等（1995），在以中国经济作为范例的实证研究中，物质资本的贡献率在 0.3～0.8 之间，如 Chow 和 Lin（2002），这里我们设 $\alpha=0.35$；技术进步率 $g=0.02$，消费者偏好参数也设定设为 $\rho=0.02$，社保参数根据国家相关政策规定，企业缴费率 $\eta=0.2$，个人账户缴费率为 $l_r=0.08$，社会统筹替代率 $\xi=0.35$，个人账户替代率 $\psi=0.242$，退休年龄 $T_r=60$ 岁，最大生存年龄根据中国人寿保险业经验生命表设定为 $\overline{D}=105$ 岁，参加工作年龄 T_w 设定为 20 岁。

表 5.1　生产函数及社保参数设定

α	g	ρ	η	l	ψ	δ	ξ	T_w	T_r	$\overline{D}$
0.35	0.02	0.02	0.2	0.08	0.242	0.05	0.35	20	60	105

（二）构造新的生命表

本书目的是建立死亡率和预期寿命之间——对应的关系，在此我们使用人口死力预测文献中广泛使用 Lee-Carter 方法，这是一种趋势外推的半参数方法，该方法利用两个时点的生命表信息，并假定未来死亡率的变化可以用基于这两点的各年龄别死亡率的对数的线性组合来近似

$$\ln(m_{xt})=a_x+\beta_x\theta_t+\sigma_{xt} \tag{5.49}$$

式中 m_{xt} 表示 x 岁的人在 t 时刻的死亡率，a_x 是较近年份的自然对数死亡率，β_x 表示 a_x 中的较近年份和其之前的某基期年份这两点间自然对数死亡率的差，θ_t 是反映死亡率水平的时间趋势项，σ_{xt} 是随机项。因为我们的目的是建立死亡率和预期寿命间的对应关系而不是预测，故可省略掉随机项而将上式写成：

$$\ln(m_{xt})=a_x+\beta_x\theta_t \tag{5.49A}$$

上式的直觉显然是随着寿命的延长，死亡率下降，公式中反映死亡率水平的时间趋势项 θ_t 将随之增加（β_x 是负值），即长寿和 θ_t 的递增是等价关系，按此逻辑给 θ_t 取值即可模拟长寿的影响。这里我们是取 1990—1993 和 2000—2003 年份的两张中国寿险业经验生命表养老业务表为基期和较近年份的生命表代入（5.49A）计算。显然如果 θ_t 等于 0，这里模拟得到的就是 2000—2003 年生命表中的死亡率，当 θ_t 等于 0.885 时，我们可以由公式模拟得到一张死亡率改善的新生命表，而且此时的预期寿命（LE）刚好比 2000—2003 年生命表中算得的预期寿命增加 2 岁，这样我们对 θ_t 不断反复取值使得预期寿命每次增加大约 2

岁的跨度,将得到五张生命表。预期寿命和人口增长率我们采用联合国 2008 年发布的世界人口展望(World Population Prospects 2008)中的数据。见表 5.2。

表 5.2 我国人口增长率与预期寿命对应表

年度	人口增长率	出生时的预期寿命
2000—2005	0.70	72
2005—2010	0.63	73
2010—2015	0.61	74
2015—2020	0.50	74.9
2020—2025	0.31	75.8
2025—2030	0.13	76.6
2030—2035	0.00	77.4
2035—2040	−0.10	70.0
2040—2045	−0.20	78.7
2045—2050	−0.33	79.3

这里我们分别取 72、74、75.8、77.4、79.3 这五个预期寿命,利用(5.49A)式得到五张反应死力改善的生命表(其中第一张就是 2000—2003 年中国寿险业的经验生命表)。将这五张生命表及与之相对应的人口增长率代入(5.48)式中进行计算,再结合其他上文设定的参数,这样(5.48)式就仅有 k 一个未知数,用 EXCEL 对方程两边进行反复试算直至相等,就可得出随着预期寿命延长而相应变化的 k 值如表 5.3 所示。

表 5.3 预期寿命与资本累积(有统账结合的养老金体制)

θ	0	0.885	1.91	3.07	4.96
LE	72	74	75.8	77.4	79.3
n	0.70	0.61	0.31	0.00	−0.33
k	4.94	5.01	5.24	5.5	5.78

结论显示数值模拟和理论分析的结论是一致的,即预期寿命和资本的积累成正向关系,长寿风险的确会促使理性个人进而整个经济社会加强资本积累以应对养老资源不足的挑战。

然而上述结论是在单一参数设定的情况下得出的,因此我们需要对生产函数、个人偏好和养老金体制中的三类参数进行稳健性的分析。

对生产函数参数除了上文中采用的 $\alpha=0.35$ 的值之外,我们再令 $\alpha=0.38$,结论显示本文模拟区间内的预期寿命和资本积累之间的正向关系依然成立,见表 5.4,实际上当我们在 0.3~0.8 间取值这种正向关系都是成立的。对于个人时间偏好参数,稳健性检验的结果显示当我们在 0~0.04 之间取值时都不影响结论中预期寿命和资本积累之间的关系,表 5.4 给出了 $\rho=0.03$ 时的情形。对于养老金替代率参数的稳健性检验也相当于做了仿真的养老金改革,其结论同时也会具有积极的政策建议。方案一:没有养老金体制,结果显示不仅长寿风险和资本积累之间的关系没有改变,而且其资本积累的额度要大于现行统账结合养老金制度下的资本积累额度,也就是说现行养老金体制是不利于资本积累的,见表 5.5。方案二:个人账户部分个人缴费率和替代率不变分别是 8% 和 24.2%,而社会统筹部分的公司缴费率 20%,其中的一半进入社会统筹,替代率变 17.5%(=35%/2),而另一半进入个人账户,替代率参照个人账户的替代率变成 30.25%(=0.242*0.1/0.08),结果显示预期寿命和资本积累之间的正向关系依然保持,而且因增加了个人账户份额资本积累额度也大于表 5.1 的结果,见表 5.6。

表 5.4 生产函数和个人时间偏好参数的稳健性检验结果

LE	72	74	75.8	77.4	79.3
$\alpha=0.38$	6.04	6.13	6.42	6.76	7.11
$\rho=0.03$	4.33	4.39	4.56	4.76	4.96

表 5.5 预期寿命与资本累积(方案一:没有养老金体制)

θ	0	0.885	1.91	3.07	4.96
LE	72	74	75.8	77.4	79.3
n	0.70	0.61	0.31	0.00	-0.33
k	5.02	5.088	5.34	5.61	5.91

表 5.6 预期寿命与资本累积(方案二:减少社会统筹增加个人账户)

θ	0	0.885	1.91	3.07	4.96
LE	72	74	75.8	77.4	79.3
n	0.70	0.61	0.31	0.00	-0.33
k	5.02	5.10	5.34	5.62	5.94

至此我们可以得出结论稳态的人均资本和长寿风险之间的关系是正相关的,其对模型参数值的变化也是稳健的,而且可以看出养老金体制的安排在资本积累中所起的重要作用。

五、结　论

正如前文所述,长寿风险会成为改变人们消费储蓄模式的内在动因,促使人们增加资本积累以应对漫漫的退休后生活。本书写作的根本目的是研究老龄化的另一个微观基础——成年死亡率稳定和持续的改进(即预期寿命的延长)与资本积累之间的关系。因此我们利用 OLG 模型这一"新古典文献用来分析人口结构变化对经济影响的共同工具",通过商品市场的均衡推导出包含资本累积 k 的均衡方程,再利用重新构建反映死力改善的新的生命表,用数值模拟的方法给出了均衡时资本累积方程的数值解,结果表明预期寿命的延长对资本累积具有明显的正向影响。这一结论的经济学解释是直观的:在预期寿命延长时,如果退休年龄固定,人们的理性选择就是增加储蓄以便为相对延长的退休后生活筹备足够的资金,从而增加资本累积。而资本积累是经济增长的重要源泉,因此人们把这种由老龄化带来的意外之喜称为第二人口红利,可以说这是人口老龄化这一人类共同面临的难题本身所孕育的一种可能的解决方案。

在明确了长寿风险和资本累积之间的关系后,我们关注的另一个焦点就是养老金体制这种制度安排在预期寿命延长促进资本积累这一过程中所起的作用,因此我们也将我国统账结合的混合养老金体制纳入模型,考察在现有体制安排这种背景下增加的寿命对资本累积的影响。数值模拟的结论表明我国现有的养老金体制安排不利于资本的累积。我们知道我国的社会统筹是一种现收现支的养老金安排,由当前工作的职工的缴费来支付当前退休职工的养老金福利,这种安排本质上是一种即期的代际间的转移,中间基本没有储蓄投资等过程,因此可以认为它对资本累积没有影响。此外,社会统筹从个人账户的拆借也严重抑制了个人账户对资本累积的促进作用。让社会统筹体制促进资本累积的前提是对社会统筹基金实行科学管理,消化隐形债务,并逐步向部分积累制过渡,力争除了统筹支付基金的及时足额发放外还有盈余。而我国统账结合养老金体制中的个人账户本质上是一种强制储蓄,直接导致和促进资本累积。目前国际通行做法是社会统筹部分的替代率为社会平均工资的 25%,个人账户占 50% 至 60% 之间,而我国社会统筹部分过高为 35%,个人账户部分却又过低只有24.2%,这显然是不利于资本积累的,本书结论显示其资本积累的额度甚至要低于没有养老金制度安排的情形(比较表 5-3 和表 5-5),按照本书的模拟方案二进行调整,增加个人账户份额同时减少社会统筹份额,则资本积累额度会明显提高。但我们也知道长寿风险对个人账户偿付能力的压力也是要大于社会统筹的,因此探索一个最优化的统账比例应该是今后养老金改革中需要重点考虑的问题。另一点值得注意的是与本文模拟的结果相比,现实体制中的资本积累效果可能还要糟糕,因为作为资本积累主要制度安排的个人账户中尚未完全解决的空账问题会阻碍它这一功能的发挥,因此从促进资本积累应对长寿风险这一角度来看,实行个人账户的"实账化"运行以及社会统筹基金和个人账户基金的分离也是我国养老金体制改革的必要举措。

此外,根据生命周期消费理论,当面对长寿风险时个人除了增加储蓄外,另一个理性的反应就是推迟退休,从而增加资本积累的期限,重新修正退休期占整个生命周期的比例,而本书的结论是在退休年龄外生给定的情况下得出的。因此在今后的进一步研究中笔者将考虑在中国现有的养老金体制安排下(即使政策的退休年龄不变,退休后以返聘等形式继续工作实质上也等于推迟了退休年龄),长寿风险是如何影响人们的退休决策的,以及在这种退休年龄内生决定的情况下,长寿风险是如何影响资本累积的。

第三节 长寿风险与经济增长

一、引 言

人口变化趋势与经济增长之间的关系一直是政策制定者与经济学家关注的话题和研究领域。20 世纪初期即使在西方国家出生时的预期寿命也只有不到50 岁,但目前已经达到 80 岁以上。关于经济增长对人类寿命的影响,Fogel(1994)在《美国经济评论》上的一篇题为"经济增长,人口理论与其生理机制"的论文作了详尽的论述,但反之人口预期寿命的延长对经济增长的影响却长期以来因为种种原因研究不足。当前学者们普遍认为劳动力的规模变化及其素质的提升可能是人口变化影响经济的重要渠道。

过去几个世纪中人口统计学特征的一个重要变化就是粗死亡率的下降,并进而出生时预期寿命的提高,如 Vallin(1991)中所指出,欧洲国家人口出生时的预期寿命从 1740 年的 25 岁急速增加到 20 世纪初的 50 岁,而到 1980 年时已经达到 75 岁。早期人口死亡率的下降主要是因为婴幼儿死亡率的大幅度降低造成的,而在 20 世纪,整个人口死亡率的下降则归因于成年人死亡率也在很大程度上有所降低。而另一个重要事实就是老年人口(60 岁或以上)的未来余命增长要远远大于年轻人。

一般认为研究人口变化对经济影响时必须强调各年龄别人口特征,如死亡率、受教育程度、预期寿命等等。Barro 和 Sala-I-Martin(1995)强调了预期寿命的重要性,作者指出预期寿命提高 13 岁,经济的年均增长率将提高 1.4 个百分点,预期寿命与经济增长之间具有较强的正相关关系。在考虑人口增长对经济影响时传统的观点认为,随着死亡率的下降进而人口增产率的提高难以获得相应的投资增长的支持会降低人均经济增长率,因此认为从经济增长的角度来看应该制定控制人口增长的政策。但近期也有学者以时间序列数据的分析结果认为两者之间可能存在大致正向的关系。Kelley 和 Schmidt(1995)就认为粗死亡率的下降会提高经济增长,特别是在一些发展中国家,因为发展中国家人口死亡率的下降基本处于其初期阶段,即主要是年轻人和工作人群死亡率的下降从而提高劳动力的规模促进经济增长。

除了劳动力规模可能增加,预期寿命延长影响经济增长的另一个可能的渠道就是劳动力素质的提高。我们知道面对长寿风险给人们带来的退休后生活成本提高的压力,理性人会增加其工作期间的资金积累,而增加资金积累的方式除了推迟退休外另一种可行的方式就是通过增加受教育年限加大人力资本投入,提升劳动者自身素质来提高劳动生产率增加积累。正如 Ram 和 Schultz(1979)所指出,预期寿命的改善会导致人们增加在受教育上的投入,从而这种由预期寿命增加而导致的人口增长可能会对经济增长产生有利的影响。

本书中我们以 Blanchard(1985)和 Boucekkine 等(2002)的框架为基础发展了一种三阶段的世纪交叠模型,来探讨由长寿风险而导致的人力资本投资增加对经济增长的影响,文中我们将通过人口密度函数对各年龄别的人力资本函数进行加总得到社会总的人力资本函数,这样在本文中人力资本的增长就成了经济增长的唯一的源泉。个人最优地选择他们受教育的年限,工作年限和退休时间;对于预期寿命的变化我们以精算数学的生存函数和生命表数据进行建模和数值模拟。作为对个人决策有重大影响的制度性设计,养老金体制也是本文建模研究的重点。我们将中国特有的包括现收现支和个人账户的混合养老金体制纳入研究框架,探讨其对个人决策的影响,并考察其在长寿风险和经济增长之间关系上可能具有的积极作用。最后我们结合中国的生命表数据和 Lee-Carter 模型对长寿风险和经济增长之间的关系以及养老金改革在其中的作用进行了数值模拟并给出了量化结果。

二、模型设定

(一)消费者行为

传统的世纪交叠模型将消费者的生命周期划分成两个部分,即工作阶段和退休阶段,但实际上,工作前的受教育阶段也是不容忽视的,特别在研究长寿风险时,预期寿命的延长会影响到个人的教育年限的决策,因此本书中我们考虑消费者生命周期的三个阶段,即第一个阶段是消费者接受教育的阶段;第二个阶段是工作阶段,这时缴纳养老保险费,包括个人账户缴费和社会统筹缴费;第三个阶段是退休阶段,可以获得养老金支付。具体地,如果一个人在 t 时刻出生,则其在 $[t,t+T]$ 阶段接受教育,这里 t 可以看作模型研究的消费者生命周期的起点,T 则是其受教育的年限,此阶段消费者的消费可以通过从资本市场的借贷来解决;然后消费者在 $[t+T,t+R]$ 时期内参加工作,此时他的工作收入的一定比率 l_z 将向养老金个人账户缴费,同时还获得企业代缴的社会统筹部分养老金缴费;退休后,也就是在 $[t+R,t+D]$ 阶段(D 是个人最高寿命),消费者将获得统收统付的养老金支付 $p(t)$ 和个人账户的养老金给付 $b(t)$。消费者从终生消费中获得效用而从工作和学习中得到负效用,为了简化运算分析并且不失一般性,我们可以假设个人的时间偏好参数是 0,这样与 Boucekkine 等(2002)相似,我们可以把个人的终生效用表示成:

$$\int_t^{t+D} c(t,z)e^{-M(z-t)}\mathrm{d}z - \frac{\overline{H}(t)}{\varphi}\int_t^{t+R(t)} (z-t)e^{-M(z-t)}\mathrm{d}z \qquad (5.50)$$

式中第一项是由消费带来的终生效用,而第二项是学习和工作带来的负效用,此负效用与个人的年龄成比例,意味着随着年龄的增加工作将变得越来越吃力,同时工作要求的技术水平越高,个人为胜任工作而投入的时间或精力必然也会提高,从而带来的负效用就越大,为了抓住这个直觉性的事实,我们引入人均人力资本存量来作为衡量此负效用变化幅度的参数,即 $\overline{H}(t)$,参数 φ 是和工作的负效用逆相关的正的实数。$e^{-M(z-t)}$ 是个人从 t 到 z 的非条件生存概率,由精算数学容易知道其中 $M(z-t) = \int_t^z m(s)\mathrm{d}s$ 为累积死力,而 $m(s)$ 为即时死力。

个人的预算约束可以表示成:

$$\dot{a}(t,z) = [r(t)+m(z-t)]a(z,t) + N(z,t)\omega(z)(1-l_z)$$
$$+ [1-N(z,t)][p(z,t)+b] - c(z,t) \qquad (5.51)$$

其中,$a(z,t)$ 为个人的金融财产,有 $a(t,t)=0$ 及 $a(t,t+D)\geqslant 0$;$r(t)$ 为利率。对于 $r(t)+m(z-t)$ 我们采用 Yaari(1965)的假设,即存在一个精算上公平定价的年金合同,且个人金融资产皆以此种形式持有。$N(z,t)$ 定义为参加工作的个人在 z 时的劳动供给,即当个人处于工作期间其值为 1,处于退休期间为 0。$w(z)$ 为工资,l_z 为我国社保个人账户中个人缴费所占工资的百分比,$p(z)$ 为社会统筹的退休给付,b 为个人账户的退休给付额度。

结合非蓬齐博弈条件 $\lim_{t\to\infty} a(z,t)e^{-r(z-t)-M(z-t)}=0$,个人消费的终生预算约束可以写成:

$$\int_t^{t+D} c(z,t)e^{-r(z-t)-M(z-t)}\mathrm{d}z = \overline{W}(z,t) \qquad (5.52)$$

其中，$\overline{W}(z,t)$ 为人力资本财富或终生收入，(5.52)式的直观解释为基于 t 时刻的眼前和未来消费的现值之和等于金融财富 $a(v,t)$ 和人力财富 $\overline{W}(z,t)$ 之和。$\overline{W}(z,t)$ 的表达式为：

$$\overline{W}(z,t) = \int_{t+T}^{t+R} (1-l_z)\omega(z)e^{-[r(z-t)+M(z-t)]}dz$$
$$+ \int_{t+R}^{t+D} (p+b)e^{-[r(z-t)+M(z-t)]}dz \qquad (5.53)$$

(5.53)式右边第一项是扣除了个人缴费后的未来工资在 t 时的折现值，第二项是个人退休后从社保体制中得到的养老金福利在 t 时的折现值，其中 P 为社会统筹的年给付额，b 为个人账户的给付，R 为退休年龄。这里同时有 $p=\xi w(\tau)$ 和 $b=\psi w(\tau)$，ξ 和 ψ 分别为社会统筹给付和个人账户给付的替代率。

个人在工作期间在某个时点的工资取决于个人的人力资本，$h(t)$，即

$$\omega(z,t) = h(t)w(z) \qquad (5.54)$$

这里 $w(z)$ 是每单位人力资本的工资，而个人人力资本是其受教育年限和社会平均人力资本的函数，即有

$$h(t) = \mu \overline{H}(t)T(t) \qquad (5.55)$$

上式中 μ 是生产力参数，而 $\overline{H}$ 的存在引入了典型的外部性，即个人将来的劳动力素质是和社会的文化氛围正相关的。

这样个体消费者的问题就变成选择一个未定的消费计划，受教育的年限和退休年龄从而最大化其终生效用，同时考虑到他的跨期预算约束和退休年龄约束 $R(t) \leqslant D$，我们可以得到下面的拉格朗日函数：

$$\int_{t}^{t+D} c(t,z)e^{-r(z-t)-M(z-t)}dz - \frac{\overline{H}(t)}{\varphi}\int_{t}^{t+R(t)} (z-t)e^{-r(z-t)-M(z-t)}dz$$
$$-\lambda(t)\left[\int_{t}^{t+D} c(z,t)e^{-r(z-t)-M(z-t)}dz - Q\right] - v(t)[R(t)-A] \qquad (5.56)$$

其中：

$$Q = \mu T(t)\overline{H}(t)\int_{t+T}^{t+R} (1-l_z)w(z)e^{-[r(z-t)+M(z-t)]}dz + \mu T(t)\overline{H}(t)$$
$$\times \int_{t+R}^{t+D} (\xi+\psi)w(z)e^{-[r(z-t)+M(z-t)]}dz$$

这里 $\lambda(t)$ 是跨期预算约束的拉格朗日乘子，$v(t)$ 是库恩塔克乘子。显然这里的决策变量是个人消费 $c(z,t)$，受教育年限 $T(t)$ 和 $R(t)$，个人最大化问题的必要条件为：

$$e^{-r(z-t)-M(z-t)} - \lambda(t)e^{-r(z-t)-M(z-t)} = 0 \qquad (5.57)$$

$$\overline{H}(t)\left[\frac{R(t)}{\varphi}e^{-r(R(t))-M(R(t))} - \lambda(t)\mu T(t)w(t+R)(1-l_{t+R}-\xi-\psi)e^{-r(R(t))-M(R(t))}\right] - v(t) = 0$$

$$(5.58)$$

$$\int_{t+T}^{t+R} w(z)\mathrm{e}^{-[r(z-t)+M(z-t)]}\,\mathrm{d}z + \int_{t+R}^{t+D} (\xi+\psi)w(z)\mathrm{e}^{-[r(z-t)+M(z-t)]}\,\mathrm{d}z$$

$$-T(t)(1-l_{t+T})w(t+T)\mathrm{e}^{-[r(T)+M(T)]} = 0 \tag{5.59}$$

$$v(t)\geqslant 0,\ R(t)\leqslant D,\ v(t)(R(t)-D)=0 \tag{5.60}$$

由方程(5.57)易得拉格朗日乘子等于1。方程(5.58)是最优退休年龄的一阶必要条件,中括号里的第一项是推迟退休的边际效用成本,而第二项是推迟退休所获得额外收入带来的边际效用,当 $v(t)=0$ 时,方程(5.58)有内点解,括号中的两项应该相等,得(这里利用了结论 $w(t)=1$,见下文)

$$R(t)=\mu\varphi T(t)(1-l_t-\xi-\psi) \tag{5.61}$$

方程(5.59)是最优受教育年限的一阶必要条件,前两项可以看作增加受教育年限的边际收益,而第三项显然可以看成接受 $T(t)$ 年教育的边际成本。同样利用 $w(t)=1$,并利用积分变换我们可以把方程(5.59)变成:

$$\int_T^R \mathrm{e}^{-r(z)-M(z)}\,\mathrm{d}z + (\xi+\psi)\int_R^D \mathrm{e}^{-r(z)-M(z)}\,\mathrm{d}z - T(1-l)\mathrm{e}^{-r(T)-M(T)} = 0 \tag{5.62}$$

(二)公司问题

假定生产函数可以让每单位有效劳动转变成每单位物品,即有等式

$$Y(t)=H(t) \tag{5.63}$$

这样只要每单位人力资本的工资等于或小于1,公司就会一直雇佣所有的劳动力来进行生产,因此劳动市场的均衡就意味着每单位人力资本的工资是常数且等于1,即 $w(t)=1$。

三、增长路径与数值模拟

因为本书没有采用 Blanchard(1985)的死力常数假设,我们就不能在其框架下得到加总的各经济变量表达式,要获得加总的人力资本函数,我们必须先得到人口密度函数。我们令 t 时人口的出生婴儿数为 π,则这些婴儿中到 z 时依然生存的人数为 $\pi\mathrm{e}^{-M(z-t)}$,于是 t 时的总人口数为 $\int_{t-D}^t \pi\mathrm{e}^{-M(z-t)}\,\mathrm{d}z$,这样和生产函数方程(5.63)相对应地,总的人力资本存量就是对工作期的各代劳动者的人力资本进行加总,即有

$$H(t)=\int_{t-R}^{t-T}\pi\mathrm{e}^{-M(z-t)}h(z)\,\mathrm{d}z \tag{5.64}$$

也就是说在 t 时刻社会总的人力资本 $H(t)$ 等于在 t 时处于工作状态的个体的人力资本的总和,方程(5.64)中积分号的上标 $t-T$ 表示在 t 时进入劳动市场的最后一代,而下标 $t-R$ 表示在 t 时退休的最后一代。我们把方程(5.55)代入方程(5.64)并注意到平均人力资本等于社会总的人力资本除以当时的人口规

模,即

$$\overline{H}(t) = \frac{H(t)}{\int_{t-D}^{t} \pi e^{-M(z-t)} dz} \tag{5.65}$$

这样结合(5.55)、(5.64)和(5.65)式,我们可以得到人力资本积累的动态学方程如下

$$H(t) = \int_{t-R}^{t-T} \frac{e^{-M(z-t)}}{\int_{t-D}^{t} e^{-M(s-t)} ds} \mu T H(z) dz \tag{5.66}$$

如果存在一个稳态增长路径 $H(t)=He^{gt}$,H 和 g 均为非零常数,其中 g 为人力资本增长率,这样方程(5.66)就可以简化成

$$\frac{\mu T}{\int_{t-D}^{t} e^{-M(s-t)} ds} \int_{T}^{R} e^{-M(z)} e^{-gz} dz = 1 \tag{5.67}$$

把方程(5.61)、(5.62)和方程(5.67)结合起来,我们可以发现在方程(5.61)中退休年龄是受教育年限,生产率参数,与工作负效用逆相关的参数以及养老金体制的参数的函数;而决定最优受教育年限的方程(5.62)中,决定教育年限的最重要变量就是生存函数的变化,而生存函数变化的一个显性指标就是预期寿命的变化,换句话说,寿命的变化将对教育年限起关键作用;在受教育年限和退休年龄确定后,决定人力资本增长率的关键变量仍然是生存函数,因此现在最需要做的就是确定一个生存函数,从而在数值模拟中得到教育年限,退休年龄和经济增长率的值。通常的方法就是给定一个生存函数,如 Boucekkine 等(2002)等,但这些文献中的生存函数都是与 Blanchard(1985)相似,设定一个常数死力,而这是和事实完全不符的,死力的随机性已经成为精算学界的共识,因此本文中我们将应用精算数学和生命表的技术尝试另一种方法,根据精算数学知识我们知道生存概率和预期寿命之间存在一种一一对应的关系,即

$$\overset{0}{e}_x = \int_{0}^{\overline{D}} e^{-M(s-x)} ds = \int_{0}^{\overline{D}} e^{-\int_{0}^{q} m_{xt} dx} dq \tag{5.68}$$

方程(5.68)左边是精算数学符号,表示 x 岁人的平均余命,方程右边是生存函数的积分和,当 x 等于 0 时,上述方程就表示新生儿的预期寿命。然后我们可以用人口死力预测文献中广泛使用的 Lee-Carter 方法来对我国的人口死亡率数据进行趋势外推来模拟死亡率的改善和预期寿命的延长,Lee-Carter 基本模型为

$$\ln(m_{xt}) = a_x + \beta_x \theta_t + \sigma_{xt} \tag{5.69}$$

其中,m_{xt} 为 x 岁的人在 t 时刻的死亡率,a_x 为较近年份生命表中死亡率的自然

对数，β_x 为 α_x 中的数据和其之前年份的某张生命表中死亡率自然对数的差，θ_t 为反映死亡率水平的时间趋势项，σ_{xt} 为随机项。因为我们是要建立死亡率和预期寿命间的对应关系而不是预测，故可省略掉随机项而将(5.69)式写成

$$\ln(m_{xt})=a_x+\beta_x\theta_t \tag{5.70}$$

由方程(5.68)和(5.69)我们可知寿命延长与 θ_t 的递增是等价关系，按此逻辑给 θ_t 取值即可模拟长寿的影响。这里我们把 2000—2003 年的中国寿险业经验生命表中的各年龄死亡率的自然对数分别作为(5.70)中的 a_x 的值，再把 2000—2003 年和 1990—1993 年生命表中各年龄死亡率自然对数的差分别作为 (5.70)中 β_x 的值，这样 θ_t 与 m_{xt} 之间，并进而 θ_t 与预期寿命之间就建立起了一一对应的关系。当 $\theta_t=0.885$ 时，可由公式模拟得到一张死亡率改善的新生命表，这样对 θ_t 不断反复取值使预期寿命每次增加大约 2 岁的跨度，将得到五张生命表。

养老金体制的参数根据国家相关政策规定，个人账户缴费率为 $l_t=0.11$，社会统筹替代率 $\xi=0.35$，个人账户替代率 $\psi=0.242$，最大生存年龄根据中国人寿保险业经验生命表设定为 $D=105$ 岁。在生产率参数的设定中我们采用 Boucekkine 等(2002)的标准，即 $\mu=0.2532$，φ 数据的设定可以用方程(5.61)通过对中国经济的复制来得到，即按照 2011 年的《中国统计年鉴》，全国的人均受教育年限达到 9 年[$T=9+7=16$(年)]，平均退休年龄为 52.5 岁，即得到对应于当期现实经济生活的参数 φ 为 39.13。

表 5.7　相关参数设定

l	ψ	δ	μ	D	ξ	φ
0.11	0.242	0.05	0.2532	105	0.35	39.13

在方程(5.62)中为了简化起见我们令利率为常数，然后将方程(5.61)退休年龄的表达式和上述设定的参数代入我们得到

$$\int_T^{3.25T}e^{-M(z)}dz+0.592\int_{3.25T}^{105}e^{M(z)}dz-0.89Te^{M(T)}=0 \tag{5.71}$$

显然，(5.71)式是关于受教育年龄和生存概率的方程，又由于生存概率和预期寿命之间的一一对应关系，所以上式就意味着对不同的寿命理性人都会选择一个对应的最优受教育年限。我们可以分别将上文得到的五张反映预期寿命逐渐延长的动态生命表代入方程，从而得到对应的不同受教育年限。而根据方程(5.61)我们可以看出针对每个受教育年限都会有一个不同的退休年龄。

表 5.8　预期寿命与受教育年限和退休年龄

LE	73	74.5	76	77.5	79
T	16	16.18	16.35	16.52	16.71
R	52	52.59	53.14	53.69	54.31
R−T	36	36.41	36.79	37.17	37.6
LE−R	21	21.91	22.83	23.81	24.69

　　由上文对 T 的假设我们知道,模型是以刚接受教育的起始年龄作为个体消费者时间的零点,因此受教育年龄是 T 减去入学年龄,又由于我们目前儿童入学年龄是 7 岁,所以真正受教育年龄是 $T-7$ 年。从上表可以看出,随着预期寿命从 73 岁增加到 79 岁,受教育的平均年限也相应地从 9 年增加到 9.71 年,平均退休年龄从 52 岁推迟到 54.31 岁,第四行是相应预期寿命下的工作年限,最后一行数据是消费者可以享受的退休后生活年限,这两行的数据也是随着寿命的延长而增加的。上表中数据变化的内在逻辑是一以贯之的,即随着寿命的延长,人们退休后生活年数增加,为此而需要的筹资压力加大,一个理性而自然的反应就是延长工作年限推迟退休,同时又因为本书模型中工资收入是个人人力资本的函数,因此人们又会增加教育投入延长受教育年限,以期获得更大的人力资本回报。

　　在用数值方法确定了对应于不同生命表(预期寿命)的受教育年限和退休年龄之后,我们就可以在表一数据结果的基础上利用方程(5.67)来研究人力资本增长率如何随着寿命的延长而变化。从方程(5.67)左边可以看出,其分母项 $\int_{t-D}^{t} e^{-M(s-t)} \mathrm{d}s$ 其实就是个人的期望寿命,本书中我们分别取从 73 岁到 79 岁的五张不同生命表数据,这样我们不难得出关于方程(5.67)中经济增长率如何随着寿命延长而变化的数值解如表 5.9 所示:

表 5.9　预期寿命、受教育年限、退休年龄与经济增长率

LE	73	74.5	76	77.5	79
T	16	16.18	16.35	16.52	16.71
R	52	52.59	53.14	53.69	54.31
g	0.0400	0.0399	0.0390	0.0384	0.0379

　　在本书假设的经济模型中,人力资本是经济增长的唯一来源,因此我们直接地把人力资本的增长率 g 看成经济增长率,由表 5.9 可见,随着预期寿命的延

长,经济增长率逐步放缓,这和 Echevarria(2004)以及林忠晶、龚六堂(2007)等文献的结论是一致的。综合表 5.8 和表 5.9 我们不难给出解释,随着预期寿命的延长,人们为了缓解为退休后生活筹资的压力,延长受教育年限增加人力资本投入,但我们知道人力资本来源于人们的工作期,从表 5.8 可以看出,寿命延长后,人们的工作年限虽然增加,但增加的幅度远远小于退休后存活年数的增加,也就是说人口中老年人所占比例相对于处于工作期的人口比例是在增大,这必然导致人均人力资本的减少,从而使得以人力资本增长率为代表的经济增长率也相应地放缓。

四、养老金体制对经济增长的影响

从上面的分析我们可以看出,在本文以人力资本作为经济增长来源的情况下,面临长寿风险时尽管理性人会通过延长受教育年限增加人力资本并推迟退休的方法来加以应对,但仍然不足以抵消经济增长率的放缓。因此我们很自然地就会想到在此情况下现行的统账结合的养老金体制所起的作用。

我们知道在我国城镇公共养老金体制,来自当期在职工人的社会统筹基金是由企业按照职工工资的 20% 代为缴付并作为现收现支的养老金福利支付给当期仍然存活的所有退休职工的,就是说从政府层面来说所收缴费和发放的福利之间必须是一个恒等式,但随着老龄化的冲击,等式左边缴费的在职职工数在相对减少而右边需要发放养老金福利的退休职工数却在相对增加,在此情况下如果要增加养老金替代率就必须更大幅度地提高养老金缴费率,而这是不现实的,因此这里我们不考虑现收现支养老金体制变量的变化对经济的影响。

而对于个人账户我们知道其退休给付为 $b = \psi_\rho w$,增加其给付额度存在两条潜在的途径,其一是增加个人的缴费比率 l_z,但正如第四章和第五章中所论述的那样,我国的个人账户本质上 DC(确定缴费)型的养老金体制,其替代率的计算是按照现有的静态生命表来计算的,因此在面对长寿风险时是相当脆弱的,而且其偿付能力缺口是最终由政府来承担的。如果我们增加个人的缴费比率并相应比例地提高养老金替代率实际上就是成比例的放大了由政府承担的偿付能力缺口,所以这里我们不考虑提高缴费比的途径;另一种在缴费率不变的情况下增加个人账户养老金给付的方法是大幅地提高个人账户缴存资金的投资收益率,为了做到这点就要放宽养老金基金的投资限制,拓宽其投资领域特别是可投入资本市场的比率,切实地将这笔资金引入经济生活的大循环中去,参与国民经济建设并获得与国家经济发展成就相匹配的投资收益,这样即提高了养老金替代率又支持了宏观经济建设,在个人和政府两个方面都是双赢的结局,因此我们考虑这第二种方法,即个人账户养老金缴费率不变而提高其替代率。

从方程(5.62)中我们可以看出,随着个人账户替代率的提高,人们增加受教育年限的成本不变但收益却随之增加,因此受教育年限也会增加。然而从方程(5.61)可知,个人退休年龄可能减少,从个人层面来看,工作期间为退休而进行的资金储备因人力资本的增加而增加,不一定再需要以延长工作年限(推迟退休)来得到,但从宏观经济的角度我们知道,在本书人力资本为经济增长唯一源泉的情况下,尽管增加教育年限增加了人力资本但工作年限的缩短使得社会总的人力资本并不一定提高,因此从促进经济增长的角度必须以政策加以干预,这里我们假定提高个人账户替代率从而导致受教育年限提高后,政府将退休年龄也等量的提高以保证工作年限的不变和总的人力资本的提高,表5.10给出在一个确定的预期寿命下(即目前的73岁),提高个人账户替代率并对退休年龄作相应调整后,经济增长的变化情况:

表 5.10　个人账户替代率变化,退休年龄与经济增率

ψ	0.242	0.262	0.282	0.302	0.322
T	16	16.24	16.45	16.65	16.84
R	52	52.24	52.45	52.65	52.84
g	0.0400	0.0431	0.0465	0.0492	0.0520

表5.10中随着替代率的提高,由方程(5.62)可以得出受教育年限随之增加,进而政策对退休年龄进行调整使得 $R-T$ 的值,即工作年限至少保持不减少,这样将相关变量代入方程(5.67)我们可以看出,经济增长率随之增加,计算中涉及的生命表中小数年的生存概率一律采用插值法推算得到。

五、结论与建议

本书实际上是用一个包括受教育期、工作期间和退休期的三阶段世纪交叠模型来讨论长寿风险对经济增长的影响。我们运用生命表数据和 Lee-Carter 模型来给长寿风险进行数值模拟,结果显示随着预期寿命的延长个人会有增加工作期储备以应对退休后生活的内在动力,在本书的框架中,个人不仅仅会考虑推迟退休增加工作年限也会通过增加教育投入延长受教育年限从而提高人力资本和工作期工资水平的办法来增加储备,但从数值模拟的结果来看,尽管工作期限延长但退休后的剩余寿命延长幅度更大,因此从个人来看,就是增加工作年限仍不足以应对长寿风险保持生活和消费水平不变,而从整个宏观经济方面来看,就是人口中老年人所占比例相对于处于工作期的人口比例是在增大,从而导致人均人力资本的减少,这样以人力资本增长率为代表的经济增长率也就相应地放缓。

正是因为仅仅依靠个人的应对策略无法完全抵消长寿风险对个人消费和经济增长的负面影响,我们自然就会关注养老金体制及相关政策在这个过程中所能起到的作用。如正文分析的那样,现收现支养老金基金只是在工作期间和退休后职工之间的重新转移分配,是独立于宏观经济大循环的体制之外的,因此对这种制度的改革充其量调整风险在代际间的分摊偏好,无法对经济增长产生影响;而个人账户体制设计上对长寿风险的脆弱性使得我们在不动个人账户缴费率的情况下通过提高缴费资金的投资收益率来提高其替代率,同时为了确保总体人力资本的增加,通过政策调整来使得工作年限大于或至少等于原替代率下的水平,结果显示,人力资本增长率(即经济增长率)随着替代率的增加而提高。

这里我们至少可以得到这样两点有益的启示:(1)为了应对长寿风险对经济增长的负面影响,养老金体制的设计一定要是完全积累制的,将养老金基金引入经济建设中去,而不能仅仅靠现收现支或家庭代际间的遗赠这种资金体外循环的制度;(2)由于信息不完全等原因(如个人无法对预期寿命有完全准确和理性的预测),个人应对长寿风险的策略从宏观经济的角度来说不一定是最优的,也无法保证符合促进经济增长的要求,这就要求政府统筹考虑,权衡利弊得失,给出一个代价最小或是符合帕累托改进特质的政策组合。

第四节　长寿风险、养老金改革与个人决策

一、引　言

在过去的几十年里,人们的期望寿命一直在经历着持续的增长。为了理解这种增长对旨在为退休后消费融资的储蓄意味着什么,让我们考虑一种每年支付一元的公平定价的年金,并假定其实际利率是3%,那么对一个年龄60岁的男性来说,该年金的价格将从1980年的11.52元增加到2010年的13.46元,增加了大约17%,也就是说为了对退休期内给定的消费流进行融资,假定其他情况不变,生活在2010年的老年男性仅仅因为寿命延长必须要比一个生活在1980年的同龄人多积累17%的财富。面对如此严峻的个人金融冲击,理性个人必然会对其生命周期行为做出调整以保证其基本的生活水准不至降低。首先由于长寿风险往往是在整个生命周期里逐渐缓慢地实现的,因此人们可以最优的选择消费与储蓄行为以应对寿命的改善;此外,改变退休年龄作为劳动供给灵活性的体现也是人们应对长寿风险的自然选择,同时从另一个角度看,如果退休年龄外生给定,人们将相应的调整其退休时的财富积累额度以对寿命的增长作出反应。

以生命周期模型来解释预期寿命变化对个体消费储蓄等生命周期行为的影响是经济学家们的常用方法,但实际上,直到 Yarri(1964,1965)前,经济学家们一直是在一个理想的假设前提下应用生命周期模型,Yarri 对生命周期理论的重要贡献第一次考虑了生命的不确定性,并在最优消费理论中引入了精算和年金。技术上 Yarri(1965)假定了常数的死力(force of mortality),这样寿命不确定性对消费行为的影响就相当于一个更高的主观折现因子,在数学表达式上,死亡率就被加入到主观折现因子当中,然而正是这种常数或确定性的死力假设(如精算教科书中的 Compertz-Makeham 死力等),弱化了生存或死亡概率的重要性,从而也难以客观反映寿命不确定性对人们最优生命周期行为的影响。近年来,随着精算科学的发展人们越来越认识到死力的随机性,而将这种真实客观的死力模型纳入到 LCM 模型中无疑能更加真实地反映寿命变化对我们生命周期变化的影响。在 Yarri(1965)一类的确定性死力文献中,死亡率随着时间的演化是确定性的,而在随机性的死力模型中死亡率本身成了一个状态变量,死亡率的不确定性将和长寿风险互动以产生一个最优的消费储蓄计划,也就是说死亡率的影响不再像确定性死力假设中的那样仅仅简化成折现因子了。

然而,随机死力假设在数学处理上的困难也是一些学者们仍然用常数或确定性死力假设的重要原因,如 Bodie 等(2004)、Feigenbaum(2008)和 Lachance(2012)等文献就采用了确定性的死力假设,而 Attanasio 和 Weber(2010)则干脆完全忽略死亡率,其主要原因或许就是确定性死力假设下死亡率仅仅意味着一个较高的主观折现因子而并不影响问题的数学结构。这如 Huang,Milewsky 和 Salisbury(2012)所指出的,在 LCM 文献中尚不存在采用符合实际的随机死力模型的先例。Cocco 和 Gomes(2012)采用的 Lee-Carter 死亡率模型并不是完全意义上的随机模型。

基于目前客观的死力假设只是在精算和保险文献中使用的现状,作者尝试在标准的 LCM 模型中考虑预期寿命变化的影响,但并没有在数学上过多纠缠去解复杂的偏微分方程,而是使用死亡率历史数据和生命表技术来解决问题,从而能够在真正意义上分析生存概率改善(即预期寿命延长)对人们最优生命周期行为的影响。

本书关注的另一个焦点是公共养老金体制的改革会如何影响人们的生命周期行为,如前所述,过去几十年里人类寿命的持续改善已经给社会经济层面造成了严重的挑战,特别是那些采用强制性 DB 方案的公共养老金体系,更是因期望寿命延长造成的更高养老金福利要求而不堪重负,因此如何改革公共养老金体制以应对长寿风险对其财务稳定性或偿付能力的冲击就成为经济学家和各国政府越来越紧迫的政治性议题,从保证现收现支类养老金体制平稳运行的角度来看,各种改革方案大致可以分为两类,一是提供养老金领取的年龄资格,即通常所说的提高退休年龄,二是削减养老金福利的替代率。从体制收支平衡的角度来看,这两种方案是等价的,但作为两种不同的激励方式,它们对微观个体生命周期行为的影响却是有相当差异的。显然在本书的 LCM 模型中,人们的最优行为取决于期望寿命变化和公共养老金体制的设计。

简而言之,在给定其他条件和公共养老金体制的情况下,我们探讨了期望寿命这一人口学的重要变量给人们生命周期行为带来的影响,在此基础上,我们利用上述估计的模型结果进一步研究在除期望寿命外其他变量一定的情况下,推迟退休年龄和消减养老金替代率这两种收支上等价的改革方案会给人们消费和财富积累等生命周期行为造成哪些不同的影响。

二、模型的设定与求解

这里我们考虑一个连续时间模型,人们从消费中获得效用,D 为其最大生存年龄。为了抓住期望寿命改善这个重要因素,模型中人们从消费中得到的效用还要经过生存概率的折现,这是探讨寿命变化对消费者生命周期行为影响所必须的关键,0 时刻出生生存到 t 时刻的生存概率为 $e^{-M(t)}$,$M(t) = \int_0^t h(s)\mathrm{d}s$,$h(s)$ 是死力或危险率(hazard rate of dying),个体最大化其期望效用

$$\int_0^D e^{-\rho t}\ln c(t)e^{-M(t)}\mathrm{d}\tau \tag{5.72}$$

消费者工作期间获得工资收入,同时参加政府现收现支的养老金计划,退休后可获得养老金给付,所以在 t 时刻,个体消费者财富的动态方程为

$$\dot{F}(t) = rF(t) + \pi_t - C \tag{5.73}$$

其中:

$$\pi_t = \begin{cases} (1-\theta)w & t \leqslant R \\ B(t) & R \leqslant t < D \end{cases} \tag{5.74}$$

即该消费者退休时刻 R 之前参加工作,获得工作收入 w,并按照费率 θ 缴纳养老保险费,即在 $[0,R]$ 内,消费者的财富动态方程为

$$\dot{F}(t) = rF(t) + (1-\theta)w - c(t), t \in [0,R] \tag{5.73A}$$

消费者将在 R 岁之后退休,并在退休期间领取到现收现付体制下的养老金 $B(t)$,所以在这一阶段,消费者的财富运动方程变化为

$$\dot{F}(t) = rF(t) + B(t) - c(t), t \in [R,D] \tag{5.73B}$$

对于现收现付制度下退休阶段的养老金,为了简化起见,我们设总的人口增

长率为 n,t 时出生的人口规模为 $N(t)$，这样由人口数学知识和现收现付养老金体制的定义我们得到

$$B(t)=\theta w Q \tag{5.75}$$

其中：

$$Q=\frac{\int_{t-R}^{t} N(t)e^{n(s-t)}\,\mathrm{d}s}{\int_{t-D}^{t-R} N(t)e^{n(s-t)}\,\mathrm{d}s}=\frac{1-e^{-nR}}{e^{-nR}-e^{-nD}} \tag{5.76}$$

显然，这里的 Q 为工作期人数与退休期人数之比，即老年抚养比。因为我们不考虑经济个体的遗赠动机，因此消费者在生命终了时刻按照最优化规则必然消费完其所有财产，即有 $F(D)=0$，我们假定刚开始参加工作时个人的财产为 0，即 $F(0)=0$，这样上述最优化问题的汉密尔顿函数为

$$H=e^{-\rho t}\ln c(t)e^{-M(t)}+\lambda(t)[rF(t)+\pi_t-C] \tag{5.77}$$

其中 $\lambda(t)$ 是状态方程(5.73)的乘子，最优化的一阶条件为

$$\frac{\partial H}{\partial c(t)}=\frac{1}{c(t)}e^{-\rho t}e^{-M(t)}-\lambda(t)=0 \tag{5.78}$$

正则方程组为

$$\dot{\lambda}(t)=-\frac{\partial H}{\partial F(t)}=-r\lambda(t) \tag{5.79}$$

$$\dot{F}(t)=rF(t)+\pi_t-C(t) \tag{5.73A}$$

显然我们有横截条件 $\lambda(D)F(D)=0$。因此方程(5.79)的一般解为 $\lambda(t)=\lambda(0)e^{-rt}$，再结合(5.78)式我们可以得到最优消费应遵循下式

$$c(t)=\frac{e^{(r-\rho)t}e^{-M(t)}}{\lambda(0)} \tag{5.80}$$

与传统结论不同的是消费者终生消费的增长不仅取决于 r 与 ρ 的大小，还受到生存概率的影响。为了得到显示解，我们将(5.80)式代入财富约束方程(5.73A)

$$\dot{F}(t)=rF(t)+\pi_t-\frac{e^{(r-\rho)t}e^{-M(t)}}{\lambda(0)}$$

为了解此线性常系数微分方程，我们可以利用边界值来确定 $\lambda(0)$，对上式变形并对两边在 $[0,D]$ 区间积分

$$\int_0^D[\dot{F}(t)-rF(t)]e^{-rt}\,\mathrm{d}t=\int_0^D\pi_t e^{-rt}\,\mathrm{d}t-\frac{1}{\lambda(0)}\int_0^D e^{-\rho t}e^{-M(t)}\,\mathrm{d}t \tag{5.81}$$

容易得到

$$F(D)e^{-rT}-F(0)=\Delta-\frac{1}{\lambda(0)}\int_0^D e^{-\rho t}e^{-M(t)}\,\mathrm{d}t$$

其中

$$\Delta = \int_0^D \pi_t e^{-rt}\,\mathrm{d}t = \int_0^R (1-\theta)we^{-rt}\,\mathrm{d}t + \int_R^D \theta wQ e^{-rt}\,\mathrm{d}t$$

$$= \frac{(\theta-1)w}{r}(e^{-rR}-1) - \frac{\theta wQ}{r}(e^{-rD}-e^{-rR})$$

因为 $F(D)=0$ 且 $F(0)=0$，我们可以得到 $\lambda(0)$ 并进而得到最优消费的表达式，即

$$\lambda(0) = \frac{\int_0^D e^{-\rho t}e^{-M(t)}\,\mathrm{d}t}{\Delta} \tag{5.82}$$

$$c(t) = \frac{e^{(r-\rho)t}e^{-M(t)}}{\int_0^D e^{-\rho t}e^{-M(t)}\,\mathrm{d}t}\Delta \tag{5.83}$$

重复上述过程，按 $t\in[0,R]$ 和 $t\in[R,D]$ 两个区间分别积分，并注意到 $F(0)=0$ 和 $F(D)=0$，这样我们不难得到工作阶段和退休阶段的财富的表达式

$$F(t) = \frac{(\theta-1)w}{r}(1-e^{rt}) - \frac{\int_0^t e^{-\rho s}e^{-M(s)}\,\mathrm{d}s}{\int_0^D e^{-\rho t}e^{-M(t)}\,\mathrm{d}t}\Delta e^{rt}, t\in[0,R] \tag{5.84}$$

$$F(t) = \frac{\theta wQ}{r}(1-e^{r(t-D)}) - \frac{\int_t^D e^{-\rho s}e^{-M(s)}\,\mathrm{d}s}{\int_0^D e^{-\rho t}e^{-M(t)}\,\mathrm{d}t}\Delta e^{rt}, t\in[R,D] \tag{5.85}$$

三、数值模拟与结果分析

(一)数据来源与相关参数设定

在式(5.83)~(5.85)的消费和财富表达式中，涉及的参数包括利率 r，时间偏好参数 ρ，养老金缴费参数 θ，退休年龄 R，最大生存年龄 D，此外对本书最重要的是生存概率，因为本书的主要目的是在对比其他因素不变的情况下生存概率的变化对个人生命周期消费与财富积累的影响，故我们可以按照我们经济社会实际情况和惯例将除生存概率以外的参数设定如表5.11：

表 5.11　时间偏好与养老金参数

ρ	θ	r	R	D
0.02	0.10	0.03	60	100

为简化分析我们令工作收入 $w=1$，这样个人消费 $C(t)$ 和财富积累 $F(t)$ 就是相对于 w 的一个数值，虽不具实际意义，但其随参数变化而增减的量化关系才是我们关心的根本。除了利率，时间偏好参数及养老金参数外，另一个关键因

素就是个人的生存概率,正是这些生存概率的改善使得人们在优化其消费储蓄,财富积累等生命周期行为时将寿命延长纳入决策,相应调整其生命周期行为,可以说,在其他因素相同的情况下,不同的生存概率和寿命长短就对应着不同的消费储蓄行为,而本文的思想正是用1980年的生命表数据和2010年的生命表数据来比较其对人们生命周期行为的影响。由于我国正式发布的只有两张寿险业经验生命表,样本范围过窄,不具有代表性,因此本书将利用精算数学和生命表技术从中国人口统计年鉴中套算出1980年和2010年的国民生命表,据此数据作图,如图5.1所示,我们可以很明显地看出,生存概率在各个年龄段都有改善,但更主要是老年生存概率的上升,正如文献中所言,生存函数的图形逐渐变得类长方形,此外,生存函数向右拓展也较明显,2010年生存函数在95~100岁期间并不明显趋于零,表现出生存函数的扩展化和最大生存年龄的延长。

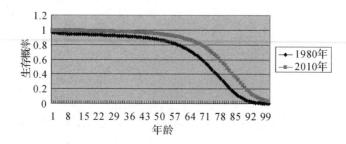

图5.1 生存概率的改善

(二)不同生存概率下的个人决策

1.寿命改善对最优消费的影响

为了排除其他因素的影响,在除了生存函数外其他参数一致的情况下对终生最优消费表达式进行数值模拟并作图如图5.2。

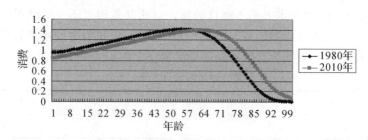

图5.2 寿命延长对最优消费的影响

从图5.2我们可以看出,终生消费呈现出典型的驼峰形,这和经典文献是一致的。当生存概率增加寿命延长后,退休前后的消费出现了明显的变化,即退休前的消费普遍降低,而退休后的消费却有较大幅度的增加,这从 2010 年与 1980 年不同寿命下终生消费的差额中我们可以看到更清楚,见图 5.3。显然,在其他因素不变的情况下,退休期消费的增加就是来自于退休前工作期消费的降低,即按照原来的消费模式,寿命延长将使得个人面临退休后养老资源不足的风险,即长寿风险,因此,理性人将调整其终身财富的分摊,降低其工作期消费更多地为退休后的生活融资。

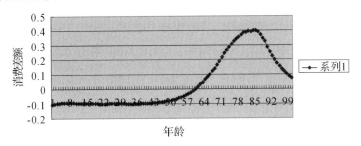

图 5.3 生存概率对最优消费的影响

另外,我们还可以看出其消费函数图形的驼峰位置明显变化,2010 年的驼峰明显右移。这恰恰是由老年死亡率的下降引起的,对(5.78)式两边取对数并对时间求导,再利用(5.79)式的结论,容易得到

$$\frac{\dot{c}(t)}{c(t)} = r - \rho - h(t) \qquad (5.86)$$

其中,$h(t) = -\dfrac{\mathrm{d}}{\mathrm{d}t}\ln e^{-M(t)}$,意味着在 $[t, t+\mathrm{d}t]$ 这个很小的间隔 $\mathrm{d}t$ 内死亡的概率,即通常所谓的死力或危险率(hazard rate of dying),我们知道危险率随着年龄增加而增加,到最大生存年龄时危险率为无穷大,但寿命的改善意味着相对于以往的相同年龄危险率是下降的,所以使得(5.86)式为零的点将在更大的年龄上得到,即消费函数驼峰值的右移。

  2.寿命改善下的最优财富积累

  对(5.84)和(5.85)式工作和退休期的财富积累表达式,我们也在保持其他因素一致的情况下分别作出它们相应于 1980 年和 2010 年生命表数据的函数图如下:

  从生命周期理论我们知道,终生财富分为工作期的财富积累阶段和退休期的财富消耗阶段,工作期的财富积累是作为养老金储备而存在的,和工作期消费之间是此消彼长的关系,而退休期的财富将直接转化为消费。比较 2010 年和 1980 年的财富积累图我们可以看出,预期寿命增加 7 岁之后,理性人将在 60 岁退休前几十年的工作期里大幅、长期地降低消费增加财富储备,这样才能确保更

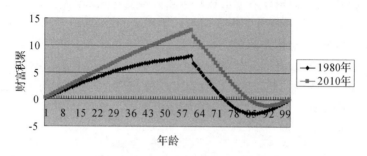

图 5.4　生存概率改善对财富积累的影响

长退休期的生活水平不至于下降。也就是说,人们把退休后养老资源不足的风险,即长寿风险提前放在工作期分摊掉了。

(三)养老金改革对人们最优决策的影响

预期寿命的改善也会对公共养老金体制的平稳运行带来严峻的挑战。预期寿命提高会使得中国在低寿命高生育率背景下设计的养老金方案难以为继,因此,如何改革养老金体制以解决寿命提高所造成的财政需求正在作为一项重要的政治议题引起普通民众到政府官员等社会各界的广泛关注。

由方程(5.75)和方程(5.76)我们知道,随着寿命延长和老年化程度的加深,缴费人口相对于领取养老金人口的比例将缩小,方程(5.75)将失去平衡,这就意味着如果保持期初设计的养老金缴费率和替代率不变,现收现支体系将难以为继。为了维持体系的收支平衡,主要有两套方案:一是延迟退休年龄;二是削减养老金的替代率(我国城镇基本养老保险制度替代率的期初设计目标是58.5%,之后逐年下降是一个不争的事实,2011年的替代率已经降至42.9%)或提高缴费率、延长缴费期等其他参量式改革。尽管从财政收入的角度来说,这两项改革是等价的,都会有助于重新恢复制度的预算平衡,但它们对个人消费储蓄、财富积累决策产生的激励作用却有很大差异,而这些差异恰恰是养老金改革顶层设计必须要考虑的微观基础。因此,厘清长寿风险背景下不同养老金改革政策对个人行为的激励作用,有助于政府在进行养老金改革时能够知己知彼,尽量弥合社会选择和个人选择的差异和矛盾。

1. 退休年龄变化对人们最优消费的影响

在上文按照2010年生命表数据模拟的终生消费函数中我们将退休和领取养老金的年龄推迟到64岁,其他保持不变,并将由此得到的新的终生消费函数图形绘于图5.2中,得到图5.5(系列3是推迟退休后的终生最优消费曲线图):

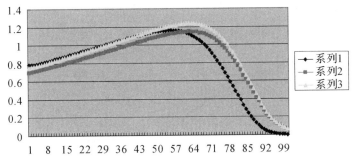

图 5.5　推迟退休对终生消费的影响

从图 5.5 中我们可以直观地看出,相对寿命改善前,工作期的消费并无明显下降,而且退休后的消费也基本保持一致或稍有超越。即面对长寿风险的冲击,如果选择推迟退休的话,人们就不必用消费来吸收风险(即减小消费),而只需用从推迟退休中所获得的额外财富进行缓冲即可。此外,因为生命表数据没有变化,故其驼峰位置没变,这也验证了上文的解释。

2.延迟退休对最优财富积累的变化

相对于按照 2010 年生命表数据绘制的终生财富函数图,与 2010 年的财富积累图相比,2010 年延迟退休后,退休期财富几乎没有发生变化,从而消费水平也不会受到影响;而与 1980 年的工作期相比,2010 年延迟退休情形下财富积累并没有显著增加,从而工作期消费也没有显著下降,显然,7 年预期寿命延长带来的长寿风险并没有用降低工作期的消费来进行对冲。这就意味着对个人而言,延迟退休所带来的退休后消费水平不降低,退休前生活水平有所提高的境况改善是来自增加工作期的财富积累,这可以在不影响终生消费的情况下对冲长寿风险(见图 5.6、图 5.7)。

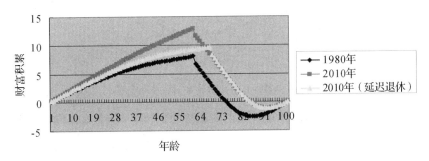

图 5.6　延迟退休对财富积累的影响

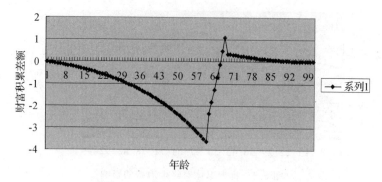

图 5.7　延迟退休后终生财富的变化

3.削减替代率对消费和财富积累的影响

方程(5.75)实际上就是现收现支养老金体制下政府的收支平衡方程,但随着老年化的发展和人口自然增长率的下降,如果要保持养老金缴费率和替代率的不变,方程的平衡将被破坏,按照中国人口历史统计数据,我们把 1980 年的自然增长率设定为 0.012,而 2010 年的人口自然增长率为 0.006,这样老年抚养比就从 1980 年的 2.766 降低为 2010 年的 2.03,这样为了维持养老金体系的收支平衡,同样缴费下养老金的替代率必须降低 26.6%(=1-2.03/2.766),这样幅度的降低对人们消费行为有何冲击呢? 从下面削减替代率前后消费的差额我们可以看出,人们的消费水平的确有所降低,但降低的额度是很有限,这就意味着应对替代率的消减人们重新最优化效用的路径并非大幅降低消费(见图 5.8)。

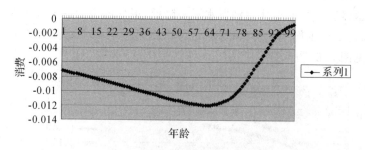

图 5.8　削减养老金替代率对消费的影响

从图 5.9 我们可以看出,在其他条件不变的情况下,养老金替代率的下降对财富积累有相当的正面影响,将导致工作期财富积累较大程度的提高。

总之,在假定其他条件一定的情况下,1980 年和 2010 年相同年岁个体在最优化其终生生命周期消费和财富积累行为时唯一的变量就是寿命延长近 7 岁,这对现收现支养老金体系会产生相当大的冲击,为此延迟退休 4 年和消减替代

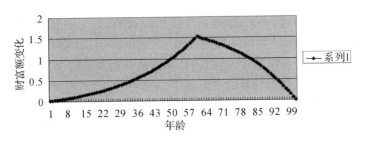

图 5.9　削减替代率对财富积累的影响

率 26.6％都可以实现体系收支的平衡。但这个从收支层面来说等价的养老金改革方案对人们生命周期消费和财富积累行为的影响会有相当大的差异。

四、结　论

正如引言中所说，我国人民的预期寿命在近几十年来经历了大幅的改善，相对于一个 1980 年的 60 岁退休者来说，2010 年相同年龄的退休者未来期望寿命将提高近 7 岁，而且这种改善的趋势仍在继续。人口统计学中的这一重要变化使人们面临为退休储备的养老金资源不足的风险，即长寿风险。因此理性人在做个人决策时，会将长寿风险纳入考虑范畴，并相应调整其消费、储蓄、财富积累等生命周期行为。此外预期寿命的改善也会对公共养老金体制的平稳运行带来严峻的挑战，使得中国在低寿命高生育率背景下设计的养老金方案难以为继，因此，本书利用包含个体生存概率的连续时间生命周期模型来探讨两个问题：

（1）长寿风险如何影响人们的最优生命周期行为决策；

（2）为应对长寿风险恢复养老金体系收支平衡而进行的不同养老金改革对人们的行为决策影响的差异。

我们的结果表明，在其他参数一定的情况下，仅 1980 年和 2010 年生存概率即期望寿命的差异会导致人们消费和财富积累决策明显的调整：

（1）按照原来的消费模式，寿命延长将使得个人面临退休后养老资源不足的风险，即长寿风险，因此，理性人将调整其终身财富的分摊，降低其工作期消费更多地为退休后的生活融资。且消费函数最大值点将随之右移。

（2）在其他因素一定的情况下，为了应对更长的退休后生活年限，人们将在工作期间大幅度提高财富积累额度，这和前文随着寿命的延长人们会降低工作期消费的分析在逻辑上是一致的。

以 2010 年的生存概率和确定参数为计算基础，实施财政收支上等价两套养老金改革方案，即推迟退休和消减养老金替代率对人们生命周期行为最优决策的影响具有明显的差异：

（3）面对长寿风险的冲击，如果选择推迟退休的话，人们就不必用消费来吸收风险（减小消费），而只需用从推迟退休中所获得的额外财富进行缓冲即可。这表现为工作期的消费明显提高，而退休期的消费也并未减少。

（4）延迟退休后，其退休后的财富几乎并没有变化，而退休前的财富积累却明显下降，这就意味着退休期里生活水准的不降低并不完全需要退休前大幅增加财富积累来支撑，人们并不选择降低工作期的消费来吸收长寿风险，而是通过增加工作期的财富积累，在不影响终生消费的情况下对冲长寿风险。

（5）替代率降低对消费影响不大，这就意味着应对替代率的消减人们重新最优化效用的路径并不依赖大幅减少消费；同时，养老金替代率的下降对财富积累有相当的正面影响，将导致工作期财富积累较大程度的提高。

由此可见，厘清长寿风险背景下不同养老金改革政策对个人行为的激励作用，有助于政府在进行养老金改革时能够知己知彼，在改革路径的选择上，即注重维持养老金体制平稳运行的宏观目标，又要关注人们对不同政策反应的差异，从而夯实养老金改革顶层设计的微观基础，尽量弥合社会选择和个人选择的差异和矛盾。

第五节　本章小结

本章研究结论表明，伴随着长寿风险而生的财富积累动机，如果得到养老金计划和人口政策等相关制度的引导和配合是可以提高储蓄，增加资本积累并促进经济增长的。因此利用预防性储蓄动机促进第二人口红利的产生，并以此来抵消长寿风险影响的这种思路是切实可行的。具体地我们有如下发现：

首先，我们用一个寿命不确定的生命周期模型探讨了长寿风险与总储蓄之间的关系，结果显示增加的预期寿命会导致更高的人均总储蓄。而这一结论的基本逻辑前提是分年龄别的出生率保持不变，这样生存概率的增加会提高人口增长率，反过来一个更高的人口增长率会提高处于储蓄期的年轻人的比重，从而推高储蓄。此外我们还关注了现有统账结合养老金体制对个人储蓄的影响，结果显示在现收现支体制中社会统筹替代率的提高会增加个人总储蓄，但是会同步地减少养老金体制之外的其他私人储蓄，而且将长寿风险的压力转移给了政策财政。此外现收现支的本质实际上财富的转移，这部分资金实际是游离于经济建设的大循环之外的，并不能对经济建设发挥应有的作用。同时我国个人账户设计和技术应用上的缺陷将导致长寿风险敞口由养老金体制来买单的，这显然也是难以为继的,因此通过个人账户变量来影响个人储蓄也是不可行的。

其次,我们利用 OLG 模型和商品市场的均衡推导出包含资本累积的均衡方程,再利用重新构建的新生命表,和数值模拟的方法给出了方程的数值解,结果表明预期寿命的延长对资本累积具有明显的正向影响。当我们将中国统账结合的混合养老金体制纳入模型,考察在现有体制安排下增加的寿命对资本累积的影响时,我们发现我国现有的养老金体制安排不利于资本的累积。其中现收现支制度本质上是一种即期的代际间的转移,中间基本没有储蓄投资等过程,因此可以认为它对资本累积没有影响。个人账户本质上是一种强制储蓄,直接导致和促进资本累积。然而长寿风险对个人账户偿付能力的压力是要大于社会统筹的,因此探索一个最优化的统账比例应该是今后养老金改革中不容忽视的问题。

再次,我们还构建了一个包括受教育期、工作期间和退休期的三阶段世纪交叠模型来讨论长寿风险对经济增长的影响,结果是积极的。在本文的框架中,个人会考虑推迟退休和延长受教育年限从而提高人力资本的办法来增加储备,结论表明增加工作年限仍不足以应对长寿风险保持生活和消费水平不变,从整个宏观经济方面来看,就是人口中老年人所占比例相对于处于工作期的人口比例是在增大,从而导致人均人力资本的减少,这样以人力资本增长率为代表的经济增长率也就会降低。而现收现支制度充其量只是调整风险在代际间的分摊偏好,无法对经济增长产生影响;而个人账户体制设计上可以通过提高缴费资金的投资收益率来提高其替代率,同时为了确保总体人力资本的增加,如果通过政策调整来使得工作年限大于或至少等于原替代率下的水平,那么经济增长率会随着替代率的增加而提高。

最后,我们利用包含个体生存概率的连续时间生命周期模型来探讨两个问题:(1)长寿风险如何影响人们的最优生命周期行为决策;(2)为应对长寿风险恢复养老金体系收支平衡而进行的不同养老金改革对人们的行为决策影响的差异。我们的结果表明,随着寿命的延长,理性人将调整其终身财富的分摊,降低其工作期消费并大幅度提高财富积累额度,更多地为退休后的生活融资。

以 2010 年的生存概率和确定参数为计算基础,实施财政收支上等价两套养老金改革方案,即推迟退休和消减养老金替代率对人们生命周期行为最优决策的影响具有明显的差异:面对长寿风险的冲击,如果选择推迟退休的话,人们就不必用消费来吸收风险(减小消费),而只需用从推迟退休中所获得的额外财富进行缓冲即可。这表现为工作期的消费明显提高,而退休期的消费也并未减少;延迟退休后,人们并不选择降低工作期的消费来吸收长寿风险,而是通过增加工作期的财富积累,在不影响终生消费的情况下对冲长寿风险;替代率降低对消费影响不大,这就意味着应对替代率的消减人们重新最优化效用的路径并不依赖大幅减少消费;同时,养老金替代率的下降对财富积累有相当的正面影响,将导致工作期财富积累较大程度的提高。

第六章 人口死亡率的预测

正如导论中所言,利用资本市场对长寿风险进行证券化已经成为金融创新的一个发展趋势,通过发行长寿连接型债券,可以将年金提供者承担的长寿风险有效地转移给资本市场。作为一种新型的金融衍生产品,长寿连接型债券发行成功的关键就是要给出准确的定价。我们知道,长寿债券的息票给付是与标的人口的生存指数相挂钩的,而生存指数的设定离不开人口死亡率的预测,因此,如果我们说准确定价是长寿债券发行的关键,那么对死亡率的准确建模和预测就成为定价成功与否的关键,基于这种考虑,我们分别用第六章和第七章来详尽探讨中国人口死亡率的建模预测及不完备保险市场中长寿债券的定价问题。

第一节 人口死亡率模型概述

从 1725 年 De Moivre 模型诞生以来,人们对死亡率模型的研究已经有将近 300 年的历史,传统上精算师们使用的模型都是趋势外推类的模型,它们描述了个体组群死亡率随着时间发展的变化,并且把死亡率风险分解成年龄、性别等多个人口统计变量,我们可以从表 6.1 作一个简单的了解:

表 6.1 经典的死亡率模型

模型	函数	参数
De Moivre (1724)	$\mu_x = \dfrac{1}{\omega - x} \quad 0 \leqslant x < \omega$	ω 表示最高寿命,x 表示年龄
Gompertz (1825)	$\mu_x = B\exp(\theta x)$	B 和 θ 是未知参数
Makeham (1860)	$\mu_x = A + B\exp(\theta x)$	A 是常数项,B 和 θ 是未知参数
Weibull (1951)	$\mu_x = Ax^\theta$	A 和 θ 是未知参数

De Moivre 模型将从出生到 x 岁的生存概率表示成年龄的线性函数,但该函数无法给出一个对所有年龄段人类生存情况的准确描述。Gompertz 模型指出年龄的指数模型能反映生命表中大部分人群的死亡情况,Gompertz 函数与经验数据的良好拟合表明存在一种"死亡率定律"来描述个体和人群死亡的年龄模型,然而有实证证据表明该模型有低估年轻人死亡率而高估老年人死亡率的趋势。为了弥补这种不足 Makeham 模型在 Gompertz 模型的基础上增加了一个被称为背景死亡率的常数项,他对于所有年龄都是相同的;Weibull 模型实际反映的是由于机械系统的损耗而导致故障的概率,可以用来考虑人类器官丧失功能前的时间分布,如果说器官功能丧失就意味着死亡,则该模型就同样可以用来得到死亡概率。

近年来,学术界和精算实务界的人士都越来越认识到人口死亡率的改善是受到随机过程的驱动的,也就是说死亡率的随机性得到了广泛的共识。从 20 世纪 90 年代起,人们就发展了许多随机模型来研究死亡率的改善。这包括著名的 Lee-Carter model(Lee 和 Carter 1992),以及他的各种拓展,如 Brouhns 等(2002),Renshaw 和 Haberman(2003,2006),CMI(2005,2006),P-Splines model(Currie 等,2004;Currie,2006)等。本书拟对现有的有广泛影响的随机死亡率模型进行比较评价,并给出人口死亡率模型应该具有的基本特质。

一、定义

这里我们将讨论 8 种随机死亡率模型,因此我们将先对这些模型中一些通用的名词术语作出定义。

日历年 t 指的是从 t 到 $t+1$ 的时间段,定义 $m(t,x)$ 为日历年 t 年龄为 x 岁人的粗死亡率,即有下式成立:

$$m(t,x) = \frac{\text{日历年 } t \text{ 年龄为 } x \text{ 岁的人口死亡数}}{\text{日历年 } t \text{ 年龄为 } x \text{ 岁的平均总人口数}}$$

式中的平均总人口数通常用日历年中时 x 岁人的估计数来代替。

对死亡的第二个测度是死亡率 $q(t,x)$,这是一个概率,即一个在 t 时年龄为 x 岁人在接下去的 t 到 $t+1$ 的时间段内死亡的概率。另一个测度是死力 $\mu(t,x)$,他表示的是一个在 t 时年龄为 x 岁人恰在 t 时的即时死亡率,那么对这些人来说,在一个很小的时间段 dt 内,其死亡的概率就是 $\mu(t,x)dt$。

从上面的定义我们可以看出粗死亡率 $m(t,x)$ 和死亡概率 $q(t,x)$ 是很相似的,实际上他们在数值上也很相近,在一些精算假设下我们可以得到他们之间的关系,这些假设包括:

- 假设 1:对所有的 $0 \leqslant s,u < 1, \mu(t+s,x+u) = \mu(t,x)$,也就是说我们假设

死力在同一个日历年中的每一个时间点上是常数。

• 假设 2:我们假定一个静态人口,即各个年龄的人口规模都保持常数

这些假设意味着

a) $m(t,x) = \mu(t,x)$

b) $q(t,x) = 1 - \exp[-\mu(t,x)] = 1 - \exp[-m(t,x)]$

二、人口死亡率模型

首先我们对下面的一些表达式的意义进行说明和约定。

• 函数 $\beta_x^{(i)}$ 表示与年龄相关的死亡率影响因素。

• 函数 $k_t^{(i)}$ 表示与期间相关的死亡率影响因素。

• 函数 $\gamma_c^{(i)}$ 表示与同期群体相关的(cohort-related)死亡率影响因素

下面所有的模型除了模型 4 的 P-Splines 模型外都是 $\lg m(t,x) = \sum_i \beta_x^{(i)} k_t^{(i)} \gamma_{t-x}^{(i)}$ 的形式或 $\lg q(t,x) = \sum_i \beta_x^{(i)} k_t^{(i)} \gamma_{t-x}^{(i)}$ 的形式。同时要注意的是这里记录死亡时的日历年和死亡时最后生日年龄的方法意味着死亡人数的计数时间从日历年 $t-x-1$ 年 1 月 1 日直到日历年 $t-x$ 年 12 月 31 日。

MODEL 1

Lee 和 Carter(1992)提出了下面的死亡率模型

$$\lg m(t,x) = \beta_x^{(1)} + \beta_x^{(2)} k_t^{(2)} \tag{6.1}$$

对上面的模型存在一个参数估计的可识别性问题,为了看清这一点,让我们看看下面修正的参数化形式

$\lg m(t,x) = \widetilde{\beta}_x^{(1)} + \widetilde{\beta}_x^{(2)} \widetilde{k}_t^{(2)}$,并且有

$\widetilde{\beta}_x^{(1)} = \beta_x^{(1)} + b\beta_x^{(2)}$

$\widetilde{\beta}_x^{(2)} = \beta_x^{(2)}/a$

$\widetilde{k}_t^{(2)} = a(k_t^{(2)} - b)$,

那么我们也可以得到相同的 $\lg m(t,x)$ 值,这就意味着我们无法在这两种参数化之间进行区分,为了解决这个问题我们需要对参数加上两个限制条件,当然从某种意义上来说这种限制是主观的,对上面的模型我们可以使用下面的两个限制,即:

$$\sum_t k_t^{(2)} = 0$$

$$\sum_t \beta_x^{(2)} = 1$$

这里的第一个限制就意味着对每个年龄 x 来说,对 $\beta_x^{(1)}$ 的估计应该等于(或

至少是很接近于)$\lg m(t,x)$ 的均值。第二个限制条件就是要固定上面的参数 a 和 b。这个限制条件的选择具有主观性，在不同的学术文献中有不同的选择，但有一个要点就是这种选择不能对数据拟合优度或对死亡率的预测有影响。

MODEL 2

Renshaw 和 Haberman（2006）对 Lee-Carter 模型进行了归纳总结，并且加入了一个反映同期群体影响的参数，得到如下方程：

$$\lg m(t,x) = \beta_x^{(1)} + \beta_x^{(2)} k_t^{(2)} + \beta_x^{(3)} \gamma_{t-x}^{(3)} \tag{6.2}$$

这样方程（6.1）就变成上面方程当 $\beta_x^{(3)}$ 和 $\gamma_{t-x}^{(3)}$ 等于 0 时的特例。同方程（6.1）一样的是方程（6.2）也存在所谓的参数可识别性问题。因此我们也要对其施加一些约束以确保模型的可识别性。

$$\sum_t k_t^{(2)} = 0$$

$$\sum_x \beta_x^{(2)} = 1$$

$$\sum_{x,t} \gamma_{t-x}^{(3)} = 0$$

$$\sum_x \beta_x^{(3)} = 1$$

第一和第三个约束使得对 $\beta_x^{(1)}$ 的估计应该等于（或至少接近于）$\lg m(t,x)$ 的均值，与模型 1 相似，第二和第四个约束的选定具有一定的主观性，但其要点仍然是约束条件的选择不要影响到数据拟合的质量。在 Renshaw 和 Haberman（2006）的原文中，作者把对 $\beta_x^{(1)}$ 的估计固定在 $n_y^{-1} \sum_t \lg m(t,x)$，其余的参数用迭代的方法来求得，相对而言我们把上式关于 $\beta_x^{(1)}$ 的估计作为最初估计，同时也在迭代方法中包括参数 $\beta_x^{(1)}$。作者发现迭代法中的参数估计值非常缓慢的收敛于他们的最大似然估计。这表明仍然存在模型的可识别性问题。

MODEL 3

Currie（2006）中提出了一种简化的 APC（Age-Period-Cohort）模型

$$\lg m(t,x) = \beta_x^{(1)} + k_t^{(2)} + \gamma_{t-x}^{(3)} \tag{6.3}$$

显然这是模型 2 的简化形式，即模型 2 中的 $\beta_x^{(2)} = 1$，$\beta_x^{(3)} = 1$。作者用 P-splines 去拟合 $\beta_x^{(1)}$，$k_t^{(2)}$ 和 $\gamma_{t-x}^{(3)}$ 以确保其平滑。不失一般性，我们可以加上如下的约束条件

$$\sum_t k_t^{(2)} = 0$$

$$\sum_{x,t} \gamma_{t-x}^{(3)} = 0$$

这里我们需要进一步的约束条件，因为否则的话我们可以在参数 $\gamma_{t-x}^{(3)}$ 上加

上 $\delta((t-\bar{t})-(x-\bar{x}))$，从 $k_t^{(2)}$ 减去 $\delta(t-\bar{t})$ 再给 $\beta_x^{(1)}$ 加上 $\delta(x-\bar{x})$ 而不影响上面的两个约束。参数 δ 的选择可以用迭代方法来最小化下式得到

$$S(\delta) = \sum_x (\beta_x^{(1)} + \overset{\wedge}{\sigma_x^2}(x-\bar{x}) - \bar{\beta}_x^{(1)})^2 \tag{6.4}$$

这里 $\bar{\beta}_x^{(1)} = n_y^{-1} \sum_t \lg m(t,x)$，这意味着有

$$\delta = -\frac{\sum_x (x-\bar{x})(\beta_x^{(1)} - \bar{\beta}_x^{(1)})}{\sum_x (x-\bar{x})^2} \tag{6.5}$$

已有的两个约束条件给定了参数 $k_t^{(2)}$ 和 $\gamma_{t-x}^{(3)}$，因此我们可以根据下面的公式修正参数估计如下

$$\tilde{k}_t^{(2)} = k_t^{(2)} - \delta(t-\bar{t})$$

$$\tilde{\gamma}_{t-x}^{(3)} = \gamma_{t-x}^{(3)} + \delta((t-\bar{t})-(x-\bar{x}))$$

$$\tilde{\beta}_x^{(1)} = \beta_x^{(1)} + \delta(x-\bar{x})$$

这里我们注意到模型 1 到模型 3 实际上都是拓展的 Lee-Carter 模型系列。

MODEL 4

Currie 等（2004）提出使用 B-Splines 和 P-Splines 来拟合死亡率数据，即

$$\lg m(t,x) = \sum_{i,j} \theta_{ij} B_{ij}^{ay}(x,t) \tag{6.6}$$

这也是一种常用的死亡率模型，如英国就采用这种模型去估计死亡率。该模型使用惩罚样条 Penalized Splines（P-Splines）去拟合死亡率，从而来推导出未来的死亡率模式。

其中，B_{ij}^{ay} 是用来拟合历史数据的三次函数，而 θ_{ij} 是待估参数。当我们对参数 θ_{ij} 引进惩罚数后，P-Spline 方法就与传统的三次样条方法有很大的不同了。因为当我们要去预测死亡率时，就必须通过给定的惩罚数去推测参数 θ_{ij}。

MODEL 5

Cairns、Blake 和 Dowd（2006b）提出用下面的模型来拟合死亡概率，即

$$\lg itq(t,x) = \beta_x^{(1)} k_t^{(1)} + \beta_x^{(2)} k_t^{(2)} \tag{6.7}$$

对于这个模型如果假设简单的参数形式 $\beta_x^{(1)} = 1$ 与 $\beta_x^{(2)} = (x-\bar{x})$，这里 $\bar{x} = \sum_i x_i / n_a^{-1}$ 是样本范围内的平均年龄，则上式可表达成

$$\lg itq(t,x) = k_t^{(1)} + k_t^{(2)}(x-\bar{x}) \tag{6.8}$$

这样模型就没有所谓的可识别问题了。

MODEL 6

这个模型是上面 CBD 模型的一个拓展，包含了群体效用项

$$\text{lgit}q(t,x)=\beta_x^{(1)}k_t^{(1)}+\beta_x^{(2)}k_t^{(2)}+\beta_x^{(3)}\gamma_{t-x}^{(3)} \tag{6.9}$$

与模型 5 一样，设定简单的参数形式 $\beta_x^{(1)}=1$，$\beta_x^{(2)}=(x-\overline{x})$ 及 $\beta_x^{(3)}=1$ 我们可以得到

$$\text{lgit}q(t,x)=k_t^{(1)}+k_t^{(2)}(x-\overline{x})+\gamma_{t-x}^{(3)} \tag{6.10}$$

显然上式何其他模型一样仍然存在模型的识别问题，因此我们把 $\gamma_{t-x}^{(3)}$ 转换成 $\widetilde{\gamma}_{t-x}^{(3)}=\gamma_{t-x}^{(3)}+\varphi_1+\varphi_2(t-x-\overline{x})$，对 $k_t^{(1)}$ 和 $k_t^{(2)}$ 也进行相应的调整，而且要不影响死亡概率 $q(t,x)$ 的拟合值。这就要求两个约束条件来限制参数 φ_1 和 φ_2 的随意性，这样我们对 $\gamma_{t-x}^{(3)}$ 的估计值就会以 0 为中心而并呈现向上或向下的趋势性变化。

MODEL 7

这个模型可以看作是模型 6 的拓展，就是在年龄效应上加上二次项，这样模型就变成

$$\text{lgit}q(t,x)=k_t^{(1)}+k_t^{(2)}(x-\overline{x})+k_t^{(3)}((x-\overline{x})^2-\hat{\sigma}_x^2)\gamma_{t-x}^{(4)} \tag{6.11}$$

这里的常数 $\hat{\sigma}_x^2=n_a^{-1}\sum_i(x-\overline{x})^2$ 是 $(x-\overline{x})^2$ 的均值。与模型 6 一样，为了解决模型的可识别问题，我们把 $\gamma_{t-x}^{(4)}$ 转换成 $\widetilde{\gamma}_{t-x}^{(4)}=\gamma_{t-x}^{(4)}+\varphi_1+\varphi_2(t-x-\overline{x})+\varphi_3(t-x-\overline{x})^2$，同时对 $k_t^{(1)}$，$k_t^{(2)}$ 和 $k_t^{(3)}$ 进行相应的调整，并要求并不影响 $q(t,x)$ 的拟合值，这就要求其我们施加三个约束来防止参数 φ_1，φ_2 和 φ_3 的任意性。这样对 $\gamma_{t-x}^{(4)}$ 的估计就会在 0 上下波动，而不会呈现出明显的向上或向下的趋势性变化。

MODEL 8

该模型实际上也是 CBD 模型的拓展，模型显示对于任何特定的群体来说群体效应 $\gamma_{t-x}^{(3)}$ 的影响是随着时间递减的（也即 $\beta_x^{(3)}$ 随着 x 递减）而不是保持常数（即 $\beta_x^{(3)}$ 等于常数），如下

$$\text{lgit}q(t,x)=\beta_x^{(1)}k_t^{(1)}+\beta_x^{(2)}k_t^{(2)}+\beta_x^{(3)}\gamma_{t-x}^{(3)} \tag{6.12}$$

这里有

$$\beta_x^{(1)}=1$$
$$\beta_x^{(2)}=(x-\overline{x})$$
$$\beta_x^{(3)}=(x_c-x)$$

上式中参数 x_c 是待估的常数，这样我们就有

$$\text{lgit}q(t,x)=k_t^{(1)}+k_t^{(2)}(x-\overline{x})+\gamma_{t-x}^{(3)}(x_c-x) \tag{6.13}$$

为了避免模型的可识别性问题，再引人一个约束条件

$$\sum_{x,t}\gamma_{t-x}^{(3)}=0$$

我们可以看出模型 6 到模型 8 实际上都是模型 5 的拓展，都从不同的角度考虑的群体效应项，显然模型 5 到模型 8 都是拓展的 CBD 模型系列。

下面我们对随机死亡率模型公式进行列表比较，表中的 $\beta_x^{(i)}$、$k_t^{(i)}$ 和 $\gamma_{t-x}^{(i)}$ 分别是年龄、期间和群体效应项；B_{ij}^{ay} 是 B-Spline 基础函数，参数 θ_{ij} 是赋予每个基础函数的权重；$\overline{x}$ 是分析中所用到的年龄区间的均值，而 $\hat{\sigma}^2$ 是 $(x-\overline{x})^2$ 的均值。

表 6.2　常见随机死亡率模型公式列表

模型	公　式
M1	$\lg m(t,x)=\beta_x^{(1)}+\beta_x^{(2)}k_t^{(2)}$
M2	$\lg m(t,x)=\beta_x^{(1)}+\beta_x^{(2)}k_t^{(2)}+\beta_x^{(3)}\gamma_{t-x}^{(3)}$
M3	$\lg m(t,x)=\beta_x^{(1)}+k_t^{(2)}+\gamma_{t-x}^{(3)}$
M4	$\lg m(t,x)=\sum_{i,j}\theta_{ij}B_{ij}^{ay}(x,t)$
M5	$\lg it q(t,x)=k_t^{(1)}+k_t^{(2)}(x-\overline{x})$
M6	$\lg it q(t,x)=k_t^{(1)}+k_t^{(2)}(x-\overline{x})+\gamma_{t-x}^{(3)}$
M7	$\lg it q(t,x)=k_t^{(1)}+k_t^{(2)}(x-\overline{x})+k_t^{(3)}((x-\overline{x})^2-\hat{\sigma}_x^2)\gamma_{t-x}^{(4)}$
M8	$\lg it q(t,x)=k_t^{(1)}+k_t^{(2)}(x-\overline{x})+\gamma_{t-x}^{(3)}(x_c-x)$

模型的差异

模型 1 至 3 以及模型 5 至 8 实际上都有一个共同的潜在假设，就是说年龄，期间和群体效应本质上是不同的。具体地说，从一年到另一年往往会有一些我们在年龄间无法观察到的随机性，而这些或许是由当地的环境因素造成的。相比较而言 P-splines 模型，即模型 4，该模型假定不仅在年龄效应和群体效应上，就是在期间效应上死亡率也有平滑性。而模型 5 至 8 与模型 1 至 3 不同的是他们假定在年龄间存在一个函数关系。取决于学者对年龄，期间和群体效应潜在平滑性的看法，个人往往会偏好与此看法一致的模型。对于模型间主要特征的比较，学者们给出了一些评价标准：

1）易于操作：在其他条件一致的情况下，我们肯定会偏好于那些易于操作的模型而不是那些难以处理的模型。

2）简约：在其他条件一致的情况下，一个参数较少的模型肯定会更受到人们的偏好。

3）模型是否可以产生样本路径：因为这些对于定价长寿连接型金融工具非常有用。

4）模型是否可以产生预测的百分位数。

5）是否考虑到了参数的不确定性。

6）是否包含了群体效应。

7）是否能产生一定程度的相关结构。

表 6.3　理想模型的评估标准

模型	M1	M2	M3	M4	M5	M6	M7	M8
1）	Y	?	Y	?	Y	Y	Y	?
2）	Y	?	?	Y	Y	?	?	?
3）	Y	Y	Y	?	Y	Y	Y	Y
4）	Y	Y	Y	N	Y	Y	Y	Y
5）	Y	Y	Y	Y	Y	Y	Y	Y
6）	N	Y	Y	Y	N	Y	Y	Y
7）	N	N?	N?	N	Y	Y	Y	Y

（表二表明每个模型是否满足上述的几个标准，满足的标明 Y，不满足的标明 N，尚不清楚或出于两者之间的标明?）

满足表 6.3 中前 5 个标准的模型很显然是合适的，但如果我们认为群体效应很重要从而必须加以考虑的话，我们就会想要第六个标准；如果历史数据中出现了相关结构的话那么第七个标准显然就是我们所需要的。

此外在我们拟合历史数据时我们需要的另两个评价标准是：

- 模型应该和历史数据保持一致。
- 参数估计相对于所利用的数据范围来说应该是稳健的。

显然，一个好的随机死亡率模型在预测死亡率改善以及这些预测的置信区间时应该考虑这些标准，这些对于量化长寿风险，提供长寿连接型金融工具的基准，以及为此类金融工具进行定价和设计长寿风险对冲头寸等都有着重要的意义。

第二节　中国人口死亡率的估计与预测

在保险精算学和人口统计学上传统的人口死亡率模型如 Gompertz 模型、Makeham 模型等都是静态的死亡率模型，它们往往采用一些简化的假设和人为的限定来使模型的预测结果趋于合理，但是人口的期望寿命因生理和科技的原因一直在不断的延长，而且延长的速度也具有很大的不确定性，这就使得采用传

统的死亡率模型去预测人口的寿命就具有很大的局限性。为了克服传统死亡率
预测方法的局限性，美国人口统计学家 Lee Ronald D. 和 Carter Lawrence R. 在
1992 年提出了一种动态的死亡率预测方法，该方法结合了传统的人口统计模型
与时间序列模型，它通过对历史数据的拟合，能够更加客观的分析得出未来死亡
率的预测值，同时因为这种预测是建立在一个长期平稳的趋势之上的，所以预测
的准确度也提高了。

一、原理及数据来源

Lee-Carter 模型用三个参数序列：$\{\alpha_x\}$，$\{\beta_x\}$ 和 $\{k_t\}$ 来描述 x 岁的人在 t 时
的中心死亡率，即 $m_{x,t}$，公式为

$$\ln(m_{x,t}) = \alpha_x + \beta_x k_t + \varepsilon_{x,t} \tag{6.14}$$

这里年龄相关的参数 α_x 给出了各年龄死亡率的平均水平，k_t 是一个随时间
而变化的参数，给出死亡率改善的速度，另一个年龄相关的参数是 β_x 给出了各
个不同年龄对参数 k_t 的敏感性，$\varepsilon_{x,t}$ 是误差项。

Renshaw 和 Haberman(2003)中提出的模型预测过程可以概括如下：

① $\hat{m}_{x,t} = d_{x,t}/L_{x,t}$，其中，$d_{x,t}$ 为 x 岁的人在 t 年的死亡人数，$L_{x,t}$ 为 x 岁的人
在 t 年的年平均人口。

② 估计 α_x 的值，$\hat{\alpha}_x = \ln(\prod_{t=t_1}^{t_n} \hat{m}_{x,t}^{1/n}) = \dfrac{\ln(\prod_{t=t_1}^{t_n} \hat{m}_{x,t})}{n} = \dfrac{\sum_{t=t_1}^{t_n} \ln(\hat{m}_{x,t})}{n}$，即 α_x 的估
计值其实就是 $\ln(m_{x,t})$ 关于时间的平均值，它可以视为某一特定年龄的平均死
亡率。

③对 β_x，κ_t 进行估计；可以运用数学应用软件 MATLAB 8.0 对矩阵
$[\ln(\hat{m}_{x,t}) - \hat{\alpha}_x]$ 进行奇异值(SVD，Singular Value Decomposition)分解，β_x，κ_t 分
别为 SVD 矩阵中左一列和右一列的奇异向量。

④调节 $\hat{\kappa}_t$ 的估计值，使得总死亡人数的真实值与期望值相等，即：$\sum_{x=x_1}^{x_k} d_{x,t}$
$= \sum_x L_{x,t} * \exp(\hat{\alpha}_x + \hat{\beta}_x \hat{\kappa}_t)$。

这里我们借助 Excel 中的"单变量求解"功能对上式进行求解。

⑤根据所估计的 $\hat{\kappa}_t$，运用时间序列模型 ARIMA(p,d,q) 预测未来值 $\hat{\kappa}_{t_{n+s}}$，
其中 $s>0$。

⑥预测未来死亡率 $m_{x,t_{n+s}}$：$\hat{m}_{x,t_{n+S}} = e^{\hat{\alpha}_x + \hat{\beta}_x \hat{\kappa}_{t_{n+s}}}$ $(s>0)$。

简单来说，Lee-Carter 模型中的死率预测是分两个阶段来进行的。第一阶

段我们用历史数据来估计参数 α_x，β_x 和 k_t，第二阶段用 ARIMA 过程来对参数 k_t 的拟合值建模，最后我们通过拟合的 ARIMA 模型来对 k_t 进行趋势性外推，从而得到对将来死亡率的预测。首先运用最小二乘法我们可以求得三个参数的估计值分别为

$$\hat{\alpha}_x = \frac{1}{n} \sum_{t=0}^{T} \ln(m_{x,t}) \tag{6.15}$$

$$\hat{\beta}_x = \frac{\sum\limits_{t=0}^{T} k_t \ln(m_{x,t})}{\sum\limits_{t=0}^{T} k^2} \tag{6.16}$$

$$\hat{k}_t = \frac{\sum\limits_{allx} \beta_x \ln(m_{x,t}) - \sum\limits_{allx} \hat{\alpha}_x \beta_x}{\sum\limits_{allx} \beta_x^2} \tag{6.17}$$

显然 $\hat{u}_x$ 可以用中心死亡率历史数据和上式直接求得，但 $\hat{\beta}_x$ 和 $\hat{k}_t$ 无法利用上式直接求得，因此我们可以用 Lee 和 Carter(1992)提议的奇异值分解方法来解决问题

$$(\ln m_{x,t} - \hat{\alpha}_x)_{x,t} = \hat{\beta}_x \hat{k}_t + \varepsilon_{x,t} = UDV^T = \sum_{i=1}^{r} u_i d_i v_i \tag{6.18}$$

这里矩阵 U 和 V 分别是左右奇异矩阵，D 是包含奇异值 d_i 的对角矩阵，这里 $r = rank(UDV^T)$，而 u_i 和 v_i 分别是左右矩阵中的奇异向量，正如诸多学者所指出的那样，上式求和式中的第一项 $u_1 d_1 v_1$ 通常可以解释左端表达式总变量中的绝大部分，正如 Tuljapurkar 等(2000)所指出的对很多低死亡率的国家来说 $d_1^2 / \sum\limits_{i=1}^{r} d_i^2 \geqslant 0.94$，这也许是因为奇异值 d_i 是降序的，因此我们可以仅仅考虑上述和式的第一项来代表表达式 $\hat{\beta}_x \hat{k}_t$，而余下部分 $\sum\limits_{i=2}^{r} u_i d_i v_i$ 作为误差项 $\varepsilon_{x,t}$，

为了能对死亡率进行预测，三个参数中仅有 $\hat{k}_t$ 需要进行时间序列预测，因为 $\hat{\alpha}_x$ 和 $\hat{\beta}_x$ 仅与年龄有关并不随着时间变化。

虽然中心死亡率被精算师和人口统计学家广泛应用来描述和解释死亡率，但它并没有生存概率来得直观，因此我们还要把对中心死亡率的预测转化成生存函数，对于一个 0 时刻 x_0 岁的人来说，生存函数 $_s p_{x_0}$ 给出了 s 年的生存概率，可以表示成

$$_s p_{x_0} = \prod_{j=0}^{s-1} p_{x_0+j} = \prod_{j=0}^{s-1} \exp(-\mu_{x_0+j}) = \prod_{j=0}^{s-1} \exp(-m_{x_0+j,j})$$

$$= \prod_{j=0}^{s-1} \exp(-\mathrm{e}^{\overset{\wedge}{\alpha}_{x_0+j}+\overset{\wedge}{\beta}_{x_0+j}\hat{k}_j}) \tag{6.19}$$

上式中实际上我们假定了在一年内死力是常数,即 $\mu_{x,t+u}=\mu_{x,t} \ \forall u \in [0,1)$ 和 $q_{x,t}=1-\mathrm{e}^{-\mu_{x,t}}$。在式 $\overset{\wedge}{\alpha}_x = \dfrac{1}{n}\sum_{t=0}^{T}\ln(m_{x,t})$ 中,T 是时间序列死亡率数据的期数,然后对矩阵 $\{\ln(m_{x,t})-\overset{\wedge}{\alpha}_x\}$ 进行奇异值分解,分别给出 β_x 和 k_t 的初步估计,为了满足参数唯一性的要求,要对 β_x 和 k_t 的估计进行正态化以便它们的和分别等于 0 和 1,即

$$\sum_{t=0}^{T} k_t = 0$$

$$\sum_{t=0}^{T} \beta_x = 1$$

至此我们要注意的是估计 β_x 和 k_t 所用的 SVD 方法只是一种纯粹的数学上的近似,其拟合值和实际观察的死亡数可能并不一样,为了使拟合值和实际观察值趋于一致,我们需要对 k_t 进行特别的调整,即通过 ARIMA 过程来对 k_t 建模并通过趋势外推得到死亡率的预测,显然我们有

$$\ln(m_{x,t+s})=\alpha_x+\beta_x k_{t+s}+\varepsilon_{x,t+s}=\ln(m_{x,t})+\beta_x(k_{t+s}-k_t)+\varepsilon_{x,t+s}-\varepsilon_{x,t}$$
$$\tag{6.20}$$

从而有

$$u_{x,t+s}=u_{x,t}\exp(\beta_x(k_{t+s}-k_t)+\varepsilon_{x,t+s}-\varepsilon_{x,t}) \tag{6.21}$$

正如 Lee 和 Carter(1992)指出,长期预测中大约 95% 的方差是由 k_t 所产生的,因此可以把上式简化成

$$u_{x,t+s}=u_{x,t}\exp(\beta_x(k_{t+s}-k_t)) \tag{6.22}$$

也就是

$$u_{x,t+s}^{f}=\hat{u}_{x,t}\exp(\overset{\wedge}{\beta}_x(k_{x,t+s}^{f}-\hat{k}_t)) \tag{6.23}$$

式中上标 f 表示预测值,拟合值可由上述第一步得到,而 $k_{x,t+s}^{f}$ 可由 ARIMA 过程得到,这样我们就可以对未来的死亡率进行预测,并进而由下式得到 t 时 x 岁的人在今后 τ 年的生存概率,即

$$_{\tau}p_{x,t} = \exp(-\sum_{i=1}^{\tau} u_{x+i,t+i}) \tag{6.24}$$

本书的原始数据来源于国家统计局公布的 1997—2010 年《中国人口统计年鉴》中各年的按年龄、性别分组的年平均人口、死亡人口以及死亡率数据。我们将死亡率分段,每五岁为一段,因为数据中十岁左右的人口死亡率很小,有近似零的情况,并且 20 岁以下参加工作和参与养老金计划的人数也很少,因此我们

的死亡率选取从 21 岁开始;同时 80 岁以上的人数较少,从死亡率方差来看其波动比较大,从而使得数据的说服力不够,基于以上情况我们对 80 以上人口死亡率不再按五岁分组,而是合并为一组,即 80 以上组,因此我们这里只取 21~80 岁人口死亡率作为研究对象,对 20 岁以前和 80 岁以后的数据可以应用插值法来获取。这样我们按照年龄段分为:21~25 岁、26~30 岁、31~35 岁、36~40 岁……76~80 岁,以及 80 岁及以上总共 13 组,而数据区间为:1996—2009 年,总共为 15 年。因此在我们的模型中,$k=13,n=14$

二、参数估计结果及分析

因为 Lee-Carter 模型右边所有变量都是不可观测的,所以我们不能用普通的 OLS 方法对其进行回归预测,由上文可知

$$\hat{\alpha}_x = \frac{1}{n} \sum_{t=0}^{T} \ln(m_{x,t}) \tag{6.25}$$

把死亡率数据代入该式可以得到我国城市男女人口 α_x 的预测值。

表 6.4 1995—2009 年我国人口的 α_x 预测值

年龄段	α_x(男性)	α_x(女性)
21~25 岁	−7.46016	−8.3469
26~30 岁	−7.22103	−8.0669
31~35 岁	−6.87843	−7.69968
36~40 岁	−6.58385	−7.35699
41~45 岁	−6.13058	−6.93412
46~50 岁	−5.76022	−6.4841
51~55 岁	−5.30126	−5.94299
56~60 岁	−4.8282	−5.41703
61~65 岁	−4.30063	−4.82912
66~70 岁	−3.82578	−4.2874
71~75 岁	−3.3178	−3.76124
76~80 岁	−2.85797	−3.25366
80 岁以上	−2.4072	−2.72966

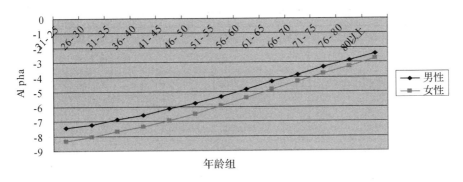

图 6.1　估计值 $\hat{\alpha}_x$ 按年龄分组图

从 α_x 估计值的表达式容易知道它可以看作各年龄对数死亡率的平均值,这样从上面我国城市男女 α_x 估计值的时序图我们可以看出 20 岁以后,随着年龄的增加男女各自的死亡率都在逐渐增加,这是和常理相一致的,此外更重要的一点是各年龄段女性人口 α_x 值都比男性的要小,这也就意味着女性人口的寿命要长于男性。见图 6.1。

在得到了 α_x 的估计值之后我们可以构造如下的统计量

$$[z_{xt}]=[\ln m_{xt}-\hat{\alpha}_x] \tag{6.26}$$

对其奇异值分解我们就可以得到参数 β_x 和 k_t 的估计,根据奇异值分解原理,有

$$[z_{xt}]=U*S*V^T \tag{6.27}$$

其思路就是用 U 的第一列 U_1,S 的第一个奇异值 S_1 和 V 的第一列 V_1 来表示整个矩阵 z_{xt} 的信息。根据模型正态化要求和参数线性化要求,容易算得 V_1 各项相加的和是 0,U_1 各项和男性为 3.3001,女性为 3.1961,我们将男女的 U_1 各项分别除以 3.3001 和 3.1961,就保证了调整后男女 U_1 各项和都是 1,同时将 V_1 各项分别乘以 3.3001 和 3.1961,使得调整后的 V_1 各项和都为 0,也就是说对于男性我们有 $\beta_x=U_1/3.3001$,$k_t^1=3.3001\times S_1\times V_1$,同样地,对于女性有 $\beta_x=U_1/3.1961$ 和 $k_t^1=3.1961\times S_1\times V_1$,这里男女的第一个奇异值 S_1 分别为 3.3878 和 4.7421,这样我们就得出 β_x 和 k_t 的估计值如表 6.5 所示。

表 6.5　1995 年—2009 年中国人口的 β_x 估计值

年龄段	β_x（男性）	β_x（女性）
21～25 岁	0.164783	0.173242，
26～30 岁	0.120269	0.154751
31～35 岁	0.042059	0.042176
36～40 岁	0.048938	0.066206
41～45 岁	0.031423	0.05513
46～50 岁	0.076846	0.116392
51～55 岁	0.049514	0.053503
56～60 岁	0.069301	0.061262
61～65 岁	0.073725	0.066957
66～70 岁	0.079179	0.066644
71～75 岁	0.068392	0.045024
76～80 岁	0.080695	0.047652
80 岁以上	0.094876	0.051062

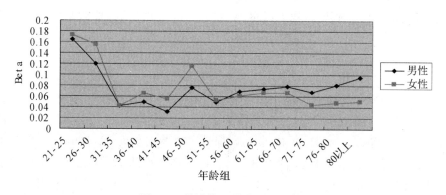

图 6.2　估计值 β_x 按年龄分组图

如前所述，β_x 用来测量因 k_t 发生变化而特定年龄死亡率发生变化的程度，当 k_t 值随着时间变化逐渐减小时，β_x 值的大小就决定着特定年龄死亡率下降的快慢。从图 6.2 中我们容易看出，从 21～55 岁区间女性对死亡率的波动更敏感，也就是在此期间女性人口的死亡率改善更大，或许医疗卫生的进步使得育龄期女性死亡率下降也是一个主因，相反在 55 岁之后，男性人口的死亡率改善更明显，这一现象的必然结果就是会缩小老年男女人口间的预期寿命差距，这些特征对公共养老金和商业养老金产品的定价具有重要的指导意义。

表 6.6　1995—2009 年中国人口的 k_t 估计值

年份	k_t（男性）	k_t（女性）
1996	4.780602	7.052192
1997	3.506073	4.134618
1998	3.727438	4.269509
1999	3.494893	2.282528
2000	1.802229	2.476527
2001	0.090559	0.798733
2002	0.043602	-0.65626
2003	-3.25676	0.431952
2004	0.408073	1.556544
2005	-0.65403	-0.5138
2006	-3.45688	-3.28132
2007	-2.94595	-5.12584
2008	-3.43005	-5.65782
2009	-4.1098	-7.76605

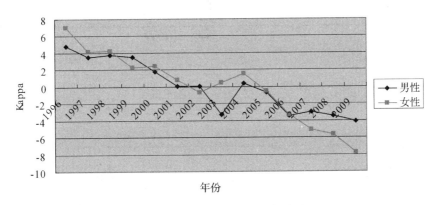

图 6.3　估计值 k_t 的时间序列图

从 k_t 的估计值时序图（见图 6.3）中我们可以看出随着时间推移，死亡率基本上呈线性的递减趋势，说明我国男女人口的死亡率在不断得到改善。

如前所述，利用奇异值分解方法得到 β_x 和 k_t 的估计值只是一种纯粹的数学上的近似，其拟合值和实际观察的死亡数可能并不一样，为了使拟合值和实际观察值趋于一致，我们需要对 k_t 进行特别的调整，即通过 ARIMA 过程来对 k_t 建模并通过趋势外推得到死亡率的预测。Lee 和 Carter(1992)在他们的模型中利用 ARIMA(0,1,0) 去预测指标 κ_t，即他们将时间序列 κ_t 视为是随机游走过程，而 Renshaw 和 Haberman (2003) 利用 ARIMA(1,1,0) 模型预测了英国男性死亡率，即他们认为英国男性的时间序列 κ_t 是一个一阶自回归过程。为了对我国的时间序列 κ_t 进行合理的预测，我们首先对时间序列 κ_t 进行平稳性检验，本书我们将进行 ADF(Augmented Dickey-Fuller) 和 PP(Phillips-Perron) 平稳性检验。下面是运用 SAS9.0 软件得到的检验结果：

表 6.7　中国男性人口参数序列 k_t 的 ADF 检验

	Augmented Dickey-Fuller Unit Root Tests						
Type	Lags	Rho	Pr< Rho	Tau	Pr<Tau	F	Pr>F
Zero mean	0	-2.8712	0.2258	-1.32	0.1622		
	1	-1.7077	0.3483	-0.82	0.3380		
Single mean	0	-2.5640	0.6754	-1.20	0.6380	1.78	0.6386
	1	-1.2438	0.8381	-0.76	0.7945	1.89	0.6137
Trend	0	-14.7890	0.0458	-3.62	0.0681	6.59	0.0744
	1	-23.4007	<.0001	-2.74	0.2401	3.77	0.4743

表 6.8　中国女性人口参数序列 k_t 的 ADF 检验

	Augmented Dickey-Fuller Unit Root Tests						
Type	Lags	Rho	Pr< Rho	Tau	Pr<Tau	F	Pr>F
Zero mean	0	-1.1279	0.4389	-0.63	0.4229		
	1	0.4519	0.7674	0.17	0.7159		
Single mean	0	-0.4611	0.9111	-0.32	0.8977	4.11	0.1021
	1	0.6851	0.9689	0.46	0.9761	2.05	0.5775
Trend	0	-7.4103	0.5105	-1.86	0.6193	1.77	0.8238
	1	-9.7515	0.2719	-1.59	0.7351	1.82	0.8140

　　从 ADF 检验的结果可以看出，其统计量皆显著大于 5% 显著性水平下的临界值，接受原假设，可以认为中国男女人口参数 k_t 序列是非平稳序列。因此我们对 k_t 序列做一阶差分，见图 6.4、6.5：

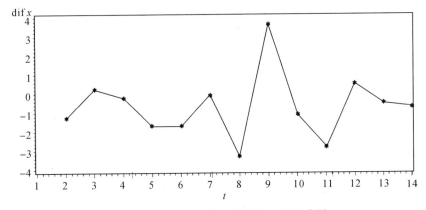

图 6.4 男性人口参数 k_t 序列的一阶差分图

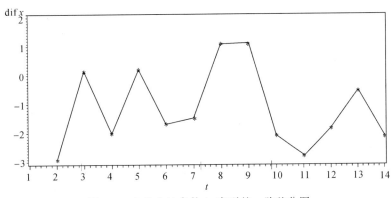

图 6.5 女性人口参数 k_t 序列的一阶差分图

时序图显示差分后序列在均值附近比较稳定地波动,考察差分后序列的自相关图也可以看出序列是平稳的,单位根检验的结果见表 6.9、表 6.10:

表 6.9 中国男性人口参数序列 k_t 一阶差分的单位根检验

				Augmented Dickey-Fuller Unit Root Tests			
Type	Lags	Rho	Pr< Rho	Tau	Pr<Tau	F	Pr>F
Zero mean	0	−15.2429	0.0007	−4.44	0.0003		
	1	−16.9661	0.0008	−2.62	0.0134		
Single mean	0	−17.5042	0.0001	−5.23	0.0019	13.66	0.0010
	1	−44.5894	<.0001	−4.07	0.0129	8.27	0.0010
Trend	0	−17.5372	0.0072	−4.96	0.0106	12.33	0.0010
	1	−45.9198	<.0001	−3.89	0.0529	7.57	0.0442

表 6.10　中国女性人口参数序列 k_t 一阶差分的单位根检验

Augmented Dickey-Fuller Unit Root Tests

Type	Lags	Rho	Pr< Rho	Tau	Pr<Tau	F	Pr>F
Zero mean	0	−8.17772	0.0275	−2.55	0.0151		
	1	−4.4947	0.1193	−1.26	0.1767		
Single mean	0	−12.6998	0.0164	−3.55	0.0261	6.32	0.0246
	1	−15.4072	0.0024	−2.39	0.1662	2.90	0.3808
Trend	0	−12.6185	0.0997	−3.52	0.0823	6.77	0.0676
	1	−16.4039	0.0099	−2.37	0.3697	2.83	0.6387

由表 6.9、表 6.10 可见,男性 k_t 一阶差分后的序列平稳,但女性 k_t 一阶差分后的序列仍然非平稳,继续差分显示 k_t 二阶差分后序列平稳,但 SAS 结果显示二阶差分后 ARIMA 模型拟合的结果不如一阶差分好,因此下文中我们对女性 k_t 序列也取一阶差分,即在 ARIMA(p,d,q) 中 d 皆取为 1。接下去的任务就是模型定阶,对于模型定阶人们一般使用的是 AIC 和 BIC 信息准则,AIC 即赤池信息准则,是由日本统计学家赤池弘次(Akaike)于 1973 年提出来的,全称是最小信息量准则。其指导思想是一个模型拟合得好坏取决于衡量拟合程度的似然函数值和模型中未知参数的个数,一个好的拟合模型应该是一个拟合精度和未知参数个数的综合最优配置,使得 AIC 函数达到最小的模型被认为是最优模型。BIC 准则是针对 AIC 准则的不足由 Akaike 在 1976 年提出的,后来 Schwart 在 1978 年根据 Bayes 理论也得出同样的判别准则,称为 SBC 准则,理论上已经证明 SBC 准则是最优模型的真实阶数的相合估计。应用 SAS9.0 可以很容易求得模型的信息准则值,计算结果整理列表如下(表 6.11):

表 6.11　中国城市男性人口各 ARIMA 模型的 AIC 与 SBC 值

模型	AIC 准则值	SBC 准则值
ARIMA(0,1,1)	43.67664	44.80654
ARIMA(1,1,1)	51.13913	52.83398
ARIMA(0,1,0)	52.0285	52.59345
ARIMA(1,1,0)	50.95633	52.08626

由表 6.11 可见,男性人口的 ARIMA(0,1,1) 模型的 AIC 和 SBC 的值都是最小的,即对于 k_t 的预测我们选用如下模型

$$k_t = k_{t-1} + c + a_t - \theta_t a_{t-1}$$

$$(6.28)$$

表 6.12　中国城市女性人口各 ARIMA 模型的 AIC 与 SBC 值

模　型	AIC 准则值	SBC 准则值
ARIMA(0,1,1)	48.29677	49.42667
ARIMA(1,1,1)	48.84847	50.54332
ARIMA(0,1,0)	46.35556	46.92051
ARIMA(1,1,0)	48.32143	49.45133

　　由表 6.12 可见,女性人口的 ARIMA(0,1,0)模型的 AIC 和 SBC 信息值是最小的,即选用 k_t 的预测模型如下

$$k_t = k_{t-1} + c + a_t \tag{6.29}$$

　　为了尽量避免因个人经验不足导致的模型识别问题,SAS 系统提供了相对最优模型识别,我们在 IDENTIFY 命令中增加一个 MINIC 命令就可以得到如下的结果(表 6.13、表 6.14):

表 6.13　中国城市男性人口 ARIMA 模型的最小信息量结果

Minimum Information Criterion		
Lags	MA 0	MA 1
AR 0	0.977205	0.720335
AR 1	0.91662	0.917638

Error series model：AR(2)

Minimum Table Value：BIC(0,1)＝0.720335

　　可见 BIC 信息量相对最小的是 ARIMA(0,1,1)模型。

表 6.14　中国城市女性人口 ARIMA 模型的最小信息量结果

Minimum Information Criterion		
Lags	MA 0	MA 1
AR 0	0.426846	0.536616
AR 1	0.535423	0.690537

Error series model：AR(1)

Minimum Table Value：BIC(0,0)＝0.426846

　　可见 BIC 信息量最小的是 ARIMA(0,1,0)模型。

表 6.15 男性人口模型参数估计值

Conditional Least Squares Estimation

Parameter	Estimate	Standard Error	t Value	$Pr>|t|$	Lags
Mu	-0.72226	0.07407	-9.75	$<.0001$	0
MA1,1	0.99999	0.34471	2.9	0.0144	1

表 6.15 中 Mu 是常数项,可见常数项和其他参数均显著(t 检验统计量的 P 值均小于 0.05),这样我们可得模型如下

$$k_t = k_{t-1} - 0.72226 + a_t - 0.99999 a_{t-1} \tag{6.30}$$

表 6.16 女性人口模型参数估计值

Conditional Least Squares Estimation

Parameter	Estimate	Standard Error	t Value	$Pr>|t|$	Lags
Mu	-1.13986	0.38453	-2.96	0.0118	0

由表 6.16 可知常数项能够通过 t 检验(t 检验统计量的 P 值均小于 0.05),参数估计值合理,从而得到模型如下

$$k_t = k_{t-1} - 1.13986 + a_t \tag{6.31}$$

这样我们就很容易得到 k_t 的预测值,预测结果整理如表 6.17:

表 6.17 中国人口死亡率 k_t 的预测值

预测年份	男 性	女 性
2010	-5.3310	-8.9059
2011	-6.0533	-10.0458
2012	-6.7755	-11.1856
2013	-7.4978	-12.3255
2014	-8.2200	-13.4654
2015	-8.9423	-14.6052
2016	-9.6646	-15.7451
2017	-10.3868	-16.8850
2018	-11.1091	-18.0248
2019	-11.8313	-19.1647

三、中国人口死亡率的预测结果

至此,我们可以对 2010—2019 年这十年的男女死亡率进行预测,计算公式如下

$$m_{x,2009+s}^f = \hat{m}_{x,2009} \exp\left[\overset{\wedge}{\beta}_x (k_{2009+s}^f - \hat{k}_{2009})\right], s = 1, 2, \cdots, 10 \tag{6.32}$$

显然这是中心死亡率的预测结果,我们可以用(6.19)式将他们转化成生存概率并进而得到死亡概率(表 6.18、6.19)。

表 6.18　中国男性人口 2010—2019 年中心死亡率预测值

年份＼年龄	2010	2011	2012	2013	2014
21～25 岁	0.000239	0.000212272	0.000188	0.000167	0.000149
26～30 岁	0.000385	0.000352996	0.000324	0.000297	0.000272
31～35 岁	0.000823	0.0007983	0.000774	0.000751	0.000729
36～40 岁	0.001065	0.001028055	0.000992	0.000958	0.000925
41～45 岁	0.00184	0.001798517	0.001758	0.001719	0.00168
46～50 岁	0.002091	0.00197854	0.001872	0.001771	0.001675
51～55 岁	0.003829	0.00369423	0.003564	0.003439	0.003318
56～60 岁	0.00553	0.005259603	0.005003	0.004759	0.004526
61～65 岁	0.009153	0.008678474	0.008228	0.007802	0.007397
66～70 岁	0.014294	0.013499883	0.01275	0.012041	0.011372
71～75 岁	0.025163	0.023949752	0.022796	0.021697	0.020651
76～80 岁	0.037323	0.03520944	0.033216	0.031335	0.029561
80 岁以上	0.054313	0.050716048	0.047357	0.044221	0.041292

年份＼年龄	2015	2016	2017	2018	2019
21～25 岁	0.000132	0.000117	0.000104	9.22738E-05	8.19208E-05
26～30 岁	0.000249	0.000229	0.00021	0.000192174	0.000176186
31～35 岁	0.000707	0.000686	0.000665	0.000645382	0.000626074
36～40 岁	0.000893	0.000862	0.000832	0.000802718	0.000774843
41～45 岁	0.001642	0.001606	0.00157	0.00153433	0.001499903

续表

年龄＼年份	2015	2016	2017	2018	2019
46～50 岁	0.001585	0.001499	0.001418	0.001341576	0.00126915
51～55 岁	0.003202	0.003089	0.002981	0.002876112	0.002775082
56～60 岁	0.004305	0.004095	0.003895	0.003705001	0.003524133
61～65 岁	0.007014	0.00665	0.006305	0.005978124	0.005668149
66～70 岁	0.01074	0.010143	0.009579	0.009046409	0.00854362
71～75 岁	0.019656	0.018708	0.017807	0.01694854	0.016131744
76～80 岁	0.027888	0.026309	0.024819	0.023414054	0.022088531
80 岁以上	0.038557	0.036004	0.033619	0.031392478	0.029313521

表 6.19　中国女性人口 2010—2019 年中心死亡率预测值

年龄＼年份	2010	2011	2012	2013	2014
21～25 岁	5.06903E-05	4.16E-05	3.41511E-05	2.80311E-05	2.30079E-05
26～30 岁	7.90763E-05	6.63E-05	5.55691E-05	4.65826E-05	3.90494E-05
31～35 岁	0.000311131	0.000297	0.00028261	0.000269344	0.000256701
36～40 岁	0.000353858	0.000328	0.000304286	0.000282167	0.000261656
41～45 岁	0.0005961	0.00056	0.000525699	0.000493679	0.00046361
46～50 岁	0.000541766	0.00047	0.000415506	0.000363879	0.000318667
51～55 岁	0.001629499	0.001533	0.001442391	0.001357051	0.00127676
56～60 岁	0.002573153	0.0024	0.002237755	0.002086818	0.001946062
61～65 岁	0.004403162	0.00408	0.003779838	0.003502079	0.003244731
66～70 岁	0.007589992	0.007035	0.006520181	0.006043206	0.005601123
71～75 岁	0.015572959	0.014794	0.014053828	0.013350742	0.01268283
76～80 岁	0.025272361	0.023936	0.02267083	0.021472232	0.020337003
80 岁以上	0.041402539	0.039061	0.036852969	0.034769153	0.032803166

年龄 \ 年份	2015	2016	2017	2018	2019
21~25 岁	1.88852E-05	1.55E-05	1.27231E-05	1.04432E-05	8.57174E-06
26~30 岁	3.27349E-05	2.74E-05	2.30034E-05	1.92834E-05	1.6165E-05
31~35 岁	0.000244653	0.000233	0.000222225	0.000211794	0.000201853
36~40 岁	0.000242638	0.000225	0.000208645	0.000193479	0.000179415
41~45 岁	0.000435374	0.000409	0.000383953	0.000360568	0.000338606
46~50 岁	0.000279075	0.000244	0.000214033	0.000187441	0.000164151
51~55 岁	0.001201227	0.00113	0.001063289	0.001000382	0.000941194
56~60 岁	0.001814811	0.001692	0.00157825	0.001471801	0.001372528
61~65 岁	0.003006314	0.002785	0.002580715	0.002391081	0.002215374
66~70 岁	0.005191415	0.004812	0.004459655	0.004133428	0.003831053
71~75 岁	0.012048387	0.011446	0.010873026	0.010329093	0.009812348
76~80 岁	0.019261885	0.018244	0.017278989	0.016365495	0.015500257
80 岁以上	0.030948501	0.029199	0.027547545	0.025989962	0.024520385

第三节　基于贝叶斯 MCMC 方法的我国人口死亡率预测研究

一、引　言

在过去的几十年中,我国和世界其他国家的人口死亡率都经历了持续性的下降,特别是在老年阶段。这种死亡率的改善超过了大多数养老基金和寿险公司的预期,给其偿付能力带来了巨大的压力,造成了一种无法用传统的风险积聚方法消除的系统性风险,即长寿风险。为了应对长寿风险,近十多年来,欧美发达国家开发了一种重要的金融创新工具——长寿衍生产品,其核心思想是让产品未来的现金流和将来实际实现的死亡率挂钩,从而让资本市场在长寿风险的配置中起积极作用。实务中,长寿衍生产品发行成功的关键是长寿风险的准确度量,即未来死亡率的准确预测。因此死亡率预测一直是近年来学者们关注的热点问题。

从 1725 年 De Moivre 模型诞生以来,人们对死亡率预测模型的研究已经有将近 300 年的历史。从模型的特征来看,死亡率预测模型大致可以分为静态模型、动态离散时间模型和动态连续时间模型三大类。

传统上精算师们使用的 Gompertz 模型和 Makeham 模型等都是静态的死亡率预测模型,它们往往采用一些简化的假设和人为的限定来使模型的预测结果趋于合理,完全忽略了死亡率变化的不确定性,这就使得采用传统的死亡率模型去预测人口的寿命就具有很大的局限性。近 20 年来,死亡率预测技术获得了长足的发展,新的动态死亡率模型不断被提出,总的来说,分为离散时间模型和连续时间模型。大多数离散时间死亡率模型都建立在 Lee 和 Carter(1992)原创性工作的基础之上。之后,针对该模型统计处理上的不足,学者们从不同的视角进行了改进和拓展,如极大似然估计方法(Brouhns 等,2002)和队列效用模型(Renshaw 和 Harbman,2006)等。之后,鉴于传统频率派 Box-Jenkins 二阶段方法在参数拟合和预测上的不连贯,学者们又尝试用贝叶斯方法在统一的框架下一次性完成参数的拟合和预测,相关文献有 Cairns 等(2011)、Müller 和 Mitra(2013)以及 Li(2014)等。

死亡率建模的连续时间模型较早的有 Milevsky 和 Promislow(2001),作者以一个简单的均值回复扩散过程来对死力(force of mortality)建模,之后这一思想进一步拓展成更一般化的扩散过程(Dahl,2004)和跳扩散过程(Biffis,2005;Cox,Lin 和 Pedersen,2010 等)。此类模型能够较好地帮助我们理解死亡率随时间变化的演化过程,但数学处理上的烦琐制约了其实用性。

国内学者的研究主要集中在 Lee-Carte 及其拓展模型在中国的应用上。如李志生、刘恒甲(2010)和祝伟、陈秉正(2012)等分别应用 Lee 和 Carter 模型及其改进的模型对中国城市人口死亡率进行了预测,并探讨了预测结果的应用问题。此外,祝伟、陈秉正(2009),韩猛、王晓军(2010)和王晓军、任文东(2012)分别考虑了中国人口死亡率数据缺失和样本量不足情况下 Lee-Carter 模型的改进与预测,并进一步探讨了死亡率改善对基本养老保险的影响。

国内学者的上述研究成果具有相当的深度和广度,然而,其中的不足也是明显的:

首先,当前的研究方法都诞生和发展于具有大样本和长时期人口死亡率统计数据的欧美国家。传统 Lee-Carter 模型时间效应估计采用的时间序列方法,理论上需要至少 20 年以上的连续数据才能保证预测结果的稳健性,而我国的人口死亡率统计数据相当有限,表现为多个年度数据缺失、样本量少和风险暴露数严重不足等缺陷,不仅连续年份不足 20 年,而且高质量的人口普查数据只有 3 年可查,其他仅为 1% 人口抽样数据和 1‰ 变动人口抽样数据。样本量较小,存在明显的风险暴露不足问题。以 2002 年为例,男性样本风险暴露数不足美国的 1/200,而我国的人口数却数倍于美国,较低的风险暴露数明显提高了相同年龄段人口死亡率在不同年度的不规则波动(见金博轶,2012)。因此,无法直接套用国外的死亡率预测方法。其次,传统方法先进行参数估计再根据趋势外推进行预测的二阶段方法,有割裂估计过程和预测过程的弊端,在进行未来参数值的预测时,往往会直接忽略参数估计的误差,从而也导致预测过程的不确定性增加。

针对我国人口死亡率统计数据的不足和传统 Lee-Carter 模型参数估计方法的缺陷,本书拟采用贝叶斯方法来进行死亡率的建模和预测。与祝伟,陈秉正(2009),韩猛、王晓军(2010)和王晓军、任文东(2012)不同的是,贝叶斯方法不仅充分利用了模型信息和样本信息,而且也融合了模型总体分布中多个未知参数的信息,可以更全面地考虑和解决传统统计方法的样本不足和样本质量问题;此外贝叶斯方法通过 MCMC 抽样在统一的框架下一次性估计出所有观察年份和预测年份的参数值,减少了误差的产生和累积。与金博轶(2013)的区别在于,本书依然采用经典的 Lee-Carter 模型,参数估计利用贝叶斯 Markov chain Monte Carlo 方法,即贝叶斯 MCMC 方法,并利用 WinBUGS 软件来进行建模。使用WinBUGS 可以很方便地对许多常用模型和分布进行 Gibbs 抽样,编程者不需要推导参数的后验密度或似然函数的精确表达式,只要设置好变量的先验分布并对所研究的模型进行一般的描述,就能顺利完成对模型的贝叶斯分析,极大地方便了贝叶斯方法的使用。

二、模型与方法

(一)Lee-Carter 模型

Lee-Carter 模型用三个参数序列:a_x,b_x 和 k_t 来描述 x 岁的人在 t 时观察的中心死亡率 $m_{x,t}$ 的自然对数,公式为

$$\ln(m_{x,t}) = a_x + b_x k_t + \varepsilon_{x,t} \tag{6.33}$$

这里 k_t 是一个随时间而变化的参数,表示对所有年龄段都相同的时间效应,另一个年龄相关的参数 b_x 给出了各个不同年龄对参数 k_t 的敏感性,参数 a_x 给出了对每个年龄 x 来说独立于参数 k_t 的年龄效应,可以看作各年龄别对数死亡率的平均水平。$\varepsilon_{x,t}$ 是残差项,并且有 $\varepsilon_{x,t} \sim N(0, \sigma_\varepsilon^2)$。

因为方程(6.33)是关于 b_x 和 k_t 的双线性模型,为了模型的可识别性,Lee-Carter 模型通常有如下两个约束条件,即

$$\sum_x b_x = 1 , \sum_t k_t = 0 \tag{6.34}$$

简单来说,传统的 Lee-Carter 模型中的死率预测是分两个阶段来进行的。第一阶段我们用历史数据来估计参数 a_x,b_x 和 k_t,第二阶段对参数 k_t 的拟合值建模,并用趋势外推的方法得到 k_t 的预测值和对数死亡率的预测值。

假定死亡率的观察数据分别收集于 $t, t+1, \cdots, T$ 时刻,则参数 a_x 可以通过对 $\ln(m_{x,t})$ 在时间上的平均来得到,即

$$\hat{a}_x = \sum_t^T \ln(m_{x,t})/(T-t+1) \tag{6.35}$$

参数 b_x 和 k_t 的传统估计方法主要有奇异值分解(SVD)、加权最小二乘法(WLS)和极大似然法(MLE)等方法。

1. 奇异值分解(SVD)方法

该方法是利用经典的奇异值分解(SVD)对矩阵 $\ln(m_{x,t}) - \hat{a}_x$ 进行分解,并使用数学上近似的方法得到参数 b_x 和 k_t 的估计。问题是这会使死亡率的拟合值与实际值产生较大偏差。为此还需对结果进行修正。常见的做法是对 k_t 进行再估计,使实际的分年龄死亡人数 D_{xt} 之和等于拟合的分年龄死亡人数之和,即 $\sum_x D_{xt} = \sum_x E_{xt} \exp(\hat{a}_x + \hat{b}_x \hat{k}_t)$,其中 E_{xt} 是风险暴露数。

2. 加权最小二乘法

加权最小二乘法是对最小二乘法的改进,将 D_{xt} 作为残差平方和的权重,并最小化经加权处理后的残差,从而得到对 b_x 参数的估计,即

$$\hat{b}_x = \sum_t^T D_{xt} \hat{k}_t (\ln m_{xt} - \hat{a}_x) / \sum_t^T D_{xt} \hat{k}_t^2 \tag{6.36}$$

其中 $\hat{k}_t$ 可由 $\ln m_{xt} - \hat{a}_x = \hat{b}_x \hat{k}_t$ 及 $\sum_x \hat{b}_x = 1$ 推得,即 $\hat{k}_t = \sum_x [\ln m_{xt} - \hat{a}_x]$。

3. 极大似然估计

Brouhns 等(2002)针对 Lee-Carter 模型中 ε_{xt} 同方差假设的不合理,提出了似然估计的方法。他们假设死亡人数服从泊松分布,即 $D_{xt} \sim \text{Poisson}(E_{xt} \exp(a_x + b_x k_t))$,并给出了极大似然的参数估计,似然函数为

$$L(a,b,k) = \sum_{xt} (D_{xt}(a_x + b_x k_t) - E_{xt} \exp(a_x + b_x k_t)) + const \tag{6.37}$$

然而似然函数中的双线性项 $b_x k_t$ 给模型估计带来的困难,传统上采用牛顿迭代方法求解似然方程。

第二阶段是按照时间序列方法来对 $\hat{k}_t$ 进行建模拟合,在多数研究中对 $\hat{k}_t$ 序列建模是采用 ARIMA(p,d,q) 过程来进行拟合的,并且最佳的拟合形式是 $(p,d,q)=(0,1,0)$,这是带漂移项的随机漫步过程(Lee 和 Carter,1992;Lee 和 Miller,2001;Hanewald,2011),即:

$$k_t = \rho + k_{t-1} + e_t \tag{6.38}$$

这里,ρ 是漂移项,e_t 是均值为 0,方差为 σ_k^2 的独立同分布的误差项。

这样以时间序列的方法对时间效应 $\hat{k}_t$ 进行建模拟合并外推出预测年份 $\hat{k}_t$ 的值。就可以预测未来的死亡率 $m_{x,t}$ 了,即有

$$\ln(\hat{m}_{x,t}) = \hat{a}_x + \hat{b}_x \hat{k}_t \tag{6.39}$$

在标准的 Lee-Carter 模型中,这种两阶段方法参数估计与预测的不连贯性比较突出。在评估预测的不确定性时,估计误差往往会被忽略,这将直接导致对实际预测误差的低估。为此,Brouhns(2002)提出用 bootstrap 方法来同时考虑估计和预测的误差。然而正如 Kogure 和 Hasegawa(2007)所指出,bootstrap 方法的效果并不理想。因此,Czado 等(2005)、Pedroza(2006)和 Kogure 等(2009)等放弃频率学派的方法,转而采用贝叶斯方法,将传统 Lee-Carter 模型参数估计与预测相互独立的两个阶段放在一个统一的框架下,以系统性的方式来进行处理。

(二)贝叶斯模型参数先验分布的确定

k_t 序列的随机漫步模型 $k_t = \rho + k_{t-1} + e_t$ 中,在采用连续年份观察数据的情况下,模型中参数的极大似然估计为

$$\hat{\rho} = \frac{\hat{k}_T - \hat{k}_t}{T - t} \tag{6.40}$$

$$\hat{\sigma}_k^2 = \frac{1}{T - t} \sum_t^T (\hat{k}_{s+1} - \hat{k}_s - \hat{\rho})^2 \tag{6.41}$$

$$\mathrm{Var}(\hat{\rho}) = \frac{\hat{\sigma}_k^2}{T - t} \tag{6.42}$$

正如 Girosi(2007)所指出的那样,这里漂移项 ρ 本身是一个随机过程,当实际中数据量足够大时,$\mathrm{Var}(\hat{\rho})$ 会很小,可以忽略 ρ 的随机波动。但当我国样本量不足的情况下,以 SVD 和 WLS 等方法忽略 ρ 的波动性会导致对死亡率变化的估计不足,故有学者指出应将 ρ 的随机性包含在随机游走过程中,通过"双随机过程"来描述时间效应 K 的变化趋势,并改善了原有的预测效果(参见韩猛、王晓军,2010)。然而在贝叶斯建模思想中,每一个参数都会自动地被当作一个随机变量来处理,也就是说 ρ 的随机性自然的就被考虑在内,并会和其他的随机变量一起被放在一个统一的框架下进行综合处理。

在 Lee 和 Carter(1992)中,死亡率的预测分为观察方程(6.33)和状态方程(6.38),按照 Czado 等(2005)和 Kogure 等(2009)的经验,模型未知参数的先验分布采用经典的正态-Gamma 分布族,即在状态方程(6.38)中有:

$$\rho \sim N(\rho_0, \sigma_\rho^2) \tag{6.43}$$

$$e_t \sim N(0, \sigma_k^2) \tag{6.44}$$

$$\sigma_k^{-2} \sim \text{Gamma}(\alpha_k, \beta_k) \tag{6.45}$$

对 Lee 和 Carter 模型中的年龄效应 a_x 和敏感性参数 b_x，分别设定其先验分布如下

$$a_x \sim N(0, \sigma_a^2) \tag{6.46}$$

$$b_x \sim N(1/n_a, \sigma_b^2) \tag{6.47}$$

σ_a^2 和 σ_b^2 分别是先验分布的方差，而 n_a 是年龄组的数目。且 b_x 要满足 $\sum_x b_x = 0$ 的约束。

对 ε_{x,t_n} 项，有

$$\varepsilon_{x,t_n} \sim N(0, \sigma_\varepsilon^2), \sigma_\varepsilon^{-2} \sim \text{Gamma}(\alpha_\varepsilon, \beta_\varepsilon) \tag{6.48}$$

本书综合 Czado 等(2005)、Kogure 等(2009)和 Li(2014)，对先验分布中的参数，即超参数设定如下(表 6.20)：

表 6.20　贝叶斯模型的超参数设定

	超参数	设定方法
观察方程	$\alpha(\alpha_\varepsilon$ 和 $\alpha_k)$	2.01
	$\beta(\beta_\varepsilon$ 和 $\beta_k)$	$(\alpha-1)\hat{\sigma}_\varepsilon^2$
	σ_a^2	$\hat{a}_x$ 的样本方差
	σ_b^2	$\hat{b}_x$ 的样本方差
	σ_ε^2	残差项 $\hat{\varepsilon}_{x,t} = \ln(m_{x,t}) - \hat{a}_x + \hat{b}_x \hat{k}_t$ 的样本方差
状态方程	ρ	$(\hat{k}_t - \hat{k}_{t-1})$ 的样本均值
	σ_k^2	$(\hat{k}_t - \hat{k}_{t-1})/T$ 的样本方差
	σ_ρ^2	$(\hat{k}_t - \hat{k}_{t-1})$ 的样本方差

这里 σ_a^2 和 σ_b^2 分别被设定为 $\hat{a}_x$ 和 $\hat{b}_x$ 的样本方差，而 $\hat{a}_x$ 及 $\hat{b}_x$ 的样本值由经典的奇异值分解(SVD)获得，α_ε 和 α_k 都设为 2.01。

(三)MCMC 方法与 WinBUGS

Markov Chain MonteCarlo(MCMC)方法是最近发展起来的一种简单而行之有效的 Bayes 计算方法，其主要功能是抽样和估值。首先通过建立一个平稳分布的 Markov 链，用 Metropolis-Hassting 抽样或 Gibbs 抽样方法对其进行抽样，然后用蒙特卡洛方法基于这些样本做各种统计推断。而 WinBUGS 是英国剑桥公共卫生研究所推出的用 MCMC 方法进行贝叶斯推断的专用软件包。其基本原理就是通过 Gibbs 抽样生成马尔科夫链，Gibbs 抽样收敛后，可很方便地得到参数后验分布的均数、标准差、95%置信区间和中位数等信息。使用

WinBUGS 对常用模型和分布进行 Gibbs 抽样,编程者不需要推导参数的先验密度或似然函数的精确表达式,只要设置好变量的先验分布并对所研究的模型进行一般的描述,这就极大地方便了贝叶斯方法的使用。

三、中国人口死亡率的建模与预测

(一)数据的选取与处理

由于我国 1994 年之前的死亡率数据缺失较多,2010 年全国人口普查的分年龄死亡率数据至今未见公布,因此本书选取 1994—2009 年的全国男性人口死亡率历史数据,所选原始数据均来自 1995 年至 2010 年的《中国人口统计年鉴》及《中国人口与就业统计年鉴》。原始数据的主要问题和处理思路如下:

(1)数据来源不同。来自普查数据的只有 2000 年,1% 人口抽样调查的只有 1995 年和 2005 年两年,其余年份数据均来自 1‰人口变动抽样调查。

(2)数据最高年龄组不同。这 16 年的连续数据中,1996 年数据的最高年龄是 85 岁以上,1995、2000 和 2005 年数据的最高年龄是 100 岁以上,其余年份最高年龄均为 90 岁以上。对 90 岁以上的死亡率并没有给出具体的数值,考虑到如果按照 Coale 和 Guo(1989)的方法进行拓展,拆分成 90~94 岁、95~99 岁和 100 岁以上三组,客观上又增加了一项预测误差的来源,因此本书仍采用 0~4 岁、5~9 岁、…,85~89 岁,90+共 19 个年龄组。

(3)数据来源差异和样本量少是本书采用贝叶斯分析方法的主要原因,后文将对新方法的效果进行分析,以考察相对于传统方法,贝叶斯方法是否降低了数据质量对死亡率预测结果的不良影响。

(4)鉴于大部分年份给出的最高年龄数据是 90+,本书将以此为基准,对最高年龄 85+的 1996 年数据,按照 Coale 和 Guo(1989)的方法进行拓展,而对最高年龄为 100+的三年数据进行简单的算术平均合并。

(二)WinBUGS 参数估计与结果分析

本书使用 WinBUGS 软件编程,进行了 15000 次的抽样,舍弃前 5000 次,以后 10000 次样本计算参数估计值。共给出 a_x(19 个)、b_x(19 个)、k_t(36 个)和未来死亡率 m_{xt}(19×20=380 个)共 454 个监测参数的估计值,每个参数给出了均值、方差、MC 误差、2.5% 分位点、中值和 97.5% 分位点等相应的计算结果。下表给出了其中四个参数的计算结果示例,其中 $a[1]$ 和 $b[2]$ 分别表示 0~4 岁年龄组的 a_x 和 5~9 岁组的 b_x,$k[20]$ 表示在 16 年观察数据基础上得到的预测第四年的年龄效应值,即 2013 年的年龄效应值,$m[14,6]$ 表示第 14 年龄组和预测第 6 年,即 65~69 年龄组,2015 年(2009+6)的死亡率预测值(表 6.21)。

表 6.21　WinBUGS 估计结果示例

Node	mean	sd	MC error	2.5%	median	97.5%	start	sample
$a[1]$	−5.492	0.03082	3.04E-04	−5.552	−5.492	−5.431	5001	10000
$b[2]$	0.06183	0.009573	1.48E-04	0.04323	0.06186	0.08072	5001	10000
$k[20]$	−8.815	2.844	0.02779	−14.38	−8.858	−3.095	5001	10000
$m[14,6]$	0.01602	0.003149	3.64E-05	0.01028	0.01587	0.02247	5001	10000

(1)参数收敛性分析。我们知道模型的收敛性是其预测结果可靠的前提,因此首先关心的就是模型参数的收敛性问题,一般地,参数估计的 MC 误差小于其标准差的 3% 就表示已经收敛(见 Ioannis Ntzoufras,2009),再结合参数的时间序列和自相关图就能做出确切的判断。对上表示例中的四个参数,MC 误差项都接近其标准差的 1%,且其时间序列和自相关图(图 6.6)如下:

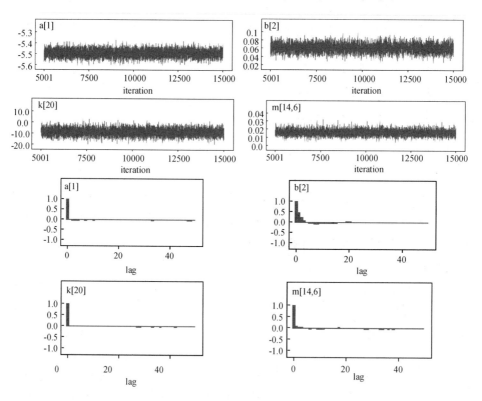

图 6.6　示例参数的时序图和自相关图

对其余 450 个参数,经计算得到其 MC 误差项和标准差之比都小于 2%,其时间序列和自相关图也显示明显收敛,因此模型参数的收敛性效果是相当令人满意的。

(2)预测结果的合理性。图 6.7 给出了 2014、2019、2024 和 2029 年预测死亡率曲线,从图中可以明显看出死亡率的改善主要发生在 65 岁以后的老年阶段,随着时间的推移,每隔 5 年区间的老年死亡率下降较为明显,死亡率曲线呈现矩形化的趋势。

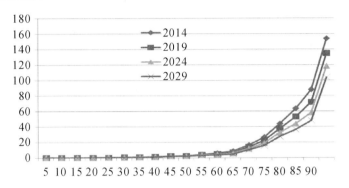

图 6.7 未来死亡率变化趋势图

我们还把贝叶斯方法的预测结果用《中国人口与就业统计年鉴 2012》及《中国人口与就业统计年鉴 2013》中提供的最新的 2011 年和 2012 年的死亡率数据进行检验,预测数据采用 2.5% 分位点(最小)、median(中值)和 97.5% 分位点(最大)三组数据,从对比图(图 6.8)可以看出,2011 和 2012 年的实际死亡率除了个别点外都落在预测区间中,因此我们有理由相信贝叶斯模型预测的结果抓住了死亡率变化中趋势性的特征,预测结果是具有可信度的。

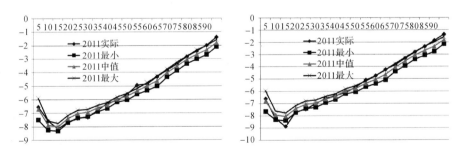

图 6.8 2011、2012 年预测值与实际值的比较

基于本书的数据和贝叶斯 MCMC 方法的估计结果,表 6.22 给出了 2010 年、2019 年和 2029 年每隔 10 年的死亡率预测值,其中每年给出从 0~4 岁到 90＋共 19 个年龄组的死亡率预测值(包括 2.5% 分位点,中值和 97.5% 分位点)。

表 6.22 数据显示,每隔 10 年死亡率下降趋势明显。

表 6.22　未来死亡率预测值及其置信区间

年龄组	2010 年			2019 年			2029 年		
	97.5%	2.5%	median	97.5%	2.5%	Median	97.5%	2.5%	Median
0~4	0.634	1.367	2.875	0.1209	0.5386	2.463	0.01325	0.1942	3.062
5~9	0.2768	0.3933	0.5293	0.142	0.2767	0.494	0.05775	0.1871	0.5338
10~14	0.2543	0.3459	0.4384	0.1469	0.2631	0.415	0.07092	0.1954	0.4375
15~19	0.4792	0.6367	0.7817	0.2946	0.5095	0.747	0.1607	0.3999	0.7771
20~24	0.677	0.9173	1.163	0.388	0.6948	1.107	0.1874	0.5107	1.174
25~29	0.7497	0.9933	1.236	0.4486	0.7756	1.182	0.2248	0.5882	1.234
30~34	1.065	1.379	1.655	0.6931	1.134	1.587	0.397	0.915	1.638
35~39	1.344	1.695	2.007	0.9088	1.435	1.945	0.5537	1.197	1.995
40~44	2.128	2.594	2.977	1.648	2.38	3.002	1.199	2.177	3.059
45~49	2.532	3.271	3.954	1.653	2.662	3.807	0.9449	2.126	3.931
50~54	3.815	4.856	5.753	2.587	4.091	5.567	1.573	3.391	5.713
55~59	5.081	6.931	8.90	2.859	5.171	8.438	1.327	3.735	8.938
60~64	7.172	10.41	14.39	3.368	7.01	13.49	1.284	4.507	14.68
65~69	13.72	18.65	23.84	7.815	13.98	22.61	3.663	10.22	23.91
70~74	22.08	30.51	39.85	11.86	22.16	37.46	5.205	15.65	40.35
75~79	36.95	49.87	63.66	20.86	37.52	60.30	9.948	27.49	63.59
80~84	52.24	74.07	98.46	27.66	52.81	92.40	12.01	36.35	98.99
85~59	73.02	103.7	140.9	36.41	71.7	130.1	14.6	47.91	142
90+	129.8	171.3	212.7	78.83	134.6	201.9	42	103.6	211.5

四、贝叶斯方法与传统方法的比较

(一)贝叶斯方法与 WLS 方法的比较

本书把贝叶斯方法参数估计的结果和传统 Lee-Carter 模型参数估计方法中常用的加权最小二乘法(WLS)的结果进行比较。首先我们考察在观察的 16年数据中,以 WLS 方法和 Bayes 方法所得到的残差的时序图的差异,因为模型的残差应该服从均值为 0 的正态分布,时序图应该表现出相应的特征。

从图 6.9 我们可以明显看出,贝叶斯方法的残差序列是一个平稳序列,该序列始终在其均值 0 附近随机波动,基本对称分布于 0 上下,这也说明对不同观察年的数据,死亡率的拟合效果趋于一致。而加权最小二乘法所得的残差序列则

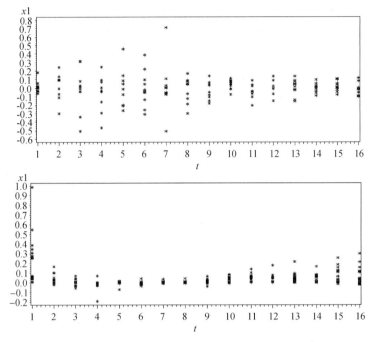

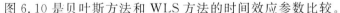

图 6.9　贝叶斯方法（左）和 WLS 方法（右）的残差时序图

没有这种随机波动的特征，而是随着出生年的变化具有较明显的趋势性。从残差序列图可以看出贝叶斯方法明显优于加权最小二乘方法。

图 6.10 是贝叶斯方法和 WLS 方法的时间效应参数比较。

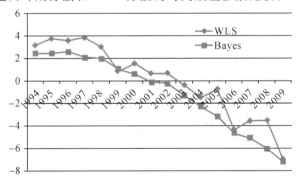

图 6.10　贝叶斯方法和 WLS 方法时间效应参数估计值比较

首先，贝叶斯方法得到的时间效应小于加权最小二乘法，也就是说相对于贝叶斯方法，加权最小二乘法高估了时间效应，这也意味着加权最小二乘方法对死亡率随着时间的改善估计不足；其次，贝叶斯方法得到的时间效应更为平滑稳健，这是因为贝叶斯方法把时间效应参数 k_t 的漂移项当作随机变量来处理，从而有利于消除观察数据不足对漂移项波动性的影响，提高 k_t 估计的精度和稳健性。而根据 Lee 和 Carter(1992)等，k_t 对死亡率变化的解释达到 90% 以上，所以也就提高了模型估计的精度和可靠性。更重要的是贝叶斯方法将时间效应参数 k_t 的拟合过程和预测过程放在一个统一的框架下，一次性估计出数据观察年和将来预测年份的 k_t 值，而加权最小二乘方法等传统的参数估计方法，是要在这个 k_t 拟合值的基础上利用趋势外推的方法得到 k_t 的将来预测值，即对

$$\hat{k}_{T+l} = \hat{k}_T + l \hat{\rho} + \sum_{i=1}^{l} e_{T+i} \qquad (6.49)$$

利用观察期 $\hat{k}_t$ 的加权最小二乘估计值和(6.40)、(6.41)式，我们不难得到

$$\hat{\rho} = \frac{\hat{k}_T - \hat{k}_t}{T - t} = \frac{-6.9521 - 3.1363}{2009 - 1994} = -0.6726 \qquad (6.50)$$

$$\hat{\sigma}_k^2 = \frac{1}{T - t} \sum_{t}^{T} (\hat{k}_{s+1} - \hat{k}_s - \hat{\rho})^2 = 1.8643 \qquad (6.51)$$

因此，k_t 的预测模型为

$$\hat{k}_{T+l} = \hat{k}_T + l \hat{\rho} + \sum_{i=1}^{l} e_{T+i} = -6.9521 - l \times 0.6726 + \sum_{i=1}^{l} e_{T+i} \qquad (6.52)$$

其中 $\sum_{i=1}^{l} e_{T+i} \sim N(0, l \times 1.8643)$。

图 6.11 绘出了以 Bayes 方法和 WLS 方法得到的时间效应参数 k_t 从 2010—2029 年的 20 年预测值，并分别给出了它们 95% 的置信区间。可以看出，贝叶斯方法的预测精度明显高于加权最小二乘方法。（中间深黑线是贝叶斯方法的估计均值，内侧的两条实线是其 95% 的预测区间，浅灰色线条是最小二乘估计的均值，最外侧的两条虚线是其 95% 的预测区间。）

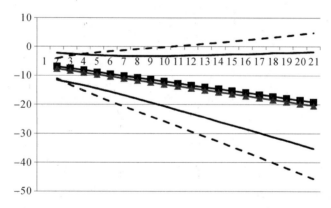

图 6.11　贝叶斯方法和 WLS 方法下 k_t 的估计值和估计区间

（二）模型的选择标准

本书利用 Cairns 等（2009）中的贝叶斯信息准则、模型残差的正态性检验和模型参数估计的稳健性检验来对 WLS 和贝叶斯方法进行检验。其中贝叶斯信息准则（BIC）方法对模型 r 的 BIC 定义为

$$\mathrm{BIC}_r = l(\hat{\varphi}_r) - 0.5 v_r \lg N \tag{6.53}$$

$\hat{\varphi}_r$ 是模型 r 的参数向量的最大似然估计，$l(\hat{\varphi}_r)$ 是其最大对数似然估计值，N 是观察的样本数，v_r 是模型 r 的待估参数的个数，BIC 的值越大，说明模型的拟合效果越好。

另一个模型的选择标准是考察其标准残差项，这里残差定义为

$$Z(t,x) = \frac{D(t,x) - E(t,x)\hat{m}(t,x,\hat{\varphi})}{\sqrt{E(t,x)\hat{m}(t,x,\hat{\varphi})}} \tag{6.54}$$

在死亡率建模中我们都假定死亡人数是独立泊松随机变量，所以如果假设成立，上式的标准残差将会近似地独立同分布，即应该有 $Z(t,x) \sim N(0,1)$。具有较低 $\mathrm{Var}[Z(t,x)]$ 值的模型拟合效果较好。

为了检验模型参数估计的稳健性，本书分别调整数据年限（1994—2012 年，其中 2010 年除外）和估计年龄段（60～90＋）重新对 WLS 和贝叶斯方法下的模型参数进行求解，结果显示两种方法下的参数估计均稳健。此外，我们还调整了贝叶斯 MCMC 方法先验参数初值的设定，将 σ_a^2 和 σ_b^2 分别设定为极大似然法的估计值，并将 α_ε 和 α_k 的值由 2.01 改为 2.1，结果显示样本的均值和方差几乎未受影响，运行结果都能快速收敛。

模型选择的判断结果和时间效应参数平滑性比较结果综合成表 6.23：

表 6.23 模型检验结果

	WLS 方法	贝叶斯方法
BIC 值	−3778.37	−3623.67
$\mathrm{Var}[Z(t,x)]$	2.3	1.7
稳健性	较好	较好
k_t 的平滑性	较差	较好

从表 6.23 可以看出，贝叶斯方法不仅和 WLS 方法一样具有较好的参数估计的稳健性，而且相比于 WLS 方法具有更小的 BIC 值和残差方差值 $\mathrm{Var}[Z(t, x)]$，可以认为贝叶斯方法优于 WLS 方法。

五、结　论

本书中我们改变传统 Lee-Carter 模型参数估计和预测的两阶段方法,利用贝叶斯 MCMC 方法,和 WinBUGS 软件编程,在一个统一的框架下一次性完成参数的估计和预测。与加权最小二乘方法(WLS)估计结果的对比可以看出,贝叶斯方法的估计结果不仅具有较好的稳健性,而且具有更好的平滑性,更小的 BIC 值和更小的残差标准差 $\mathrm{Var}[Z(t,x)]$。针对我国人口死亡率统计数据缺失、样本量少和风险暴露数严重不足等缺陷,贝叶斯方法的预测结果具有明显的优越性。

本章小结

本章中我们首先回顾了传统的死亡率模型,然后较为详尽地梳理了几种常见的随机死亡率模型,并给出了模型的一些评价标准,即模型是否易于操作,是否简约,是否考虑到了参数的不确定性,是否包含了群体效应以及是否能产生一定程度的相关结构等。此外在我们拟合历史数据时我们还需要两个评价标准,即模型应该和历史数据保持一致;参数估计相对于所利用的数据范围来说应该是稳健的。

此外,我们利用目前仍然是最成熟和使用最多的死亡率预测模型 Lee-Carter 模型结合时间序列方法和中国人口死亡率历史数据对中国的人口死亡率进行了预测并给出了 2010—2019 年 10 年间的预测数据,这为下一章长寿风险度量和长寿连接型债券的定价奠定了基础。

最后我们改变传统 Lee-Carter 模型参数估计和预测的两阶段方法,利用贝叶斯 MCMC 方法,和 WinBUGS 软件编程,在一个统一的框架下一次性完成参数的估计和预测。与加权最小二乘方法(WLS)估计结果的对比可以看出,贝叶斯方法的估计结果不仅具有较好的稳健性,而且具有更好的平滑性,更小的 BIC 值和更小的残差标准差。针对我国人口死亡率统计数据缺失、样本量少和风险暴露数严重不足等缺陷,贝叶斯方法的预测结果具有明显的优越性。

第七章　应对长寿风险的资本市场方案

我们知道长寿连接型债券是年金提供者对冲长寿风险的一个理想工具,然而令人遗憾的是目前金融市场上并没有此类债券的交易,究其根本原因就是长寿债券定价的困难,这也是 EIB/BNP 长寿债券发行失败带给我们的反面教训。长寿债券定价的困难具体体现在死亡率准确预测的不易和不完备市场中定价方法的选择,第六章我们详尽探讨了中国人口死亡率的预测并得到了实证结果,因此本章我们的主要任务就是选择适合不完备市场的定价方法并给出基于中国人口死亡率预测数据的长寿债券定价实例。

第一节　长寿风险证券化研究概述

长寿风险证券化的核心思想就是通过发行长寿指数证券或者死亡率证券,将证券收益率与死亡率相挂钩,从而创新出一种将风险转移给金融市场的风险管理工具。国际上对长寿风险证券化的理论研究已经有近十年的时间,早期的文献有 Blake 和 Burrows(2001)等,目前每年一届的国际长寿风险与资本市场研讨会已经召开了 11 次(截至 2015 年),对长寿风险证券化进行了深入的研究与讨论。那么是哪些人对死亡率连接型债券市场感兴趣呢? 首先是对冲者。对冲者对长寿风险有风险暴露希望摆脱这种风险。例如,如果死亡率改善超过预期,年金提供者一定会遭受损失,而相反,死亡率改善不如预期寿险公司一定会获利,这种相抵的风险暴露意味着年金提供者和寿险公司可以对冲彼此的长寿风险。那些不需要长寿风险暴露的双方可以向对方支付来摆脱长寿风险;其次是一般投资者。如果期望收益是合理的,那么投资银行或对冲基金这样的资本市场机构可能会对获得长寿风险暴露有兴趣,因为它和标准的金融市场因素间的相关性较低,那么低 β 和正的 α 将会使得死亡率连接型债券成为分散化头寸中一种很有吸引力的投资工具;再有就是投机者和套利者。死亡率相关型债券市场也可能吸引投机者。投机者主要是一些短期投资者,他们对债券的价格变动进行投机交易,投机者的参与对市场的流动性非常有帮助,也因此对期货期权市场的成功非常必要。套利者从相关债券的任何定价异常中获利;最后对死亡率连接型或长寿连接型债券市场感兴趣的是政府。政府有许多潜在的原因对死亡率连接型市场感兴趣,他可能希望促进市场的发展并帮助那些有长寿风险暴露的金融机构(例如,他可以发行长寿债券来作为对冲长寿风险的工具),政府的这些行为会减小一些大公司因其养老金计划而破产的概率,从而整个市场都能从经济的稳定中获利。作为最后的保险者,一旦一些私立部门的养老基金和保险公司违约政府也可能依然是这种风险的持有者。例如在英国,政府有帮助公司对冲长寿风险的强烈动机,这也会减少他们向新的养老保障基金提出要求的可能性。此外政府也会对管理自己的长寿风险暴露有兴趣,因普遍实行的现收现支性质的国家养老体系,政府本身也是长寿风险的持有者,此外向老年人提供卫生保健的义务也使得政府面临着长寿风险。

在实践中,2003 年 12 月瑞士再保险公司(Swiss-Re)发行了面值为 4 亿美元 3 年期死亡率指数债券,该债券的利率按照 3 个月期的美元 LIBOR(伦敦银行同业拆放利率)加上 135 个基点确定。其收益状况随着实际死亡率指数的变化而变化,如果实际死亡率指数未超过预期死亡率指数的 1.3 倍,则投资者能够获得全部的本金以及利息收益。实际死亡率指数每超过这个限额 1%,则本金相应减少 5%,而当实际死亡率超过基准水平的 150% 时,本金将减少为 0,投资者只能获得确定的利息。

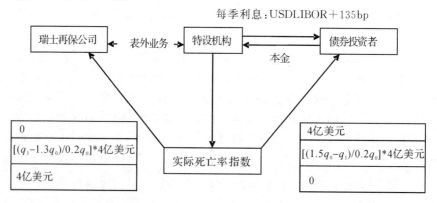

图 7.1 Swiss Re 死亡率债券现金流

实务界的尝试还有著名的 EIB/BNP 长寿债券。2004 年 11 月,法国巴黎银行宣布了以养老金计划和年金提供者为对象的长期长寿债券,然而这种债券并没有得到投资者的接受,也没有产生足够的发行需求,因此在 2005 年后期被撤销重新设计。尽管如此,它仍然得到公众的极大关注,因为作为案例研究它具有极大的启示性。这款证券本是由欧洲投资银行发行的,由巴黎银行作为设计者和发起人,并由百慕大的 Partner Re 作为长寿风险的再保险公司,发行面值是 $5.4 亿,期限是 25 年,该债券是一款具有浮动息票支付的年金债券,其创新之处在于它将息票支付和基于 2002 年 65 岁英格兰和威尔士男性已实现死亡率的群体生存指数相挂钩,在没有信用风险的情况下,合同的现金流易于指定。长寿债券实际上是由三个部分组成,第一个是由 EIB 发行并承诺以欧元支付的浮动利率年金债券,第二个 EIB 和巴黎银行之间的跨货币利率互换,合同中 EIB 支付浮动利率欧元接受固定利率英镑(这些固定支付需相应设定从而使得互换在期初的值为 0)。从 EIB 的观点来看,这会将浮动利率的欧元债券转变为固定利率英镑债券。第三个也是非常重要的部分是 EIB 和巴黎银行之间的死亡率互换,在每个息票支付日 EIB 以固定利率的英镑来交换巴黎银行的浮动利率的英镑。严格来说,第三部分应该是 BNP 和 Partner Re 之间的 OTC 交易,这样第二部分就变成由 BNP 给 EIB 支付固定利率英镑的承诺,以交换浮动利率的欧元。忽略信用风险,那么从 EIB 的观点来看,死亡率互换的结果就是把浮动利率欧元转化成固定利率英镑,但是双方达成的互换价格取决于固定利率的设定水平,同样,死亡率互换的价格也取决于此。

　　注意到第二部分意味着 EIB 和 BNP 相互之间是存在信用风险的,如果一些潜在的随机因素发生变化从而互换的价格偏离 0 的话(这种情况下,互换就会变成一方的资产而是另一方的负债),这些风险就会更明显了。第三部分意味着 BNP 对 Partner Re 的风险暴露,相关双方可能会希望对他们的各种信用风险进行投保。我们可以通过图 7.2 来描述该债券的运行机理。

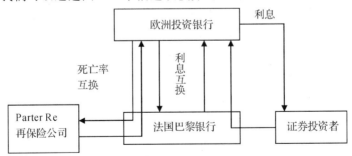

图 7.2　EIB/BNP 长寿债券运行机理图示

　　简言之,债券是由 EIB 发行的,投资者仅仅面临着对 EIB 的信用风险,EIB 承诺以英镑进行死亡率连接型的支付,然后 EIB 和 BNP 之间建立一个互换合约,将他的英镑支付的承诺转化成浮动利率欧元支付的承诺。建立互换合约后 BNP 承担了死亡率风险,随后将其与 Partner Re 进行对冲。这样如果 Partner

Re 违约，那就是 BNP 的问题，如果 BNP 违约的话，那就是 EIB 的问题，然而不管 BNP 和 Partner Re 违约与否，EIB 都有义务向投资者支付。对投资者来说他们得到 EIB 支付承诺的保证，也会受到 EIB 的 AAA 信用级别的支持。而对 EIB 来说，他会得到 BNP 承担债券长寿风险暴露的承诺的保障，而且这个承诺也是有 BNP 的 AA 信用级别的支持的，并且 BNP 也向 Partner Re 进行了再保险。显然 BNP 自身的保护是来自其向 Partner Re 进行的再保险，而 Partner Re 的信用评级也是 AA 级的。遗憾的是因为种种原因（见 Blake 等，2006），这种 EIB/BNP 债券并没有吸引投资者足够的兴趣并在后来被取消。

除了以上两种现存的死亡连结证券之外，近年来学者们提出了许多新型的死亡率连接型证券，主要有生存/长寿债券、生存互换、死亡率远期、死亡率期权以及死亡率期货等等。

一、生存债券

首先我们来稍微详尽地介绍一下生存债券或长寿债券。我们知道死亡率或生存风险一直是保险公司面临的一个主要问题，如果人们比预期寿命活得更长，保险公司的年金业务将有损失，而如果人们在预期寿命之前死亡，保险公司又会在其寿险业务上有损失，公司为了消化吸收这些损失并保持偿付能力，就必须持有充足的准备金或资本，然而资本是有成本的，同时考虑到预测死亡率的困难，因此很难判断什么样的资本才是充足的。也就是从理论上说保险公司无法得到年金债券准确的市场价格。这样当保险公司签发年金保单时，他们用收取的保费来购买匹配资产，以便使其现金流支付尽可能地和他们面临的负债的预期支付模式相匹配。如果是均衡年金他们主要投资于固定收入债券，如果是指数连接型年金，他们就会持有指数连接型债券。然而，保险公司面临着一种不存在匹配资产的风险——死亡率风险。死亡率风险的一个简单的解决方法是政府发行生存债券，该债券将来息票的支付取决于债券发行时那些已经到了退休年龄的人口在息票支付日依然生存的百分比，比如对一个 2000 年发行的债券，其在 2020 年支付的息票将和人口中活到 85 岁的人口数量成比例。

第一种死亡率或生存衍生产品是所谓的生存债券，是由 Blake 和 Burrow（2001）提出的，不久金融机构就开始发行这种债券。2003 年 12 月，瑞士再发行了一种债券，其本金的支付是和不利的死亡率风险相连的，瑞士再设立了一个 SPV（特设机构），从投资者那里筹集了 4 亿美元，债券四年到期，投资者会收到一个 US LIBOR 加上 135 个基点浮动息票率，按照一般的标准这样的息票率是相当慷慨的，但在本例中，如果五个参照国（美国、英国、法国、意大利和瑞士）的总人口死亡率的加权平均超过 2002 年水平的 130%，其本金的支付将是有风险的。由于死亡率是在改善，因此高死亡率发生的风险是很小的，投资者会得到高息票率以作为某种极端死亡风险暴露的回报，而瑞士也能规避一些极端的死亡率风险。

第二种债券是在 2004 年由欧洲投资银行发行的价值 5.4 亿英镑的投资工具，债券的发行是由 BNP Paribas 安排的，包括时间 t 时息票的支付，他是和 5000 万英镑的初始年金支付相联系的，而这 5000 万英镑的支付又是和 2003 年英格兰和威尔士 65 岁男性的生存概率通过指数化连接的，就是说他把息票的支付和生存指数连接起来。

我们知道传统的对冲死亡率或生存风险的方法主要有再保险；利用寿险合同自然对冲和动态对冲等方法，这里我们首先来看看这些传统方法然后再来比较生存债券的优势所在。

(1)再保险。生存债券并不是对冲生存风险的唯一方法，其中一种替代方法就是再保险。这是保险公司在遇到其他有净风险暴露的风险时，如天气和巨灾风险时的标准做法。再保险可以通过传统的再保险方法，也可以通过资本市场的风险共担来进行。资本市场再保险特别有吸引力，这不仅仅因为资本市场有巨大的可用资本，还因为死亡率风险和金融市场指数这样的传统风险因子的相关性较低或者为负。资本市场的参与者一般也热衷于去获得这样的风险敞口。人们认为如果保险公司可以通过再保险来管理天气和巨灾风险，他们就能通过同样的方法来为死亡率风险进行再保险。

(2)通过寿险合同来对冲生存风险。另一种对冲年金合同中生存风险的方法就是通过销售寿险合同。其要点是，寿险合同的销售使得保险公司处于死亡率改善风险的多头地位，如果假设一家保险公司销售一批寿险合同，合同中的个人活得比预期寿命长，保险公司将获利，因为其获得保费收入的期间比预期长，并且承诺的支付也将延迟。相反如果个人在到达预期寿命之前就死亡，公司的保费收入将减少，死亡支付也将提前，这样保险公司就有损失，由此可见，寿险合同的销售就创造了一个和年金销售相反的死亡率风险敞口，因此使得保险公司可以用其中的一个来对冲由另一个产生的死亡率风险，可以说寿险合同是年金的自然对冲。

(3)生存风险的动态对冲。另一种方法是动态对冲。年金提供者会分析测算在将来时刻 T 时仍然生存的年金领取者的比例，保险公司销售年金是建立在对这一比例预测的基础之上的。随后每时每刻获得的新信息又使得保险公司可以修正其预测。此外，随着 T 时刻的临近，预测也会逐渐趋向于已经实现的值。保险公司可以利用新信息来动态对冲其年金风险，如果新信息使得公司对 T 时的生存者比例做向上的修正，公司就可以购买 T 时刻到期的零息债券以满足其更高的期望年金支付,这样就可以对自身的风险进行再次对冲,其损失的也就是购买债券的价格。如果新信息使得公司对生存比例的预期作出向下的修正,他就可以卖出 T 时到期的零息债券对自身风险再次对冲,并从债券的销售中实现利润。公司这样修正其预期并相应地买卖债券,直到 T 时进行年金支付。如果这些修正足够频繁,这种动态对冲策略将产生一个近似于通过购买生存债券所得的结果。换句话说,公司可以通过动态对冲其年金合同的策略来近似生存债券的头寸。

相对于传统的长寿风险对冲方法,生存债券的使用具有很大优越性:(1)安排再保险往往过于昂贵,不论是通过传统方法还是通过资本市场路径,大多数保险公司用他来规避主要投资者的大量特质风险。相比较而言,购买生存债券可以使保险公司在更广范围对冲死亡率改善风险。比传统再保险费用更低,另外,生存债券也是更适于在二级市场交易的工具。(2)作为对冲工具,生存债券也比寿险合同灵活得多,虽然保险公司的寿险和年金业务可以抵消死亡率风险,然而对这两项业务进行协调来最小化其总的死亡率风险是很不实际的。其寿险和年金合同会受到各种不同的,有时是独立的因素的影响,利用其相互对冲的潜力只是许多业务上需要考虑的一点,因此保险公司通常会有一些净的死亡率风险,他还是要寻找其他工具来管理这种风险。(3)相对动态对冲,生存债券有动态对冲不具备的优势,发行生存债券只需要一次交易,而动态对冲策略则需要进行大量的交易,如果交易成本较大的话,那么买卖生存债券显然就会比动态对冲好。生存债券也有运行风险低,透明度高等优势。这就使得生存债券比对冲策略更容易实行,也更易于受到保险公司管理部门监督,对保险公司来说,有较大的空间从交易生存债券获益,即使他们已经办理了再保险,利用了年金和寿险合同间可抵消死力风险的潜能,及实行了动态对冲策略来降低他们的死亡率风险。

如前所述 EIB/BNP 长寿债券当时是由欧洲投资银行发行,管理者是法国巴黎银行,它承担长寿风险并通过位于百慕大的 PartnerRe 进行再保险,该债券的结果涉及一个死亡率互换和一个利率互换,投资者的目标群体是英国的养老金基金,但因为种种原因(见 Blake 等,2006),这种债券并没有吸引投资者足够的兴趣并在后来被取消。人们认为 EIB 长寿债券失败的一个主要原因是其参照指数没能和对冲者自身的死亡率经历保持高度相关,另一种创新工具叫做长寿连接型债券(LLS),至少部分地解决了这个问题。LLS 是由一个特设机构创立,位于合同一方的个人对冲者应用他们自己的死亡率经历和 SPV 建立一个死亡率互换合同,这样互换的现金流就被集合起来并转移到市场上,如果死亡率比预期的大那么债券持有者将从中获益。

二、生存互换

生存互换是一种交易双方以至少一种生存指数为标的去交换一个或多个未来现金流的协议。这里至少有一种现金流是随机的，稍微具体地说，如果两家公司在 0 时刻签订协议要在将来的 t 时刻用预先设定的现金流量 $K(t)$ 去交换随机的现金流量 $S(t)$，和传统的远期利率协议一样，$K(t)$ 可以看作连接名义本金的息票，为了控制风险，交易双方只交换两种支付金额的净差额，因此如果 $K(t)$ $>S(t)$，在 A 公司向 B 公司支付 $K(t)-S(t)$，而如果 $S(t)>K(t)$ 则 B 公司向 A 公司支付净差额 $S(t)-K(t)$。这里 $S(t)$ 是跟某指定参考人群中生存到 t 时的人口数量相关联的。

Dowd 等（2006），Lin 和 Cox（2005）提出一种重要的死亡率互换或生存互换，合同中交易双方以系列固定金额的支付来交换跟给定人群中生存者人数相关联的一系列支付。其中的一个例子是一个基于英格兰和威尔士 65 岁男性的生存互换，另一个例子是英国年金提供者用基于英国死亡率指数的现金流来和美国年金提供者交换基于美国死亡率指数的现金流，这将使得双方在国际范围内来分散化他们的长寿风险。

世界首例死亡率互换合同是在 2007 年 4 月在 Swiss Re 和一个叫 Friend's Provident 的英国寿险公司间建立的，这是一个纯粹的长寿风险转移合约并不涉及其他的金融工具或交易。该互换合约是基于 Friend's Provident 公司在 2001 年 7 月和 2006 年 12 月间承保的金额为 17 亿美元的 78000 个养老金年金合同。Friend's Provident 公司保留对保单的管理，而 Swiss Re 负责支付并承担长寿风险以换取未公开的保费，但这里我们需要注意的是这份特殊的互换合同在法律上构成一份保险合同而不是资本市场工具。

在 2007 年 12 月的进一步发展的形式中，有一个叫做 QxX.LS 的月度指数和一个标准化的 5 年和 10 年的死亡率互换。该指数是基于寿险保单销售者数据库中 46290 个匿名个体的聚合。在一份开创性的论文中，Dahl 等（2008）考虑了死亡率互换用来动态对冲寿险业务中的死亡率风险。该文的一个重要贡献在于他认识到互换合同所基于的参照人群可能和那些需要对冲风险的人群组合不同，文中作者用一个详尽的数字例子表明此类风险的影响。

死亡率互换的交易机制可以简单地用下面的现金流量图来表示

实务中，2008 年 7 月，摩根大通与英国寿险公司签订了长寿掉期合约。这个合约的期限为 40 年，面值为 5 亿英镑。根据该协议寿险公司支付固定的数额以提前锁定其在实际的退休年金计划中的年金给付，从而消除了其所承担的基差风险。而摩根大通向寿险公司支付和生存指数相关的随机金额。同时，摩根

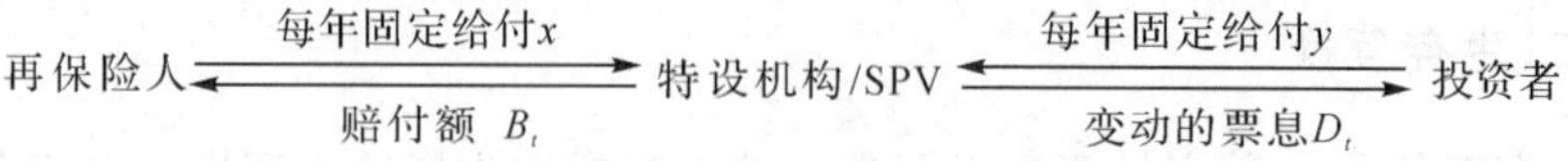

再保险人 $\xleftrightarrow[\text{赔付额 } B_t]{\text{每年固定给付} x}$ 特设机构/SPV $\xleftrightarrow[\text{变动的票息} D_t]{\text{每年固定给付} y}$ 投资者

图 7.3　死亡率互换的交易机制

大通与一些投资者又签订了掉期合约,使得这些投资者最终承担了长寿风险。因此摩根大通在这种掉期交易中并没有承担长寿风险,而是将保险公司的长寿风险转移到了投资者身上。

生存互换相较债券而言具有某种优势,安排生存互换的交易成本比债券发行更低,并且容易取消;它们更加灵活因此也更容易量身定做以适应多样化的情形;他并不要求存在一个买卖双方易于成交的流动性市场,只要双方有意愿利用它们的比较优势就好。生存互换也比传统的保险工具更具优越性,其交易成本较低且灵活性也超过再保险合约,因此是一种很有发展前景的生存衍生产品。

三、死亡率远期

我们知道长寿风险和死亡率衍生产品是这样一些金融合同,它使得市场参与者或接受或对冲给定人群的实际死亡率风险。例如,它使得养老金计划对冲其成员预期寿命不断增加的风险,还可使得寿险公司保护自己免受其保单持有者死亡率不断上升带来的风险,也可使得这些风险转移到金融市场投资者。尽管这些潜在的风险暴露更多的是和寿险业相关的,长寿和死亡率衍生债券并不是保险合同,它们是资本市场工具,跟其他金融衍生产品一样它们的支付是和一定的指数水平相关联的,即长寿或死亡率指数。长寿和死亡率衍生产品和证券中的指数可以标准化,指数反映了跟特定风险相关联的个人的真实经历,例如寿险的保单持有者或 DB 型养老金计划的成员,相比较而言,标准化的指数,特别是 Lifemetrics Index 对应了更大群体,是按照一致认同的方法计算的。

最简单的长寿和死亡率衍生产品是一个死亡率远期合同。死亡率远期合同非常重要,因为他是构建其他更复杂的生存相关的衍生产品的基石,特别地,设计精确的死亡率远期合同可以用来复制和对冲年金业务和养老金计划的长寿风险,同样一个设计良好的死亡率衍生产品组合头寸可以用来对冲寿险业务的死亡率风险。所谓死亡率远期合同是双方间的一个协议,在将来某个时刻交换给定群体实现的死亡率的百分比和双方在一开始就商定的固定死亡率的百分比,换句话说死亡率远期就是一个零息互换,以固定死亡率来交换已实现的死亡率,结算合同的参考死亡率是由某个恰当的指数所确定的已经实现死亡率,如 Lifemetrics Index。如果死亡率远期合同是公平定价的话,交易之初并没有支付发生,但是到期日一方将对另一方有一个净的支付。假定我们这里给出的参照人群是英格兰和威尔士 65 岁的男性,该死亡率远期合同的支付是由合同到期日的 Lifemetrics Index 指数值来确定的。该交易是一个 2006 年 12 月 31 日订立,2016 年 12 月 31 日到期的死亡率远期合同,它反映了提供给 UK 养老金计划的部分长寿风险对冲,在到期日,对冲提供者(固定死亡率支付者)向养老金计划提供固定死亡率的数量作为回报,养老金计划者向对冲提供者支付由到期日参照死亡率确定的一个数量,这对应于 Lifemetrics Index 的一个最近值以反映英格兰与威尔士 65 岁男性已实现的死亡率,因为得到官方数据要有 10 个月的滞后,2016 年 12 月 31 日的结算其实是基于 2015 参照年的 Lifemetrics Index。到期日的结算是基于应支付的净数量并且和固定死亡率与已经实现死亡率之差成比例。如果参照年的参照死亡率低于固定死亡率,那么结算是正值,养老金计划会得到一个结算支付以弥补增加的负债值,如果反之参照死亡率高于固定死亡率,结算就是负值,养老金计划就要向对冲提供者进行支付,而这个支付会由它负债值的降低得到弥补。

我们知道如果实现的死亡率比期望值高寿险公司死亡支付的数额将比预期的要大,为了对冲这种风险,寿险公司可以建立死亡率远期合同,支付固定死亡率并收到已经实现的死亡率,在到期日,对冲合同将向寿险公司支付一个随着死亡率上升而增加的数额,以弥补其在寿险组合中相应更高的支付。长寿风险是死亡率风险的反面,也就是人们生存得超过预期的风险,因为这是实际死亡率比预期的要低。这是养老金计划,年金提供者,和寿险贴现保单投资者等面临的风险,为了对冲其养老金负债的长寿风险,养老金计划可以建立一个死亡率远期合同头寸,由它来接受固定死亡率并支付已实现的死亡率,因为养老金计划必须在以实现的死亡率基础上向其成员支付养老金福利。在到期日,对冲将给养老金计划提供一个随着死亡率下降而上升的数额,以弥补相应更高的养老金负债额,因此一个希望对冲长寿风险的养老金计划在死亡率远期合同中应该接受固定死亡率。

四、死亡率期货

有组织的交易所可以提供基于对价格可信预测的期货合同,(著名精算协会每月公布预测结果),这些合同和其他期货合同的预测是一样的,如果预测上升,那些在死亡率改善上处于多头的将获利,那些处于空头的将会遭受损失并被要求补充更多的准备金。这些合同可使相关双方更容易地地交易死亡率风险,交易成本更低,也具有相对于远期合同通常所具有的优缺点:期货合同被标准化更具有流动性,有可忽略的零信用风险,远期合同是量身定做的,流动性差,信用风险更大,利润和损失的实现会延迟。

首先我们来看看年金期货。年金期货市场的概念最初是由 Cairns、Blake 和 Dowd(2004)提出来的,年金期货合同的思想其实很简单,假设 $AR_J(t,x,y,p)$ 代表市场上 t 时,每 5000 英镑趸交保费的 x 岁非吸烟者女性和 y 岁非吸烟者男性联合生存均衡年金率,相似地,我们用 $AR_M(t,x)$ 和 $AR_F(t,x)$ 来代表男性和女性的单生命均衡年金。期货合同将以 $AR(t)$ 作为标的指数。然而仍然有大量实质性的问题需要解决。也就是年金现货市场的缺乏流动性和无效率,在 UK,即期年金市场是很活跃的,但他仍然是缺乏流动性和效率的,各个保险公司改变他们的市场年金率相当频繁,比如,他们要每日变化以反映市场债券收益曲线的变化,因此即使 A 保险公司已经报出了当时市场上最优的价格,有时年金购买者也会得到建议推迟购买,因为 A 公司的年金率可望朝着更有利的方向发展以反映市场上已经变化的债券收益曲线。

另一种是所谓的长寿期货,他是以长寿债券价格作为标的物的。如果一个长寿债券的流动性市场发展及时,那么他的期货市场就可能发展,这里需要考虑的一个关键问题是投机者和套利者的参与,每日波动的长寿债券价格是由利率变动驱动的,而与寿命变化相关联的风险是在更长的期限里出现的,投机者和套利者将会感觉到债券市场利率的变化并没有完全反映在长寿债券市场,从而使他们能参与这个新的期货市场。

Blake、Cairns 和 Dowd(2006)总结了金融期货发行的失败教训和成功经验,并在此基础上提出了死亡率期货的实现方式。第一种方式是死亡率期货以已发行的生存债券为标的,这种方式需要有一个完善的生存债券市场。第二种方式是死亡率期货以死亡率指数为标的,他们将这种死亡率期货与消费者价格指数期货 CME 进行了比较,得出了成功发行该期货的可行性。在这种方式下死亡率指数的选择至关重要,它关系到死亡率期货发行的成功与否。常见的死亡率指数有:

①瑞士信贷长寿指数(Credit Suisse Longevity Index,CSLI)。CSLI 指数是由瑞信在 2005 年 12 月首次开发的长寿/死亡率指数,它是以美国人口统计数据为基础的,是对美国人口平均预期寿命的一个标准化测算,并且这个指数包含一些年龄,性别等附属分类指数及其相对应的死亡率。这个指数可供退休年金计划提供者、保险公司及其所有长寿风险和死亡风险的管理者参考。该指数的计算由明德公司代理,并且曾经每年都公布一次,但是现在它已经不对外公开发布了。

②摩根大通 LifeMetrics 指数(JP Morgan Index with LifeMetrics)。2007 年 3 月摩根大通推出了该指数,它是以美国、英国、威尔士、荷兰以及德国的人口统计数据为基础的。该指数的计算利用包含许多随机死亡率模型的软件进行。

它的构建方法以及相应的长寿模型都是完全对外公开的。

③高盛死亡率指数（Goldman Sachs Mortality Index）。2007 年 12 月高盛推出了该指数，该指数是依据美国 65 岁以上寿险金领取者的样本得出的。

④德国证交所 Xpect 指数（Deutsche Borse Xpect Index）。2008 年 3 月德意志证交所推出了该指数，它是以德国和荷兰的人口统计数据为基础的。德意志证交所根据官方数据并从殡仪馆获得第一手人口死亡数据，来新建 Xpect 数据和相应的指数包，从而帮助保险公司和养老基金来计算其自己将承受的长寿与死亡率风险。

五、生存期权

欧式生存买权或卖权，基于相同的标的变量，T 时到期，相对于远期和生存债券合同，这些期权能使其持有者从向上的风险中获利，而在面临向下风险时得到有效保护免受损失或相反。如果死亡率得到极大的改善，那么那些对死亡率改善具有长期风险的期权持有者就会获利并执行期权，但如果死亡率变得很高，期权持有者就会让其失效，仅仅损失期权费。寿险公司在承保时可以同时买入看跌期权，如果发生保险事故，寿险公司就执行看跌期权弥补赔偿损失；如果保险事故不发生，寿险公司虽然损失了期权费，但却可以从承保的主业中获利弥补期权费。Blake、Cairns 和 Dowd（2006）中介绍了生存底和生存顶、柜台交易期权和互换期权等生存期权。

第二节　长寿风险定价研究

一、等效用定价

基于等效用原理的定价方法是一种市场不完备情况下常用的定价方法。相关文献包括 Yong 和 Zariphopoulou（2002），Yong（2004），De Jong（2007），Chen、Pelsser 和 Vellkoop（2007）等。正如 Svensson 和 Werner（1993）所言，非交易资产或不可对冲资产的影子价格可以解释成给投资者的预算约束再加上的额外数量的财富，从而使投资者对持有可对冲资产和不可对冲资产无差异。进一步我们可以说影子价格是针对特定投资者的，取决于投资者的偏好。对长寿连接型债券而言，等效用定价原理揭示了卖方所要求的最小补偿和买方所能接受的最大价格。De Jong（2007）应用等效用原理来定价不完备市场中的工资连接型债券，在 DB 型养老金资金的负债评估中，主要的不可对冲的风险来源就是真实的工资增长。把养老金资金建模成一个潜在的工资连接型债券的购买者，应用等效用定价原理作者得到养老金资金为防范工资率波动而愿意支付的最大的风险溢价。

这里我们用 N 表示 0 时刻 x 岁群体的初始规模，K 是双方约定的每年年金支付额，对于息票变化的长寿风险债券来说，NK 表示名义息票，而 NK_tp_x 表示 t 时实际息票支付量，显然 t 时人群中的生存者数量也是 $S_t = NK_tp_x$，t 时的生存指数也是一个随机变量，其均值和方差分别是 $E[S_t]$ 和 $\mathrm{Var}[S_t]$，为了简化和突出重点，这里只考虑长寿风险这种风险因素。

现在我们可以用等效用定价原理来定价 t 年到期的零息长寿债券，这些零息债券是一个大团体的趸交保费生存保险合同，对当前 x 岁的群体来说在将来时刻 t 支付一个事先约定的金额。这样我们就可以把长寿风险描述成对期望生存率的偏离，即 $S_t - E[S_t]$，如果我们把长寿债券发行公司称为卖方，则卖方提供了对长寿风险的防范工具，在 0 时刻买方支付的趸交保费实际上包括两个部分，一是期望损失 $E[S_t]$，另一部分是风险溢价附加 P。

卖方将其初始财富 W_0 和以无风险资产形式收到的总保费进行投资，并且我们假设无风险利率也是 0，这样 $W_t = W_0$，对趸交保费生存保险合同来说，最小保费附加就是卖方因持有长寿风险而要求的风险补偿 $S_t - E[S_t]$，这样卖方承保风险 S_t 之后，获得的补偿为 $E[S_t] + P$，其总效用应该等于不承保的效用，即

$$E[U(W_t + E[S_t] + P - S_t)] = U(W_t) \tag{7.1}$$

应用以上原理我们就可以实际的来给一个长寿债券定价了。

首先假定不存在长寿风险，这样市场是完备的，公司持股者从红利和 T 期末的最终财富上获得其效用，如下

$$\max_{\langle x_t, D_t \rangle_{t=0}^T, W_t} V_0 = E\left[\int_0^T e^{-\delta t} u(D_t) dt + e^{-\delta T} u(W_T)\right] \tag{7.2}$$

$$E\left[\int_0^T M_t D_t dt + M_T W_T\right] = W_0 \tag{7.3}$$

上式中 δ 是主观折现因子，公司通过最优的资产配置 x_t 和红利 D_t 决策，来最大化个人效用。M_t 是完备金融市场中的随机折现因子，显然有 $dM_t/M_t = -rdt - \lambda dZ_t$，$\lambda$ 是夏普比。

在同样的金融市场上，如果公司发行长寿债券，其息票指数化为 1946 年出生群体的生存指数，因此公司从红利和索赔盈余 $E[S_t] - S_t$ 中获得效用，公司初始的权益资本现在增加了风险附加 π，这样最大化问题就变成

$$\max_{\langle x_t, D_t \rangle_{t=0}^T, W_t^\pi} V_0^\pi = E\left[\int_0^T e^{-\delta t} u(D_t^\pi + E[S_t] - S_t) dt + e^{-\delta T} u(W_T^\pi)\right] \tag{7.4}$$

$$E\left[\int_0^T M_t D_t^\pi dt + M_T W_T^\pi\right] = W_0 + \pi \tag{7.5}$$

应用等效用定价方法我们就可以确定最小的风险补偿 π 从而使得公司对持有长寿风险和不持有长寿风险无差异,具体来说,就是 $V_0 = V_0^\pi$。

首先,对没有长寿风险的情形,最优化问题的解法如下

建立拉格朗日函数为

$$L = E\left[\int_0^T e^{-\delta t} u(D_t)\mathrm{d}t + e^{-\delta T} u(W_T)\right] + \varphi\left(W_0 - E\left[\int_0^T M_t D_t \mathrm{d}t + M_T W_T\right]\right)$$

$$(7.6)$$

$$\frac{\partial L}{\partial D_t} = 0 \Rightarrow e^{-\delta t} u'(D_t) = \varphi M_t \tag{7.7}$$

$$\frac{\partial L}{\partial W_T} = 0 \Rightarrow e^{-\delta T} u'(W_T) = \varphi M_T \tag{7.8}$$

根据 Jiajia Cui(2008),我们假定风险厌恶取决于最初的资本或公司的最初财富,即效用函数为 $u(x) = -\frac{1}{\alpha}\exp(-\alpha x)$,且 $\alpha(W_0) = \bar{\alpha} W_0^{-b}$,这样,$u'(x) = \exp(-\alpha x)$,所以,边际效用函数的逆函数是 $I_V = -\frac{1}{\alpha}\ln(z)$,效用函数的逆函数是 $I_U = -\frac{1}{\alpha}\ln(-\alpha z)$,从而得到最优化策略为

$$D_t^\cdot = I_V(e^{\delta t}\varphi M_t) = -\frac{1}{\alpha}\ln(e^{\delta t}\varphi M_t) \tag{7.9}$$

$$W_T^\cdot = I_U(e^{\delta T}\varphi M_T) = -\frac{1}{\alpha}\ln(e^{\delta T}\varphi M_T) \tag{7.10}$$

分别把它们带入预算约束和间接效用函数我们可以得到

$$W_0 = -\frac{1}{\alpha}E\left[\int_0^T M_t \ln(e^{\delta t}\varphi M_t)\mathrm{d}t + M_t \ln(e^{\delta T}\varphi M_T)\right] \tag{7.11}$$

$$V_0 = -\frac{1}{\alpha}\varphi E\left[\int_0^T M_t \mathrm{d}t + M_T\right] \tag{7.12}$$

有长寿风险时,最优化问题的拉格朗日函数为

$$L = E\left[\int_0^T e^{-\delta t} u(D_t^\pi + E[S_t] - S_t)\mathrm{d}t + e^{-\delta T} u(W_T^\pi)\right]$$
$$+ \varphi^\pi\left(W_0 + \pi - E\left[\int_0^T M_t D_t^\pi \mathrm{d}t + M_T W_T^\pi\right]\right) \tag{7.13}$$

按照与上面相似的技术,我们可以得到预算约束和间接效用函数的表达式如下

$$W_0 + \pi = -\frac{1}{\alpha}E\left[\int_0^T M_t \ln(e^{\delta t}\varphi^\pi M_t)\mathrm{d}t + M_t \ln(e^{\delta T}\varphi^\pi M_T)\right] + \frac{1}{\alpha}E\left[\int_0^T M_t \ln G_t \mathrm{d}t\right]$$

$$(7.14)$$

$$V_0^\pi = -\frac{1}{\alpha}\varphi^\pi E\left[\int_0^T M_t \mathrm{d}t + M_T\right] \tag{7.15}$$

因为 $V_0 = V_0^\pi$，比较它们的表达式我们有 $\varphi = \varphi^\pi$，将此结论带入预算约束的表达式并对两种情形进行比较，我们可以得到

$$\pi = \frac{1}{\alpha}E\left[\int_0^T M_t \ln G_t \mathrm{d}t\right] = \frac{1}{\alpha}\int_0^T E[M_t] \ln G_t \mathrm{d}t = \frac{1}{\alpha}\int_0^T \mathrm{e}^{-rt} \ln G_t \mathrm{d}t \tag{7.16}$$

式中 $G_t = E[\exp(-\alpha(E(S_t) - S_t))]$

正如 Jiajia Cui(2008) 所指出的那样，给定了最低风险补偿 π 的计算表达式，我们可以通过计算机的模拟求出其具体值，模拟步骤如下：

第一步，在本书的第六章我们给出了时间波动因子 κ_t 的表达式，即

$$\kappa_t = c + \kappa_{t-1} + \varepsilon_t - \theta\varepsilon_{t-1} \tag{7.17}$$

对于 T 年期的长寿债券，我们就可以根据下式去预测时间波动因子

$$\kappa_{t+i} = c + \kappa_{t+i-1} + \varepsilon_{t+i} - \theta\varepsilon_{t+i-1} \quad i = 1, \cdots, T \tag{7.18}$$

其中 $\kappa_t = \kappa_{2010}$，而 $\varepsilon_{t+i} \sim N(0, \hat{\sigma}_\varepsilon^2)$，在模拟过程中我们可以采用计算机中的正态随机函数对其进行模拟。

第二步，计算中心死亡率

$$m_{x+i,t+i} = \exp(\hat{\alpha}_{x+i} + \hat{\beta}_{x+i}\kappa_{t+i}) \quad i = 1, \cdots, T \tag{7.19}$$

第三步，对年龄为 x 岁的群体计算生存概率

$$_T p_{x,t} = \prod_{i=0}^{T-1} p_{x+i,t+i} = \prod_{i=0}^{T-1} \exp(-m_{x+i,t+i}) = \exp\left(-\sum_{i=0}^{T-1} m_{x+i,t+i}\right) \tag{7.20}$$

第四步，计算群体生存指数 $S_T = N_T p_{x,t}$，N 是年龄为 x 岁的群体的初始人数。

第五步，重复以上四个步骤 M 次，得到 M 个 S_T，为此我们就可以得到 S_T 的样本均值和样本方差，应用这些结果我们就可以求出最小风险补偿 π 的值。

二、王变换定价方法

经典的 CAPM 假定所有的投资者都有相同的一期期限，而资产回报率是多变量正太分布。对于一个固定的时间期限，我们用 R_i 和 R_M 表示资产 i 和市场组合 M 的回报率。经典的 CAPM 理论认为

$$E[R_i] = r + \beta_i\{E[R_M] - r\} \tag{7.21}$$

这里 r 是无风险回报率，β_i 是资产 i 的贝塔，即

$$\beta_i = \frac{\mathrm{Cov}[R_i, R_M]}{\sigma_M^2}$$

假定资产回报是正太分布的，时间期是一期，那么金融经济学中的一个关键

概念是风险的市场价格,即 $\lambda_i = \dfrac{E[R_i]-r}{\sigma_i}$,在资产组合管理中我们也称其为夏普比。应用风险市场价格的概念,CAPM 可以重新表述如下

$$\lambda_i = \frac{E[R_i]-r}{\sigma_i} = \frac{\text{Cov}[R_i,R_M]}{\sigma_i\sigma_M} * \frac{E[R_M]-r}{\sigma_M} = \rho_{i,M}.\lambda_M \qquad (7.22)$$

$\rho_{i,M}$ 是 R_i 和 R_M 之间的线性相关系数,换句话说,资产 i 的风险的市场价格是和资产 i 和市场组合 M 的相关系数直接成比例的。

在时间期限 $[0,T]$ 中考虑一种金融资产或负债,用 $X=X_T$ 表示其在将来时刻 $t=T$ 时的值,其累积分布函数为 $F(x)=\Pr\{X\leqslant x\}$,在 Wang(2000)中,作者提出了一种基于如下变化的通用定价方法

$F^{\cdot}(x)=\Phi[\Phi^{-1}(F(x))+\lambda]$ 这里 Φ 是标准正态累积分布函数,这里的关键参数 λ 被称为风险的市场价格,反映了系统风险的水平,这样的转换公式现在都被叫做王变换。对于给定的具有累积分布函数 $F(x)$ 的资产 X,应用王变换将产生一个风险调整的累积分布函数 $F^{\cdot}(x)$,在此累积分布函数下,该资产的均值为 $E^{\cdot}[X]$,表示资产 X 在 $t=T$ 时的经风险调整的公平价值,我们可以以用无风险利率将他折现到时间 0。王变换的一个重要特征是经过变换后,变量的正态和对数正态特征仍然得到保留。即 1)如果 F 有个正态分布 (μ,σ^2),那么 $F^{\cdot}$ 也应该是正态分布,同时有 $\mu^{\cdot}=\mu-\lambda\sigma$ 和 $\sigma^{\cdot}=\sigma$;2)如果 F 有对数正态分布,这样 $\ln(X)\sim N(\mu,\sigma^2)$,那么 $F^{\cdot}$ 也是另一个对数正态分布,且 $\mu^{\cdot}=\mu-\lambda\sigma$ 和 $\sigma^{\cdot}=\sigma$。股票价格经常用对数正态分布来建模,这就意味着股票回报是由正态分布来建模的。

考虑一期时间期限中的资产 i,假定资产 i 的回报 R_i 是正态分布,且其标准差是 σ_i,对资产回报 R_i 应用王变换我们可以得到一个风险调整的回报率 $E^*[R_i]=E[R_i]-\lambda\sigma_i$,而在竞争性的市场,所有资产风险调整后的回报率应该等于无风险利率 r,因为由上式我们可以推得 $\lambda=(E[R_i]-r)/\sigma_i$,这就是经典的 CAPM 中风险的市场价格。实际中,一个具有损失变量 X 的负债可以看成具有收益 $Y=-X$ 的负资产,在数学上,如果一项负债具有风险的市场价格 λ,那么在当做负资产处理时,其风险的市场价格就应该是 $-\lambda$。

如果在时间期 $[0,T]$,一家保险公司具有负债 X,那么负债的公平价格就是王变换所得分布下的折现期望值,即 $E^*(X)=\displaystyle\int x\mathrm{d}F^*(x)$,其中,$F^*(x)=\Phi[\Phi^{-1}(F(x))-\lambda]$,参数 λ 是负债风险的市场价格,反映了系统风险的水平。这样王变换就产生了一个风险调整的密度函数 F^*,在该密度函数 F^* 下,其均值 $E^*[X]$ 表示负债 X 在 T 时的风险调整的公平价值,对此可用无风险利率进一步折现到 0 时刻,这里的关键就是我们打算通过观察年金价格来估计年金死

亡率风险的市场价格,然后用同样的分布来定价长寿债券。

三、用 CAPM 和 CCAPM 定价

众所周知 CAPM 把风险分解成系统性风险和特质风险,而特质风险并不要求风险溢价,因为他可以被分散化,而系统性风险并不能通过同样的分散化策略来化解,投资者持有死力债券这样的风险资产所需要的风险溢价的程度等于该债券的贝塔,即

$$\beta_b = \frac{\text{Cov}(R_b, R_m)}{\sigma^2} \tag{7.23}$$

死亡率债券的期望回报等于

$$E(R_b) = R_f + \beta_b [E(R_m) - R_f] \tag{7.24}$$

即无风险利率加上贝塔乘以期望市场回报与无风险利率的差。

与 CAPM 相比,CCAPM 中决定系统性风险溢价的不是一般所说的它与市场风险的关系,而是他与消费边际效用的关系。消费者要求风险溢价以持有那些回报与对总体消费冲击正相关的资产,因为这些资产在消费出乎预料的高从而消费的边际效益低的状况下会提供较高的支付,相反,对那些消费出乎预料的低从而消费的边际效用高的资产,投资者对其定价就高,并且会去买这些资产,哪怕它的预期回报低于无风险利率。当考虑年金这种在有寿命风险情况下可以平滑生命周期边际效用的产品时,CCAPM 要优于 CAPM,从数学表达上来看,CCAPM 意味着

$$E_t[R_{b,t+1}] = R_{f,t+1} - \text{Cov}_t \left\{ \frac{U'(C_{t+1}), R_{b,t+1}}{E_t[U'(C_{t+1})]} \right\} \tag{7.25}$$

也就是说所有资产都有一个等于无风险利率加上风险调整的期望回报。那些回报和消费正相关的资产会使得消费更加波动,因此必须承诺给予更高的期望回报以吸引投资者持有。相反那些和消费负相关的资产,如保险,提供的期望回报率会比无风险利率更低。

Friedberg 和 Webb(2005)曾使用 CAPM 和 CCAPM 来估计长寿风险溢价,结果显示,以 CAPM 方法导致一个大约为 75 个基点的风险溢价,置信区间为−75 至 230 个基点,作者首先估计随着参照人群年龄而变化的 EIB 型死力债券的贝塔,如果这些债券在 1959—1999 年存在的话。我们假定以标准普尔 500 指数回报来代替市场回报,这样 65 岁人的贝塔就是 0.005,95% 的置信区间为[−0.005,0.015],所有贝塔值的点估计都表明死亡率债券和市场之间几乎没有相关性。以 CCAPM 定价来定价时,首先假定死亡率冲击和即时总消费冲击之间是负相关的,这就导致人均消费增长和 EIB 型债券回报之间的协方差为

负。消费增长是一个相对平滑的序列,均值为 2.25%,标准差为 1.20%。参照人群 65 岁时,消费增长和死亡率债券回报间的相关系数是 -0.1958,这样在我们考察的期间死亡率债券将给他的持有者在消费增长率低从而消费边际效益高时提供最大回报。按照 CCAPM 投资者应该为持有死亡率债券接受一个风险折价。在文献中我们知道股票回报和消费增长之间是正相关的,并且相关系数大约为 0.5,死力债券和消费增长之间相关系数的绝对值要低得多。死力债券回报和消费增长间的协方差极低,仅为 -0.0013%。应用 CCAPM,风险厌恶的相关系数为 10 的话,死亡率风险的风险折价就仅为 2 个基点。这比真实债券发行中采用的 20 个基点要小得多。这种情形非常相似于股票溢价之谜,也就是说很可能也存在着一个死力溢价之谜,真实的死力溢价要比这些经济模型所给出的要高得多。而正是这种可能性的存在,使得用 CCAPM 方法来给死亡率风险定价缺乏实用性。

四、即时夏普比定价

　　Milevsky(2005)发展了一种在不完全市场中定价不可分散的死力风险的方法,作者认为保险公司会按照预先指定的即时夏普比对其发行的生存未定权益(保单)要求长寿风险的补偿。作者在文中给出了这种定价方法所具有的良好的特征。而这些在他们 Milevsky 等(2006)的一篇离散时间情形的文章中就显得更加直观。该理论的基本思想是保险公司的资产组合头寸会获得一个超过无风险利率的回报,这是在所有可分散化风险都得到对冲之后其标准差的即时夏普比所决定。如果被保险人数量有限,那么对保险合同价格的推导就会得出一个非线性偏微分方程,而当头寸的规模趋向无限时,该定价法则就变成线性的,显然这正是指数连接型长寿衍生产品的情形。在这种情形下他们的方法刚好和从客观概率 P 到风险调整的概率 Q 的概率测度变换方法是一致的。

　　保险公司面临着不可对冲的风险,即个人的生或死不同于其预期,因此保险公司就会要求一个比从货币市场获得的回报 r 及从死亡部分获得的回报 λ(死力)之和更大的回报。而保险公司采用的一种风险测量方法就是头寸变化的标准差,在超额回报和标准差之间的一个自然的联系显然就是夏普比。那么一种顺理成章的逻辑就是找出最小化头寸变化局部方差的策略,再设定保险合同的价格使得相应的夏普比等于给定的常数。

　　作者指出由于以下原因保险市场是不完备的,1)保险支付的时间通常是由跳过程决定的,如个人的死亡和车祸的发生,2)保险公司不能无摩擦地买卖保险合同。传统上保险精算师们都假定可以通过大量的保险合同来消除跟跳过程相关的不确定性,通过利用大数法则,精算师们用确定性的时间表来代替随机的不确定性事件。这样如果保险公司可以卖出大量保单,那么每份保单的标准差就会趋向于0,也就是说这种风险是可分散化的。而实际上保险公司只能卖出有限数量的保单,而这种因保险公司只能卖出有限数量保险合同而产生的风险就叫做有限头寸风险。除了有限头寸风险以外,保险公司还会面临另一种风险,这是由其用来模拟随机事件的随机过程的参数本身也是随机的所引起的,如死力。一旦死力是随机的,就会出现一种随机死亡率风险,这是随机参数风险的一个特例。这时,即使保险公司卖出足够大数量的保险合同,系统的随机死力风险也会存在,这一点在 Milevsky 等(2006)的离散时间情形中看到更加清楚。

保险市场是不完备的,因此没有一个统一的定价机制,为这种不完备市场中的保险合同定价我们必须首先假定风险是如何定价的,这里我们利用夏普比方法是因为他和债券市场的风险价格相似,并且因为其价格的一些理想特征。

离散时间情形虽然大大简化,但仍是作者定价思想的高度概括。由金融经济学理论我们知道,如果以 X 表示一些风险投资资产的回报,R 表示无风险回报,该风险资产的期望值和标准差分别表示为 $E[X]$ 和 $SD[X]$,则该投资的夏普比定义为

$$\alpha = \frac{E[X]-R}{SD[X]} \tag{7.26}$$

比如有一个以标准普尔 500 指数近似的分散化的股票头寸组合,其收益率大约在 11% 左右,标准差是 20%,同期无风险回报率平均为 6%,则此资产组合的夏普比为 $\alpha = (11\%-6\%)/20\% = 0.25$。顺此逻辑,我们自然会想,我们可以通过调整死力的风险附加 L 从而使得长寿保单的夏普比和其他类资产的夏普比保持一致。

假定一家保险公司发现 N 份生存保险的合同,期末生存者支付为 2,死亡者支付为 0,每份的价格是 $1+L$,L 是死力的风险附加,W_N^* 表示期末保险公司对这 N 份保单的总的负债,这样如果我们以资本市场中某个具有代表性(广泛分散化)的股票指数的收益、标准差和无风险回报计算出经济中一般风险资本的夏普比,并令保险公司这 N 份保单资产的夏普比与其相等,而从保险公司的观点其总的夏普比是

$$\alpha = \frac{N(1+L)-E[W_N^*]}{SD[W_N^*]} = \frac{1+L-2_Tp_x}{\frac{1}{N}SD[W_N^*]} \tag{7.27}$$

假定保险公司发行有限份 N 份保单,并想获得与上文中股票市场值相等的夏普比 0.25 个单位作为补偿,公司能够得到的总的保费收入是 $N(1+L)$,当 $E(p) = 0.5$ 时,期望支付 $E(W_N^*) = N$,如果我们假设 $p+\pi = 0.6$ 和 $p-\pi = 0.4$ 时,支付的

标准差为$\sqrt{0.96N+0.04N^2}$,则其夏普比为$\alpha=NL/\sqrt{0.96N+0.04N^2}$,显然这时保险公司可以通过期望得到的夏普比和选择发行的保单数量来得出死力的风险附加。简单地我们可以看出,对于选定的夏普比来说,风险附加是随着发行保单的数量而递减的,这也是和我们的直觉相符的,简单计算可以知道,当卖出10张保单时,$L=0.092$;$N=50$时,$L=0.061$,而当$N=500$时,$L=0.051$。但无论卖出多少张保单风险附加都不可能减到0,本例中当$N\to\infty$时,$L=0.05$。

如果我们把死力拓展到联系时间的形式,即:

$$_{t}p_{x}=\mathrm{e}^{-\int_{0}^{t}\lambda(x+s)\mathrm{d}s} \qquad (7.28)$$

其中$\lambda(x+s)$表示$x+s$岁被保险人的即时死力,如果销售一份T时到期的长寿保单给一个年龄为x岁的人,那么保险公司的随机的支付就有一个期望值$w=2(_{t}p_{x})$,这样生存概率的不确定性就可以纳入到死力的随机性当中来考虑。

五、风险中性定价

假定t时最优估计的远期死力为:

$$\overset{\wedge}{\mu}_{t}(T,x_{0})=-\frac{\partial}{\partial T}\lg\{E_{P}[_{T}p_{x_{0}}^{(T)}|F_{t}]\}$$
$$\overset{T>t}{=}-\frac{\partial}{\partial T}\lg\{E_{P}[_{T-t}p_{x_{0}+t}^{(T)}|F_{t}]\} \qquad (7.29)$$

这里$_{T-t}p_{x_{0}+t}^{(T)}$表示t时$x_{0}+t$岁的人在T时依然存活的百分比,也可叫做生存率或已实现生存概率,同时我们假定$\overset{\wedge}{\mu}_{t}(T,x_{0})$满足如下的随机微分方程:

$$\mathrm{d}\overset{\wedge}{\mu}_{t}(T,x_{0})=\overset{\wedge}{\alpha}(t,T,x_{0})+\overset{\wedge}{\sigma}(t,T,x_{0})\mathrm{d}W_{t},\overset{\wedge}{\mu}_{t}(T,x_{0})>0 \qquad (7.30)$$

根据Bauer等(2006),上式中的漂移项满足

$$\overset{\wedge}{\alpha}(t,T,x_{0})=\overset{\wedge}{\sigma}(t,T,x_{0})\times\int_{t}^{T}\overset{\wedge}{\sigma}(t,s,x_{0})'\mathrm{d}s \qquad (7.31)$$

显然对于一个0时x_{0}岁的人在T时的最优生存概率为

$$_{T}\hat{p}_{x_{0}}=E_{P}[_{T}p_{x_{0}}^{(T)}]=\mathrm{e}^{-\int_{0}^{T}\overset{\wedge}{\mu}_{0}(s,x_{0})\mathrm{d}s} \qquad (7.32)$$

我们知道任何一个债券的现值都可以表示为等价鞅测度Q下其支付的期望值,对于Q测度,根据Random-Nikodym密度,我们有

$$\frac{\partial Q}{\partial P}\Big|_{F_{t}}=\exp\left\{-\int_{0}^{t}\lambda(s)'\mathrm{d}W_{s}-\frac{1}{2}\int_{0}^{t}||\lambda(s)||^{2}\mathrm{d}s\right\} \qquad (7.33)$$

这样根据Bauer等(2008)我们有

$$_{T}\tilde{p}_{x_{0}}=E_{Q}[_{T}p_{x_{0}}^{(T)}]=\mathrm{e}^{-\int_{0}^{T}\int_{0}^{s}\overset{\wedge}{\mu}_{0}(\mu,s,x_{0})\lambda(u)\mathrm{d}u\mathrm{d}s}\;_{T}\hat{p}_{x_{0}} \qquad (7.34)$$

式中$_{T}\tilde{p}_{x_{0}}$是风险中性的生存概率,同时对风险中性的远期死力有下式成立

（见 Bauer 等,2007）：

$$\widetilde{\mu}_t(T,x_0) = -\frac{\partial}{\partial T}\lg\{E_Q[_{T-t}p_{x_0^{(T)}+t} \mid F_t]\}$$

$$= \hat{\mu}_t(T,x_0) + \int_t^T \hat{\sigma}(s,T,x_0)\lambda(s)\mathrm{d}s \qquad (7.35)$$

$$\mathrm{d}\widetilde{\mu}_t(T,x_0) = \hat{\alpha}(t,T,x_0) + \hat{\sigma}(t,T,x_0)\mathrm{d}\widetilde{W}_t \qquad (7.36)$$

这样定价思路就会很清晰了,即我们从历史数据中得到关于生存概率的最优估计,由此就可得到风险的市场价格(函数),这样就可以写成如下的风险中性定价模型

$$\prod\nolimits_0(T,x_0) = p(0,T)_T\widetilde{p}_{x_0} = p(0,T)\mathrm{e}^{-\int_0^T\int_0^s\hat{\sigma}(\mu,s,x_0)\lambda(u)\mathrm{d}u\mathrm{d}s}{}_T\hat{p}_{x_0} \quad (7.37)$$

正如 Milevsky 等(2005)所指出的那样,在定价长寿债券中所使用的"预先设定的即时夏普比对应于一个常数的风险市场价格",也就是说我们可以得到

$$\sum_{i=1}^d \hat{\sigma}(t,T,x_0)\lambda_i(t) = -\lambda\sqrt{\sum_{i=1}^d(\hat{\sigma}(t,T,x_0))^2} \qquad (7.38)$$

进而我们可以把定价公式改写成

$$\prod\nolimits_0(T,x_0) = p(0,T)\mathrm{e}^{\bar{\lambda}\int_0^T\int_0^s||\hat{\sigma}(\mu,s,x_0)||\mathrm{d}u\mathrm{d}s}{}_T\hat{p}_{x_0} \qquad (7.39)$$

为了确定$\bar{\lambda}$,有些学者使用了股票市场中的夏普比,如 Milevsky 等(2005)和 Loeys 等(2007)中作者使用了$\bar{\lambda}=25\%$,然而从股票市场数据中得到的夏普比来定价长寿风险债券是否合适仍然值得怀疑,因为经验证据表明股票的风险溢价比其他证券要高得多,诸多学者都研究过股票溢价之谜,较近期的研究也都给出了一致的解释,即股票收益对数的厚尾分布,然而将来死亡率分布是否也具有这样的特征是存疑的,因此直接利用股票市场的夏普比来进行长寿债券的定价并不恰当。而且传统的金融经济学理论认为股票风险溢价跟消费相关,但长寿风险并没有显现出这样的特征。对此,一些学者如 Lin 和 Cox(2005)利用合适的年金报价来校正模型中的夏普比$\bar{\lambda}$。

远期死力模型与即时死力模型的不同在于死力将来的变化是无法预测的,随机性的来源在于这些预测是不确定的,也就是说实际实现的死力变化会偏离预测的死力变化。这就意味着在远期死力模型中那些仅仅依赖于预期死力变化的死力未定权益在定价时会没有考虑到随机性,例如,假设某保险公司对由被保险人的有限头寸所引起的非系统性死力风险是风险中性的,那么对那些对x_0岁的人每年支付金额为 1 的趸交保费即期年金的定价公式为

$$a_{x_0} = E_Q\Big[\sum_{k=0}^\infty \mathrm{e}^{-\int_0^k r_s\mathrm{d}s}{}_kp_{x_0^{(k)}}\Big] = \sum_{k=0}^\infty p(0,k)E_Q[{}_kp_{x_0^{(k)}}]$$

$$= \sum_{k=0}^{\infty} p(0,k) e^{-\int_0^k \widetilde{\mu}_0(s,x_0) ds} \tag{7.40}$$

可见对于即期年金保险公司可以像通常的生命表那样使用远期死力模型，但是对于那些有死力未定期权的年金产品来说，比如保证年金化期权（GAOs）和保证最小收入给付（GMIBs），随机的影响就需要考虑了。同样对于那些仅依赖于期望死亡率结构的年金证券化产品来说，就没有必要考虑随机性，例如欧洲投资银行（EIB）在 2004 年宣布的所谓 EIB 债券的息票支付大约就等于 $C_t p_{65}^{(t)}$，$t = 1,2,\cdots,25$ 而 C 是一些名义值，那么基于远期死亡率模型在 0 时息票支付的值由下式决定

$$E_Q \left[e^{-\int_0^k r_s ds} C_t p_{65}^{(t)} \right] = C p(0,k) e^{-\int_0^t \widetilde{\mu}_0(s,65) ds} \tag{7.41}$$

关于 EIB 债券未能成功在市场取得成功有诸多原因，其中一种可能的解释就是它的支付结构，即：相对于对冲的风险来说，预付资本可能太大了，从而没有更多的剩余资本来对冲其他风险（见 Cairns 等，2005），对此学者们提出了其他的一些支付结构，如 Dowd 等（2005）提出的生存互换，和 Lin 和 Cox（2005）提出的带期权型支付结构的长寿债券。为了更清楚地看出远期死亡率模型如何用来对具有复杂支付结构的债券的定价，作者考虑下面的期权型支付结构的债券

$$C_T = (_T p_{x_0}^{(T)} - K)^+ = \max\{_T p_{x_0}^{(T)} - K\} \tag{7.42}$$

也就是说如果已实现的 T 年生存概率超过了某执行水平 K，则触发长寿债券 C_T，K 为

$$K = (1+a) E_P [_T p_{x_0}^{(T)}] = (1+a) e^{-\int_0^T \widetilde{\mu}_0(s,x_0) ds} \tag{7.43}$$

第三节　基于中国人口死亡率数据的长寿债券定价

首先，我们可以通过下面的图（图 7.4）来简单地描述寿险公司、SPV 及债券投资者之间的关系。

债券持有者到期日可以得到债券的面值，这样该死力债券的价格就是

$$P = F d(0,T) + \sum_{t=0}^{T} E^* [D_t] d(0,t) \tag{7.44}$$

式中 $d(0,t)$ 是基于债券发行时无风险利率期限结构的折现因子，面值 F 是无风险的，在债券到期日无论生存者人数有多少，面值都是如数支付的。$E^* [D_t]$ 表示基于市场生命表的期望值，上式中的生存分布是从年金市场得到的，即基于年金生命表并经过王变换得到的。

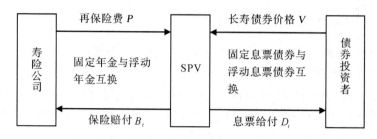

图 7.4 长寿债券现金流量图

现在,我们假定一家寿险公司出售了一笔年金保单,每年初为 l_x 个投保人每人支付 1000 元,l_{x+t} 则表示期初的 l_x 个人中到 $x+t$ 时依然生存的人数,寿险公司的年金支付为 $1000l_{x+t}$。如果寿险公司在给退休年金定价时设定的触发水平为 X_t,就是说定价时预计的支付标准为 $1000X_t$,当指定人口在 t 时刻的生存人数超过 X_t 时,寿险公司面临的超出的年金支付额度就是长寿风险,此时寿险公司会从 SPV 得到赔付,其上限记为 $1000C$,同时投资者的息票所得将减少。如果用 B_t 表示寿险公司每年从 SPV 得到的给付,则有

$$B_t = \begin{cases} 1000C & l_{x+t} > X_t + C \\ 1000(l_{x+t} - X_t) & X_t < l_{x+t} \leqslant X_t + C \\ 0 & l_{x+t} \leqslant X_t \end{cases} \tag{7.45}$$

这样寿险公司获得的净现金流量为 $1000l_{x+t} - B_t$,具体表达式为

$$1000l_{x+t} - B_t = \begin{cases} 1000(l_{x+t} - C) & l_{x+t} > X_t + C \\ 1000X_t & X_t < l_{x+t} \leqslant X_t + C \\ 1000l_{x+t} & l_{x+t} \leqslant X_t \end{cases} \tag{7.46}$$

而 SPV 向投资者的支付为

$$D_t = \begin{cases} 0 & l_{x+t} > X_t + C \\ 1000(C + X_t - l_{x+t}) & X_t < l_{x+t} \leqslant X_t + C \\ 1000C & l_{x+t} \leqslant X_t \end{cases} \tag{7.47}$$

这样从 SPV 流出的现金流可以分为每年的支付:$B_t + D_t = 1000C$ 及 T 时债券本金 $1000F$,那么根据其与寿险公司和投资者的合同承诺,SPV 要保证从寿险公司获得的保费 P 和从投资者那里获得的长寿债券价格 V 的现金流量之和至少满足下式

$$P + V \geqslant W = 1000Fd(0,T) + \sum_{t=1}^{T} 1000Cd(0,t) \tag{7.48}$$

式中 $d(0,t)$ 是基于无风险利率 $r(t)$ 的折现因子,有表达式为

$$d(0,t) = E\left[\exp\left(-\int_0^t r(u)\,\mathrm{d}u\right)\right] \tag{7.49}$$

实际上，SPV 是通过出售一种长寿债券，并以获得的收入来履行它对寿险公司和投资者的支付义务，即以获取的资金 $1000C$ 来支付寿险公司的保险赔付 B_t 和投资者的和投资者的息票 D_t，假设 $P+V=W$，则 T 期内的长寿风险将通过长寿债券转移给了资本市场的投资者。对寿险公司而言，它对 SPV 的给付 P 可以用年给付 x 代替，即有

$$P = x\sum_{t=1}^{T} d(0,t) \tag{7.50}$$

这实际上相当于一个无本金支付的互换合同，在 $t=1,2,\cdots,T$ 期间内，寿险公司每年向 SPV 固定支付 x 以换取浮动的收益 B_t。按照同样的逻辑，长寿债券的价值可以应用一个固定的每年支付 y 来代替，同时投资者得到息票支付 D_t，即有

$$V = y\sum_{t=1}^{T} d(0,t) + 1000Fd(0,T) = \sum_{t=1}^{T} E(D_t^{\cdot})d(0,t) + 1000Fd(0,T) \tag{7.51}$$

上式中 $E(D_t^{\cdot})$ 是经过王变换后的长寿债券息票的期望值。在这样的安排中 SPV 每年得到的现金收入 $x+y$ 刚好可以用于其对寿险公司和投资者的支付 B_t+D_t。

从长寿债券价格的表达式我们知道计算的重点就是求出 $E(D_t^{\cdot})$，由 D_t 的表达式我们有

$$D_t = 1000\left[C - (l_{x+t} - X_t)_+ + (l_{x+t} - X_t - C)_+\right] \tag{7.52}$$

从而

$$E[D_t^{\cdot}] = 1000\{C - E^{\cdot}[(l_{x+t} - X_t)_+] + E^{\cdot}[(l_{x+t} - X_t - C)_+]\} \tag{7.53}$$

其中，l_{x+t} 表示 x 岁的人生存到 $x+t$ 时的人数，其概率表示为 $_tp_x^{\cdot}$（经过了王变换之后），这样生存者人数 l_{x+t} 的分布就是一个参数分别为 l_x 和 $_tp_x^{\cdot}$ 的二项分布，当 l_x 足够大时，二项分布可以近似为正态分布，其均值和方差分别为

$$\mu_x^{\cdot} = E^{\cdot}(l_{x+t}) = l_x{}_tp_x^{\cdot} \tag{7.54}$$

$$\sigma_x^{\cdot 2} = \mathrm{Var}^{\cdot}(l_{x+t}) = l_x{}_tp_x^{\cdot}{}_tq_x^{\cdot} \tag{7.55}$$

其中，根据王变换公式我们容易得到

$$_tp_x^{\cdot} = \Phi\left[\Phi^{-1}(_tp_x) + \lambda\right] \tag{7.56}$$

由标准正态随机变量 X 的密度函数 $\varphi(t) = e^{-u^2/2}/\sqrt{2\pi}$ 和分布函数 $\Phi(t) = \int_{-\infty}^{t} \varphi(u)\,\mathrm{d}u$，我们容易知道

$$E[(X-k)_+]=\int_k^\infty [1-\Phi(t)]\mathrm{d}t \tag{7.57}$$

同时我们有 $\varphi'(t)=-t\varphi(t)$，利用分布积分可得

$$\Psi(t)=\int_k^\infty [1-\Phi(t)]\mathrm{d}t=\varphi(k)-k[1-\Phi(k)] \tag{7.58}$$

利用上式的结论我们可以算出 $E(D_t^\cdot)$ 的各部分如下

$$E^\cdot[(l_{x+t}-X_t)_+]=\sigma_x^\cdot\Psi\left[\frac{X_t-\mu_x^\cdot}{\sigma_x^\cdot}\right] \tag{7.59}$$

$$E^\cdot[(l_{x+t}-X_t-C)_+]=\sigma_x^\cdot\Psi\left[\frac{X_t-\mu_x^\cdot}{\sigma_x^\cdot}+\frac{C}{\sigma_x^\cdot}\right] \tag{7.60}$$

至此我们可以得到

$$E[D_t^\cdot]=1000\left\{C-\sigma_x^\cdot\left[\Psi\left[\frac{X_t-\mu_x^\cdot}{\sigma_x^\cdot}\right]-\Psi\left[\frac{X_t-\mu_x^\cdot}{\sigma_x^\cdot}+\frac{C}{\sigma_x^\cdot}\right]\right]\right\} \tag{7.61}$$

从上式中我们可以看出，要计算出王变换下息票的期望值，我们需要两个参数，一个是合同的触发水平 X_t 的设定，另一个就是风险的市场价值 λ，这里我们先用下式来求风险的市场价值 λ

$$l_x a_{60}=\sum_{t\geqslant 1}E^\cdot[l_{x+t}]\mathrm{d}(0,t)=\sum_{t\geqslant 1}l_x{}_t p_{60}^\cdot \mathrm{d}(0,t)$$
$$=\sum_{t\geqslant 1}l_x(\Phi(\Phi^{-1}({}_t p_{60})+\lambda))\mathrm{d}(0,t) \tag{7.62}$$

从而有

$$a_{60}=\sum_{t\geqslant 1}(\Phi(\Phi^{-1}({}_t p_{60})+\lambda))\mathrm{d}(0,t) \tag{7.63}$$

上式左边是市场年金价格，右边 ${}_t p_{60}$ 分别是第六章死亡率预测中男性和女性的死亡率数据，取 $i=0.06$，计算得到

$$\lambda=\begin{cases} -0.4663 & \text{男性} \\ -0.4997 & \text{女性} \end{cases} \tag{7.64}$$

此时再根据王变换方程有

$${}_t p_x^\cdot=\Phi(\Phi^{-1}({}_t p_x)+\lambda) \tag{7.65}$$

再根据 ${}_t p_x^\cdot$ 的值就可以求出 $\mu_t^\cdot$ 和 $\sigma_t^\cdot$ 的值。到此只有设定触发水平 X_t 就可以计算出测度变换后的息票期望值，从而求出长寿债券的价格。

假定在长寿债券发行时年金领取者的年龄都是 60 岁，合同可以指定一个债券持有者和保险公司都同意的生命表，而且合同可以设定几个死亡率改进水平，以反映将来的死亡率改善，这里我们对 60 岁即期年金设定三个死力改进水平如表 7.1：

表 7.1　男女分年龄组死亡率改进

年龄组	死亡率改进情况（男性）	死亡率改进情况（女性）
60～69	-0.0055	-0.005
70～79	-0.0083	-0.0075
80～89	-0.011	-0.01

这样我们就可以得到合同设定的触发水平如下：

$$X_t = \begin{cases} l_x{}_t p_x e^{0.0055} & (t=1,2,\cdots,10) \\ l_x{}_t p_x e^{0.055} e^{0.0083(t-10)} & (t=11,\cdots,20) \\ l_x{}_t p_x e^{0.138} e^{0.011(t-20)} & (t=21,\cdots,30) \end{cases} \quad （男性） \quad (7.66)$$

$$X_t = \begin{cases} l_x{}_t p_x e^{0.005} & (t=1,2,\cdots,10) \\ l_x{}_t p_x e^{0.05} e^{0.0075(t-10)} & (t=11,\cdots,20) \\ l_x{}_t p_x e^{0.125} e^{0.01(t-20)} & (t=21,\cdots,30) \end{cases} \quad （女性） \quad (7.67)$$

至此我们已经完成了长寿债券定价的所有理论准备，下面我们通过一个具体的示例进行债券定价。

示例：假定 2011 年 12 月发现一款长寿债券，其面值总额为 100 万元人民币，25 年到期。其息票给付与 2010 年指定的 10000 名 60 岁中国男性或女性的生存指数相关联，每人每年给付为 1000 元，当生存人数超过触发水平 X_t 时，SPV 向寿险公司赔付 $1000(l_{x+t} - X_t)$，赔付上限 $1000C$ 为 70 万元，利用上面的结论，计算结果见表 7.2：

表 7.2　长寿债券定价示例

	男性（60 岁）	女性（60 岁）
风险的市场价格 λ	-0.4663	-0.4997
债券面值	1000000	1000000
无风险利率	0.06	0.06
年金领取者人数	10000	10000
触发水平	$l_{60}{}_t p_{60} e^{0.138} e^{0.011(t-20)}$	$l_{60}{}_t p_{60} e^{0.125} e^{0.01(t-20)}$
生存债券价格	913574	892253

至此我们得到基于中国人口死亡率预测数据的长寿连接型债券的定价，也可以说完成了通过资本市场来转移长寿风险的核心步骤。从债券设计的整个过程来看，通过长寿债券交易，可以合理地将长寿风险从投保者转移到寿险公司，SPV，并最终转移到资本市场的投资者身上；对于寿险公司而言，因为有了这样

的风险转移机制,长寿风险照样能给其带来巨大商机实现盈利;而当长寿风险没有发生时资本市场的投资者也能得到投资的收益,即长寿债券的息票给付,因此可以说这是一个多赢的局面。我们可以通过下图直观地看出长寿风险产生及其通过资本市场分散的路径:

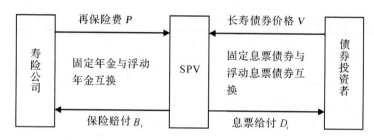

图 7.5　长寿风险产生及其资本市场分散的风险路径

第四节　我国有限人口数据下长寿风险定价的贝叶斯方法

一、引　言

在过去的几十年里,由于生活条件的改善和医疗技术的进步,中国人口死亡率经历了持续的下降,尤其是在老年阶段,其直接结果就是人口寿命的持续和普遍的延长。人口寿命的延长会对我国的社会养老基金和保险公司的年金业务带来直接的冲击,被称为长寿风险,这是一种系统性的风险,保险机构无法通过大量的风险聚合以大数定律来化解。为了应对长寿风险,近十多年来,欧美发达国家开发了一种重要的金融创新工具——长寿衍生产品,其核心思想是让产品未来的现金流和将来实际实现的死亡率挂钩,从而让资本市场在长寿风险的配置中起积极作用。如果我们用 $S_x(t)$ 来表示在 0 时刻一群年龄为 x 的群体在时刻 t 的生存率,那么基于 $S_x(t)$ 的长寿衍生产品就是一类支付为函数 $C(S_x(t))$ 的金融产品,具体地我们有:

- $C(S_x(t))=S_x(t)(t=1,2,\cdots,T-1)$ 和 $C(S_x(T))=B+S_x(T)Z$,则这是一个本金是 B,浮动支付为 $S_x(t)$ 的长寿债券;
- $C(S_x(t))=S_x(t)-K_tZ$(对所有 t),那么这是一个将在 t 时以 $S_x(t)$ 去交换 K_t 的生存互换合同,K_t 是 0 时刻设定的互换率;
- $C(S_x(t))=\max(S_x(t)-K_t,0)Z$(对所有 t),那么这是一个 longevity

cap_t 是一系列基于 $S_x(t)$ 且执行价格为 K_t 的买权。

则理论上，将来 t 时刻支付为 $C(S_x(t))$ 的长寿衍生产品的定价为

$$V_0(x, T) = E^Q\Big[\sum_{t=1}^{T}\exp(-rt)C(S_x(t)) \mid F_0\Big]$$

其中 F_0 表示在 0 时刻关于死亡率的信息，$E^Q[.\mid F_0]$ 表示基于 F_0 关于风险中性测度 Q 的期望，因此，长寿衍生产品的定价需要完成这样两个任务：

(1) $S_x(t)$ 的统计建模；

(2) $S_x(t)$ 的风险中性化。

(一)死亡率建模

近 20 年来，死亡率预测技术获得了长足的发展，新的动态死亡率模型不断被提出。总的来说，分为离散时间模型和连续时间模型。大多数离散时间模型是建立在 Lee 和 Carter(1992)原创性工作的基础之上。该方法创造性地将死亡率分解成年龄效应、时间效应和年龄改进效应，它通过对历史数据的拟合，并将预测建立在一个长期平稳的趋势之上的，所以预测的准确度也提高了。之后，针对该模型统计处理上的不足，学者们进行了进一步的改进和拓展，相关文献有 Brouhns 等(2002)；Renshaw 和 Harbman(2006)，Currie(2006)、Cairns(2009)等。国内学者的研究主要集中在 Lee-Carte 及其拓展模型在中国的应用上。如李志生、刘恒甲(2010)，祝伟、陈秉正(2012)，祝伟、陈秉正(2009)，韩猛、王晓军(2010)，王晓军、任文东(2012)等。

国内外学者的上述研究成果具有相当的深度和广度，然而从研究背景和方法来看，主要有以下两点不足：(1)未考虑中国有限的人口死亡率统计数据。与国外动辄几十年甚至几百年的人口死亡率统计数据相比，我国人口死亡率统计数据极其有限，迄今为止，我国共进行了 6 次人口普查(分别是 1953 年、1964 年、1982 年、1990 年、2000 年和 2010 年)，其中前三次没有给出分年龄死亡率数据。1986、1995 和 2005 年进行了三次 1% 人口抽样调查，1990 年后每年进行 1‰人口变动抽样调查。样本量较小，存在明显的风险暴露不足问题。以 2002 年为例，男性样本风险暴露数不足美国的 1/200，而我国的人口数却数倍于美国，较低的风险暴露数明显提高了相同年龄段人口死亡率在不同年度的不规则波动，这些必然会影响到死亡率预测的准确性和可信度。(2)传统方法先进行参数估计再根据时间序列方法进行预测的二阶段方法，有割裂估计过程和预测过程的弊端，在进行未来参数预测时往往会直接忽略参数估计的误差，从而导致预测过程的不确定性增加。

针对我国人口死亡率统计数据的不足和传统 Lee-Carter 模型参数估计方法的缺陷，本书拟只利用具有较高质量的统计数据，即中国人口死亡率数据中的

普查数据和1‰人口抽样调查数据,并采用 Li、Lee 和 Tuljapurkar(2004)的有限数据 Lee-Carter 拓展模型。该方法理论只要最少三年的数据就能给出参数的点估计和区间估计,其预测的有效性在王晓军,任文东(2012)中也得到验证。但与 Li、Lee 和 Tuljapurkar(2004)和王晓军,任文东(2012)不同的是本书将采用贝叶斯方法来进行死亡率的建模和预测,以减少参数估计与预测两阶段方法造成的不确定性。贝叶斯方法不仅充分利用了模型信息和样本信息,而且也融合了模型总体分布中多个未知参数的信息,可以更全面地考虑和解决传统统计方法的样本不足和样本质量问题;此外贝叶斯方法通过 MCMC 抽样在统一的框架下一次性估计出所有观察年份和预测年份的参数值,减少了误差的产生和累积。与金博轶(2012)的区别在于,本书依然采用经典的 Lee-Carter 模型,利用贝叶斯方法和 Markov Chain Monte Carlo 方法,即贝叶斯 MCMC 方法,并利用 WinBUGS 软件来进行建模。使用 WinBUGS 可以很方便地对许多常用模型和分布进行 Gibbs 抽样,编程者不需要推导参数的后验密度或似然函数的精确表达式,只要设置好变量的先验分布并对所研究的模型进行一般的描述,就能顺利完成对模型的贝叶斯分析,极大地方便了贝叶斯方法的使用。

(二)风险中性测度

常用的风险中性测度有王变换和 Esscher transform 等方法。王变换方法是 Wang(2000)中作者提出并应用了一种用畸变算子(distortion operator)来对所定价风险的概率分布进行变换的方法,该方法认为衍生产品价格就是王变换所得分布下的折现期望值。其核心公式为 $F^*(x) = \Phi[\Phi^{-1}(F(x)) + \lambda]$,这里 Φ 是标准正态累积分布函数,这里的关键参数是被称为风险市场价格的 λ,它反映了系统风险的水平。应用王变换将产生一个风险调整的累积分布函数 $F^*(x)$,以此为基础可以产生资产经过风险调整的公平价值。应用此方法的主要文献有 Lin 和 Cox(2005)和 Chen 和 Cox(2009)等。然而使用王变换时,往往要使用者作出一些主观性的假设,且难以考虑到参数风险的影响。另一种近年来常有的风险中性测度方法是 Esscher transform,我们知道对 $X(t)$ 的 Esscher transform 会产生一个等价的概率测度,我们可以通过确定 Esscher 参数 h 从而使得每个资产的折现价格在这个新的概率测度下是一个鞅,而衍生证券或未定权益就可以用这个等价鞅测度下折现支付的期望来进行定价。然而 Esscher transform 往往只依赖于单一参数,从而只能包含一个风险中性约束。

本书中我们将在贝叶斯框架下采用最大熵方法来得到风险中性的测度变换。相对于前两种方法,最大熵方法的一个显著优点是它并不严格要求使用一种证券的价格去预测另一种证券的价格,这在仅有几种交易产品的长寿衍生产品市场就显得尤为重要,而且不像 Esscher transform 那样只能包含一个风险中性约束,当未来市场成熟时,最大熵方法可以很容易地进行调整以包括更多的风险中性约束。

二、死亡率建模与预测

(一)传统的 Lee-Carter 模型

Lee-Carter 模型用三个参数序列:a_x,b_x 和 k_t 来描述 x 岁的人在 t 时观察的中心死亡率 $m_{x,t}$ 的自然对数,公式为

$$\ln m_{x,t} = a_x + b_x k_t + \varepsilon_{x,t} \tag{7.68}$$

这里 k_t 是一个随时间而变化的参数,表示对所有年龄段都相同的时间效应,另一个年龄相关的参数 b_x 给出了各个不同年龄对参数 k_t 的敏感性,参数 a_x 给出了对每个年龄 x 来说独立于参数 k_t 的年龄效应,可以看作各年龄别对数死亡率的平均水平。$\varepsilon_{x,t}$ 是残差项,并且有 $\varepsilon_{x,t} \sim N(0, \sigma_\varepsilon^2)$。

因为方程(7.68)是关于 b_x 和 k_t 的双线性模型,为了模型的可识别性,Lee-Carter 模型通常有如下两个约束条件,即

$$\sum_x b_x = 1 \ , \ \sum_t k_t = 0 \tag{7.69}$$

简单来说,传统的 Lee-Carter 模型中的死率预测是分两个阶段来进行的。第一阶段我们用历史数据来估计参数 a_x,b_x 和 k_t,第二阶段对参数 k_t 的拟合值建模,并用趋势外推的方法得到 k_t 的预测值和对数死亡率的预测值

参数 a_x 可以通过对 $\ln(m_{x,t})$ 在时间上的平均来得到,即

$$\overset{\wedge}{a_x} = \sum_t^T \ln(m_{x,t})/(T-t+1) \tag{7.70}$$

参数 b_x 和 k_t 的传统估计方法主要有奇异值分解(SVD)、加权最小二乘法(WLS)和极大似然法(MLE)等方法。然而,正如前言中所指出的,这些传统的 Lee-Carter 框架及其参数估计方法一方面忽略了中国死亡率数据有限的背景,另一方面在参数估计和预测的两阶段上的不连贯性较为突出。在评估预测的不确定性时,估计误差往往会被忽略,这将直接导致对实际预测误差的低估。

(二)有限数据下的改进模型。

考虑到人口死亡率数据的有限性,学者们对传统 Lee-Carter 模型中时间项参数 k_t 的建模进行了调整和改进,国内外代表性的文献主要有 Li、Lee 和 Tuljapurkar(2004)以及王晓军、任文东(2012)。假定死亡率的观察数据分别收集于 $t_0, t_1, t_2, \cdots, t_n$ 时刻,则 Li、Lee 和 Tuljapurkar(2004)对 k_t 的建模方程调整后,对 $1 \leqslant h \leqslant n$,有

$$k_{t_h} - k_{t_{h-1}} = \mu(t_h - t_{h-1}) + e_{t_{h-1}+1} + e_{t_{h-1}+2} + \cdots + e_{t_h} \tag{7.71}$$

这里 μ 是漂移项,e_t 是独立同分布的误差项,并且有 $e_t \sim N(0,\sigma_k^2)$。

这种改进方法不再需要传统 Lee-Carter 方法至少 20 年的统计数据才能得到将来死亡率的稳定可靠的预测,可以利用最少 3 年的数据来进行预测,这对死亡率历史数据有限的发展中国家特别适用,其预测有效性也在 Li、Lee 和 Tuljapurkar(2004)以及王晓军、任文东(2012)等文献中得到验证。然而这种方法的参数估计和预测的不连贯问题仍然存在,在评估预测的不确定性时,估计误差往往会被忽略,这将直接导致对实际预测误差的低估。因此,Czado 等(2005)、Pedroza(2006)、Kogure 等(2009)、Cairns 等(2011)、Müller 和 Mitra (2013)以及 Li(2014)等放弃频率学派的方法,转而采用贝叶斯方法,将传统 Lee-Carter 模型参数估计与预测相互独立的两个阶段放在一个统一的框架下,以系统性的方式来进行处理。

(三)贝叶斯模型参数先验分布的确定

Li、Lee 和 Tuljapurkar(2004)对有限数据下 Lee-Carter 模型的拓展可以归纳为观察方程(7.68)和状态方程(7.71)。综合 Czado 等(2005)、Kogure 等(2009)和 Jackie Li(2014)的经验,观察方程 $\ln m_{x,t} = a_x + b_x k_t + \varepsilon_{x,t}$ 的相关参数的先验分布设定如下

$$a_x \sim N(0,\sigma_a^2) \tag{7.72}$$

$$b_x \sim N(1/n_a,\sigma_b^2) \tag{7.73}$$

σ_a^2 和 σ_b^2 分别是先验分布的方差,而 n_a 是年龄组的数目。且 b_x 要满足 $\sum_x b_x = 0$ 的约束。

对 ε_{x,t_n} 项,有

$$\varepsilon_{x,t_n} \sim N(0,\sigma_\varepsilon^2),\sigma_\varepsilon^{-2} \sim \text{Gamma}(\alpha_\varepsilon,\beta_\varepsilon) \tag{7.74}$$

对状态方程 $k_{t_h} - k_{t_{h-1}} = \mu(t_h - t_{h-1}) + e_{t_{h-1}+1} + e_{t_{h-1}+2} + \cdots + e_{t_h}$,相关参数的先验分布设定如下

$$\mu \sim N(\mu_0,\sigma_\mu^2) \tag{7.75}$$

$$e_t \sim N(0,\sigma_k^2) \tag{7.76}$$

$$\sigma_k^{-2} \sim \text{Gamma}(\alpha_k,\beta_k) \tag{7.77}$$

对于上述先验分布中的参数,即超参数设定如下:$\alpha(\alpha_\varepsilon$ 和 $\alpha_k)$ 设定为 2.01,β $(\beta_\varepsilon$ 和 $\beta_k)$ 设为 $(\alpha-1)\hat{\sigma}_\varepsilon^2$,$\sigma_a^2$ 和 σ_b^2 分别设为 $\hat{a}_x$ 和 $\hat{b}_x$ 的样本方差,而 $\hat{a}_x$ 及 $\hat{b}_x$ 的样本值由经典的奇异值分解(SVD)获得。σ_ε^2 为残差项 $\hat{\varepsilon}_{x,t} = \ln(m_{x,t}) - \hat{a}_x + \hat{b}_x \hat{k}_t$ 的样本方差,μ 为 $(\hat{k}_t - \hat{k}_{t-1})$ 的样本均值,σ_k^2 和 σ_μ^2 分别为 $(\hat{k}_t - \hat{k}_{t-1})/T$ 和 $(\hat{k}_t - \hat{k}_{t-1})$ 的样本方差。

（四）MCMC 方法与 WinBUGS

MCMC 方法是最近几年发展起来的一种简单而行之有效的 Bayes 计算方法。该方法的核心思想就是通过建立一个平稳分布的 Markov 链，对其进行抽样，然后基于这些样本做各种统计推断。它提供了从待估参数的后验分布抽样的方法，从而使我们获得对待估参数或其函值及其分布的估计。而 WinBUGS 是进行贝叶斯推断的专用软件包。其基本原理就是通过 Gibbs sampling，从完全条件概率分布中抽样，从而生成马尔科夫链，Gibbs 抽样收敛后，可很方便地得到参数后验分布的均数、标准差、95％置信区间和中位数等信息。

三、长寿衍生产品定价

（一）风险的证券化设计

假设在 0 时，一家养老基金向一群年龄为 x 岁的群体发行 L_x 单位年金，在 $t=1,2,\cdots,T$ 时，该年金的支付和 t 时的长寿指数 I_t 挂钩，即支付 I_t 货币单位，I_t 是 t 时的实际生存概率，而养老基金在 0 时预测的生存概率可表示成 $_tp_x^{proj}$，这样养老基金面临的长寿风险就是 $L_x(I_t-{}_tp_x^{proj})$。为了对冲长寿风险，养老基金将与 SPV 进行一笔本金为 L_x，期限为 T 的互换，养老基金将向 SPV 支付固定利率 $\bar{k}$，而作为回报，他将从 SPV 获得浮动利率支付 $I_t-{}_tp_x^{proj}$。对 SPV 而言，面对养老基金转移过来的长寿风险，将进一步通过资本市场来进行对冲。具体而言，SPV 将发行 N_x 单位生存债券，每个债券到期支付面值一货币单位，并在 $t=1,2,\cdots,T$ 时刻支付与生存指数 I_t 挂钩的浮动利率息票 K_t，获得的收入是生存债券的定价 V。我们可以通过图 7.6 直观地看出长寿风险产生及其通过资本市场分散的路径。

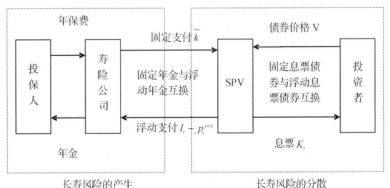

图 7.6　长寿风险的产生与分散

对寿险公司和 SPV 之间的互换合约而言,显然有

$$\sum_{t=1}^{T} d(t)\,\overline{k} = \sum_{t=1}^{T} d(t) E^Q\big[I_t -_t p^{proj}\big] \tag{7.78}$$

即:

$$k_{\overline{x}} = \sum_{t=1}^{T} \frac{d(t)\big[E^Q(I_t) -_t p_x^{proj}\big]}{d(t)} \tag{7.79}$$

为了表述的方便,我们不妨假设 SPV 利用从发型生存债券所得的收益购买 N_x 单位个固定收益债券,该债券到期 T 时支付一单位元,在 $t=1,2,\cdots,T$ 时,获得固定利率票息支付 k,这样 SPV 的现金流可以总结如表 7.3:

表 7.3 SPV 的现金流量表

时间	现金流出		现金流入		净现金流
	互换	生存债券	互换	固定债券	
1	$L_x(I_t -_t p_x^{proj})$	$N_x K_t$	$L_x \overline{k}$	$N_x k$	$L_x(_t p_x^{proj} - I_t + \overline{k}) + N_x(k - K_t)$
2	$L_x(I_t -_t p_x^{proj})$	$N_x K_t$	$L_x \overline{k}$	$N_x k$	$L_x(_t p_x^{proj} - I_t + \overline{k}) + N_x(k - K_t)$
…	…	…	…	…	…
$T-1$	$L_x(I_t -_t p_x^{proj})$	$N_x K_t$	$L_x \overline{k}$	$N_x k$	$L_x(_t p_x^{proj} - I_t + \overline{k}) + N_x(k - K_t)$
T	$L_x(I_t -_t p_x^{proj})$	$N_x(1+K_t)$	$L_x \overline{k}$	$N_x(1+k)$	$L_x(_t p_x^{proj} - I_t + \overline{k}) + N_x(k - K_t)$

显然,对于 SPV 而言,其净现金流必然不小于 0,令其等于 0,则有下式成立:

$$-L_x(I_t -_t p_x^{proj}) + L_x \overline{k} - N_x K_t + N_x k = 0 \tag{7.80}$$

上式第一和第二项是互换合同中的支出和收入,第三项是发行长寿债券的息票支付,最后一项是购买固定收益债券获得的固定票息收入,将上式调整后不难得到长寿债券的票息 K_t 的表达式

$$K_t = k(1 +_t p_x^{proj} - I_t + \overline{k}) \tag{7.81}$$

(二)风险中性概率测度

假设市场上有 m 个初级债券,有 n 个自然状态,如果 $m=n$ 则市场是完备的,此时的等价鞅测度是唯一的;当市场的交易证券很少,以至于有 $m<n$ 时,市场就是不完备的,在不完备市场上有无限多个等价鞅测度,为了得到理论价格,我们需要风险中性概率测度 Q。一种比较常见的方法是利用 Wang transform (Wang,1996、2000、2002)来得到一个风险调整的测度,并在此测度下对长寿衍生产品进行定价;另一种近年来流行的方法是 Gerber 和 Shiu(1994)提出并应用

于经验分布的 Esscher transform，然而正如 Kull（2002）所指出的那样，Esscher transform 只依赖于单一参数，因此通常只能包括一个风险中性约束，因此本书我们可以用最大熵方法来选择一个等价鞅测度，得到风险中性分布。如果用

$$D(Q,P) = E^{P}\Big[\frac{\mathrm{d}Q}{\mathrm{d}P}\ln\frac{\mathrm{d}Q}{\mathrm{d}P}\Big] \tag{7.82}$$

表示 Kullback-leibler 信息准则，我们可以运用最大熵方法，来选出最小化的 Q_0，使得

$$Q_0 = \underset{Q_0 \in \Phi}{\mathrm{argmin}} D(Q,P) \tag{7.83}$$

其中 Φ 是所有等价鞅测度的集合，则 Q_0 被称为最大熵测度。从统计学上来看，Kullback-leibler 信息准则 $D(Q,P)$ 代表从测度 P 转换到测度 Q 所得到的信息。正如 Johnny Siu-Hang Li（2010）所指出的那样，从贝叶斯的角度来看，我们可以把真实世界的概率测度 P 看成是先验分布，在没有任何市场价格信息的情况下，真实世界概率测度 P 是唯一可用测度。当给定 m 个初级证券价格时，我们可以用定价约束方程（7.84）中所获得的信息作为唯一的信息来源去修正先验评估。因此，我们可以选择最小化 $D(Q,P)$ 的测度。

如果我们用生存概率 $_t p_x$ 表示生存指数，并产生 N 条等概率的（本书中 $N=$ 10000，即生成 10000 种将来情形）MCMC 抽样路径，有：$\{\ p_x^{(j)} = (_1 p_x^{(j)}, _2 p_x^{(j)}, \cdots, _T p_x^{(j)}), j=1,2,\cdots,N\ \}$。若用 π 表示 MCMC 抽样的 N 条路径的经验分布，则有 $\pi_j = 1/N, j=1,2,\cdots,N$。进一步地我们将此概率分布转化成风险中性的分布，$\pi_j^*$ 表示等价鞅测度 Q 下的测度，在 Q 测度下，$V(\omega)$ 的期望必然等于长寿债券在 0 时刻的市场价格，即有如下的约束条件

$$\sum_{j=1}^{N} V(\omega_j)\pi_j^* = V_0 \qquad \pi_j^* > 0, j=1,2,\cdots,N; \text{且} \sum_{J=1}^{N}\pi_j^* = 1 \tag{7.84}$$

由最大熵原理，该风险中性分布应该最小化 Kullback-Leibler information divergence，即

$$\sum_{j=1}^{N}\pi_j^*\ln(\frac{\pi_j^*}{\pi_j}) \tag{7.85}$$

由拉格朗日方法，上述的约束最小化问题就等价于最小化如下的拉格朗日函数

$$L = \sum_{j}^{N}\pi_j^*\ln(\frac{\pi_j^*}{\pi_j}) - \lambda_0(\sum_{j}^{N}\pi_j^* - 1) - \lambda_1\sum_{j}^{N}\big[V(\omega_j)\pi_j^* - V_0\big] \tag{7.86}$$

容易解得

$$\overset{\wedge}{\pi_j^*} = \frac{\exp(\lambda_1 V(\omega_1))}{\sum\limits_{j=1}^{N}\exp(\lambda_1 V(\omega_1))} \tag{7.87}$$

再把(7.87)式代入(7.84)式可以解得拉格朗日乘子 λ_1。

由于中国尚未发行长寿衍生产品,为了得到风险中性的等价鞅测度,我们可以考虑一种简单的终生生存年金,年金持有人将在每年末领取一元支付,直到死亡,则该年金在持有者 x 岁签订合同时的价值为 $a_x = \sum_{t=1}^{T} d(t) *{}_t p_x$。如果该年金的市场价格是 a_x^M,则抽样序列 $\{p_x^{(j)}\}$ 的风险中性分布意味着 $a_x^M = \sum_{j=1}^{N} a_x^{(j)} \times \pi_j^*$。

则按照上述相同方法,我们可以得到

$$\hat{\pi}_j^* = \frac{\exp(\lambda a_x^{(j)})}{\sum_{j=1}^{N} \exp(\lambda a_x^{(j)})} \tag{7.88}$$

这样式子(7.79)就可以改写成

$$\bar{b} = \sum_{t=1}^{T} \frac{d(t)(\sum_{j=1}^{N} {}_t p_x^{(j)} \hat{\pi}_j^* - {}_t p_x^{proj})}{d(t)} \tag{7.89}$$

独立于先前的抽样,再次抽样产生如下路径 $\{ p_x^{(j)} = ({}_1 p_x^{(j)}, {}_2 p_x^{(j)}, \cdots, {}_T p_x^{(j)})$, $j = 1, 2, \cdots, N \}$,则长寿债券在第 j 种状况下的定价为

$$V(\omega_j) = \sum_{t=1}^{T} K_t^{(j)} d(t) + d(T) \tag{7.90}$$

这里长寿债券的票息为 $K_t^{(j)} = (1 + {}_t p_x^{proj} - {}_t p_x^{(j)} + \bar{k})$

则在 0 时刻,该生存债券的价格为:

$$V_0 = E^Q[V(\omega_j)] = \sum_{j=1}^{N} V(\omega_j) \pi_j^* \tag{7.91}$$

四、基于中国数据的应用

(一)数据的选取与处理

考虑到中国大多数年份的死亡率统计数据来自 1‰ 人口变动抽样调查,风险暴露严重不足,数据质量不高,因此本书选用人口普查数据(普查年份为 1990 年和 2000 年)和 1% 人口抽样调查数据(调查年份为 1986 年、1995 年和 2005 年)共 5 年的数据。数据分别来自 1988、1992、1997、2002 和 2006 年的《中国人口统计年鉴》。

这 5 年的统计数据给出的最高年龄组不同,1990 年数据的最高年龄是 90 岁以上,其他年份的最高年龄是 100 岁以上。但除了 2000 年普查数据外,1986、1995 和 2005 年这 3 年 90 岁以上人口统计的风险暴露数极低,普遍在 1000 人以下,甚至有 1/3 以上的年龄段,抽样人数不足 100 人,最低的只有 14 人,这样

的死亡率统计数据势必会严重影响整体数据的质量和预测效果,因此本书将除1990 年外其他四年的最高年龄组都折算成 90＋。

(二)WinBUGS 参数估计与结果分析

本书使用 WinBUGS 软件编程,进行了 15000 次的抽样,舍弃前 5000 次,以后 10000 次样本计算参数估计值。共给出 a_x(91 个)、b_x(91 个)、k_t(25 个)、未来20 年的预测死亡率 m_{xt}(91×20＝1820 个)和未来预期寿命 e_0(20 个)共 2047 个监测参数的估计,每个参数给出了均值、方差、MC 误差、2.5% 分位点、中值和97.5% 分位点等相应的计算结果。下表给出了其中五个参数的计算结果示例,其中 $a[65]$ 和 $b[65]$ 分别表示 65 岁的 a_x 和 b_x 值,$k[15]$、$e_0[10]$ 和 $m[65,10]$ 分别表示2015 年的 k_{2015},预期寿命和 2015 年 65 岁男性的死亡率预测值。

表 7.4　贝叶斯 MCMC 预测值示例

node	mean	sd	MC error	2.5%	median	97.5%	start	sample
$a[65]$	−3.749	0.04594	4.73E−04	−3.838	−3.749	−3.659	5001	10000
$b[65]$	0.01494	0.004123	5.66E−05	0.00696	0.01492	0.02314	5001	10000
K1987	5.179	0.7922	0.009343	3.647	5.181	6.731	5001	10000
K2012	−19.12	1.341	0.01544	−21.71	−19.14	−16.47	5001	10000
65p0	0.8002	0.008204	9.60E−05	0.784	0.8004	0.8161	5001	10000

本书中示例参数的时序图是当 Gibbs Sampling 产生的 Markov 链收敛后,以第 5001 次到第 15000 次共 10000 次的抽样值所画出的参数值的轨迹,可见每个示例参数的 10000 次抽样值都是围绕着其均值随机波动,没有周期性和趋势性变化;此外 5 个示例参数的自相关图显示其自相关性很低,收敛性在很少几步迭代后就能达到,因此,示例参数都具有很好的收敛性。对其余 2042 个参数,经计算得到其 MC 误差项和标准差之比都小于 2%,其时间序列和自相关图也显示明显收敛,因此模型参数的收敛性效果是相当令人满意的。

(三)定价示例

在上述理论准备的基础上,我们可以通过一个具体的实例来进行我国有限人口数据下长寿债券的定价,假定该债券是 2012 年发行的:

(1)假定群体年龄为 $x＝65$ 岁,折现利率 $r＝0.03$,面值为 100,固定息票率$k＝0.04$;

(2)公式(7.81)中的 $_tp_x^{proj}$ 是基于 2012 年的观察生存概率,年金市场价格a_x^M 由 2003 年生命表计算得到,I_t 是贝叶斯框架下基于 1986,1990,1995,2000

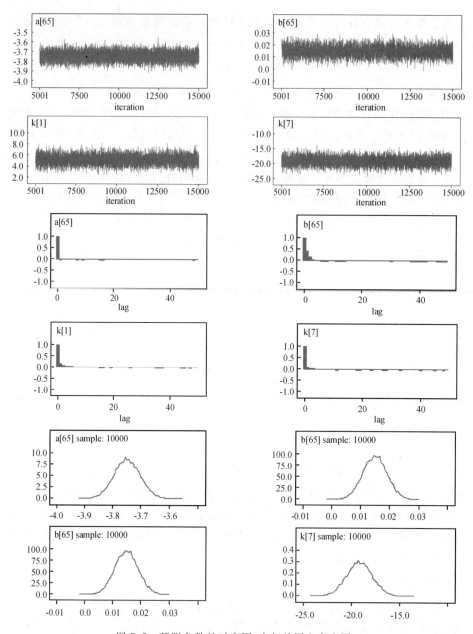

图 7.7　预测参数的时序图、自相关图和密度图

和 2005 共 5 年数据的预测值；

（3）$E^Q(I_t)$ 是最大熵方法获得的风险中性概率测度下，生存指数 I_t 的期望，$E^Q(I_t)$ 与 ${}_t p_x^{proj}$ 的比较可从图 7.8 中得到观察；

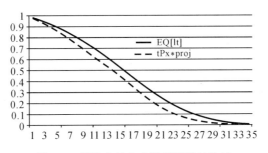

图 7.8　风险中性和实际预测值的比较

（4）风险中性和实际测度下分别计算生存债券的均值、标准差和峰度等数字特征，如表 7.5：

表 7.5　不同测度下生存债券相关特征比较

测度	均值	标准差	偏度	峰度
Q 测度	120.3976	0.6624	0.0587	2.8367
P 测度	121.4884	0.5835	0.0552	2.9884

五、结　论

本书鉴于我国人口死亡率数据有限且大多来自于 1‰ 人口变动抽样调查，风险暴露严重不足，数据质量不高的实际，采用 Li、Lee 和 Tuljapurkar（2004）有限数据死亡率预测方法，以人口普查数据（普查年份为 1990 年和 2000 年）和 1% 人口抽样调查数据（调查年份为 1986 年、1995 年和 2005 年）共 5 年的数据来进行未来人口死亡率的预测。同时针对传统 Lee-Carter 模型和 Li、Lee 和 Tuljapurkar（2004）参数估计和预测的两阶段方法存在的误差累积和不确定性增加的问题，采用贝叶斯 MCMC 方法和 WinBUGS 软件编程，在一体化框架下给出基于 Li、Lee 和 Tuljapurkar（2004）方法的参数估计和预测值，从结果可以看出该方法由以下优点：

（1）贝叶斯 MCMC 方法充分融合了模型信息、样本信息和模型总体分布中多个未知参数的信息，可以更全面地考虑和解决传统统计方法遇到的样本不足和样本质量问题；

（2）贝叶斯 MCMC 方法避免了传统方法先进行参数拟合再以趋势外推得到预测值的两阶段方法，减少了由此带来的误差的产生和累积，能够进一步提高预测的准确性；

（3）贝叶斯 MCMC 方法可以在一体化框架下同时给出所有参数的区间估计，信息量更丰富，估计更合理。

与此结构相适应,我们使用 sampling 抽样和最大熵方法得到不完备市场下的风险中性测度,相比于王变换或 Esscher transform,最大熵方法是在有限信息下得到的无偏估计,无需像王变换那样必须做出主观假设,也无需像 Esscher transform 那样只依赖于单一参数,从而只能包含一个风险中性约束;此外,对王变换或 Esscher transform 没有考虑的参数风险,在贝叶斯框架下的最大熵方法可以很好地得到解决。

总之,长寿风险的定价高度依赖于人口死亡率历史统计数据,连续而高质量的死亡率历史数据不仅是未来死亡率准确预测的基础和前提,也是保障长寿衍生产品定价方法适用性和定价结果稳健有效的必要条件。而我国的死亡率历史数据相当有限,具有数据缺失、样本量少和数据波动过大等问题,这些必然会经由"死亡率预测→风险调整的生存概率分布→定价结果"的逻辑路径严重影响衍生产品定价的有效性和可靠性。因此,本书以我国有限人口死亡率数据下的长寿衍生产品定价为研究对象,在贝叶斯框架下综合运用多种创新方法,弥补数据缺失,熨平数据波动,减少数据风险的传导,对保障长寿衍生产品在我国的成功开发成果具有重要的参考意义。

本章小结

本章我们介绍了生存债券,生存互换,死亡率远期,死亡率期货及生存期权共五种长寿连接型债券,并详尽分析了其运行机理和理论与实践的发展情况。然后我们探讨了目前常用的不完全市场中死亡率连接型债券的定价方法,即CAPM 方法和 CCAPM 方法,瞬时夏普比定价方法,等效用定价方法,风险中性框架下的远期死力方法和王变换方法,比较了他们各自的优点和缺点。其中CAPM 定价模型是基于完全市场假设的,用这种无套利的分析方法来度量死亡率相关风险会造成较大的误差;夏普比方法在资产收益率服从正态分布时是很有效的,但是用此种方法来对长寿连接型债券进行定价仍然有待研究;风险中性框架下的远期死力模型可以在理论研究上取得较好的效果,但计算繁杂,用于实证研究却困难较大;相比较而言,王变换方法应用畸变算子,变换概率测度实现了在不完全市场中对风险定价,且具有简明的表达式因此是较理想的长寿连接型债券定价方法,本书也应用此方法对基于中国人口死亡率预测数据的生存互换进行了定价。在计算出王变换下息票的期望值,我们利用了两个参数,一个是合同的触发水平的设定,另一个就是风险的市场价值 λ,这里我们应用市场年金价格和王变换对生存概率的测度进行转换,从而求得长寿风险的市场价值 λ,并进而完成债券的定价。

此外，鉴于我国的死亡率历史数据相当有限，具有数据缺失、样本量少和数据波动过大等问题，这些必然会经由"死亡率预测→风险调整的生存概率分布→定价结果"的逻辑路径严重影响衍生产品定价的有效性和可靠性。因此，本章最后一节以我国有限人口死亡率数据下的长寿衍生产品定价为研究对象，在贝叶斯框架下综合运用多种创新方法，弥补数据缺失，减少数据风险的传导，这对保障长寿衍生产品在我国的成功开发成果具有重要的参考意义。

第八章　结论与展望

第一节　本书主要结论

一、长寿风险对微观个体决策的影响

本书在存在长寿风险的生命周期框架下研究了人力财富,投资组合和最优退休决策之间的促进、影响以及制约的互动关系并得出了一些有益的结论。总财富水平是人们考虑退休的主要依据,投资策略会因其对总财富的影响从而影响退休决策;而工资、养老金收入等人力财富作为总财富的一部分必然会对退休决策和投资策略产生影响;同时,退休决策作为劳动供给灵活性的一种选择方式也会影响人力财富的大小,进而影响投资组合策略;而预期寿命的延长作为外生变量又会增加人力财富,使投资者提高投资风险资产的权重和推迟退休来应对养老资源的不足。因此,促进股市健康发展,拓展个人投资渠道,并实行弹性退休制度是微观个体在应对长寿风险时需要的制度性保障。

二、长寿风险对养老金计划的影响

长寿风险对中国现行公共养老金体制中的社会统筹和个人账户制度都会产生深刻的影响。在现收现付性质的社会统筹框架下长寿风险会随着社会计划者(政府)的偏好在三方之间进行分摊和转移,而个人账户体制下的长寿风险则会对体制本身的偿付能力造成巨大压力。从短期看,推迟退休年龄或许也是一种理论上可行的方法,但养老金参与者的反对和其对就业市场的压力使得各级政府在实际推行前不得不慎之又慎。因此从长远来说引入长寿债券或人口死亡率相关债券来架设连接养老金体制和资本市场的桥梁,解决市场的完备问题并通过资本市场来转移风险才是根本的解决方法。

其次长寿风险也给商业年金带来偿付能力危机,在年金产品的价格中加入

成本附加费率,或者提供一些毫无竞争力的年金收益率,而造成的所谓"年金之谜"的困局。文章对各种养老金机构和年金提供者现有的应对长寿风险方法的详细盘点从而得到一个重要观点,即必须完备现有的金融市场,由机构或政府提供长寿风险对冲工具,发行系列长寿风险连接型证券来避免长寿风险。

三、以预防性财富积累动机促经济增长应对长寿风险

从本书第五章我们可以看出,如果我们能够紧紧抓住伴随长寿风险而产生的预防性储蓄动机,并配以养老金计划等相关制度的引导是可以产生第二人口红利,提高储蓄,增加资本积累并促进经济增长的。因此以预防性储蓄动机促第二人口红利产生进而抵消长寿风险影响的这种思路是可行的,具体地我们有如下的一些结论:

第五章第一节通过建立一个寿命不确定的生命周期模型探讨了长寿风险与总储蓄之间的关系,结果显示增加的预期寿命会导致更高的人均总储蓄。与现有文献不同的是,文章还关注现有统账结合养老金体制对个人储蓄的影响,结果显示现收现支方式中,社会统筹资金只是在代际间转移,他是游离于经济建设的大循环之外的,并不能影响国民储蓄;而对于个人账户,如果能够放宽养老金基金的投资限制,拓宽其投资领域特别是可投入资本市场的比率,参与国民经济建设并获得与国家经济发展成就相匹配的投资收益从而在不提高个人账户缴费的情况下提高其养老金给付额度,这样从个人层面来说也就增加了其人均总储蓄,增强了其抵抗长寿风险的能力。

第五章第二节的研究结论表明,在预期寿命延长时,如果退休年龄固定,人们的理性选择就是增加储蓄和资本积累来为相对延长的退休后生活筹备资金。而资本积累是经济增长的重要源泉,而壮大的经济规模无疑会成为应对长寿风险的一种可行的方案。结论还表明我国的现收现支养老金体制安排不利于资本的累积。他本质上是一种即期的代际间的转移,中间基本没有储蓄投资等过程,因此可以认为它对资本累积没有影响;因此我们应该增加个人账户份额同时减少社会统筹份额,明显提高资本积累额度。

第五章第三节的研究结果显示随着预期寿命的延长个人会有增加工作期储备以应对退休后生活的内在动力,具体地,个人不仅会考虑推迟退休年龄也会通过延长受教育年限从而提高人力资本的办法来增加储备。数值模拟的结果表明,相对于工作期限延长,退休后的剩余寿命延长幅度更大,因此从个人来看,就是增加工作年限仍不足以应对长寿风险,而从整个宏观经济方面来看,就是人口中老年人所占比例相对于处于工作期的人口比例是在增大,从而导致人均人力资本的减少,这样以人力资本增长率为代表的经济增长率也就相应地放缓。现

收现支制度的改革本质上只是调整风险在代际间的分摊偏好，无法对经济增长产生影响；而对于个人账户我们可以在不动个人账户缴费率的情况下通过提高缴费资金的投资收益率来提高其替代率，同时通过政策调整来使得工作年限大于或至少等于原替代率下的水平，这样人力资本增长率，即经济增长率，是会随着替代率的增加而提高的。

四、长寿债券的定价方法

在本书考察的几种定价方法中，CAPM定价模型是基于完全市场假设的，认为标的物的市场风险价值正比于标的物与整个市场之间收益的瞬态相关性。然而长寿连接型债券的触发指数与市场整体收益的相关性是很小的，这种无套利的分析方法来度量死亡率相关风险会造成较大的误差；夏普比方法在资产收益率服从正态分布时是很有效的，但对于单一的债券发行却不能应用传统的夏普比方法，因为资产收益率存在尖峰厚尾现象，用此种方法来对长寿连接型债券进行定价仍然有待研究；风险中性框架下的远期死力模型在理论研究上取得了较好的成果，但用于实证研究却困难较大，难以实际应用；而王变换方法应用畸变算子，变换概率测度实现了在不完全市场中对风险定价，且具有简明的表达式因此是较理想的长寿连接型债券定价方法，本书也应用此方法对基于中国人口死亡率预测数据的长寿风险进行了定价，并给出了具体的计算结果。此外鉴于我国的死亡率历史数据相当有限，具有数据缺失、样本量少和数据波动过大等问题，这些必然会经由"死亡率预测→风险调整的生存概率分布→定价结果"的逻辑路径严重影响衍生产品定价的有效性和可靠性。因此，我们以我国有限人口死亡率数据下的长寿衍生产品定价为研究对象，在贝叶斯框架下综合运用多种创新方法，弥补数据缺失，减少数据风险的传导，对保障长寿衍生产品在我国的成功开发具有重要的参考意义。

第二节　不足与展望

尽管作者做了大量的阅读和积累，但本书的研究仍然存在一些难点和不足，主要体现在以下几个方面：

一、研究长寿风险对宏观经济变量间关系的系统文献严重缺乏

不仅国内的相关文献稀缺，国外也只有零星的文章，理论界还没有一个结合宏观经济和长寿风险人口学和精算学特征的公认的模型。这虽然提供了创新的

空间但也没留下多少借鉴的余地,理论创新的难度很大,本书中结合了中国统账结合养老金体制和生存概率的随机 OLG 模型是作者的一个创新尝试,该模型可以将中国人口死亡率的历史数据及反映其改善的预测结果纳入到研究框架中并直接转化成寿命延长和各宏观经济变量之间一一对应的关系,结果简洁直观,并且能够模拟养老金体制的变革如何促进寿命延长对储蓄和宏观经济的积极影响。但难以处理人口学中各年龄段不同特征是其不足之处。

二、历史数据缺失

中国人口死亡率的预测是确定长寿风险溢价的关键,而死亡率预测的关键又是历史死亡率数据的翔实和准确,但我国的统计数据无法达到这一要求,可用数据年限短,准确性也不高,经常出现缺失年龄段数据直接用 0 表示等明显不合理的现象,使用中虽然进行了修匀处理,但积累了误差隐患也就在所难免。

长寿风险对微观主体和宏观经济的影响及其证券化的研究在中国实质上才刚刚起步,仍有许多繁重的基础性研究要做。仅就其证券化而言我们认为在进行理论研究的同时,一定要加紧实践部门的跟进,为相关证券的发行做好充分的准备。我国目前统计资料中的死亡率数据与发达国家相比缺失严重,这将不可避免地影响到模型中参数估计和死亡率预测的准确性,并最终影响到长寿债券的定价,而准确定价又是长寿债券成功发行的核心环节,因此相关部门应该加强人口死亡率数据库的维护和建设,为理论研究提供有效的数据支持。此外死亡率连接型债券目前尚是一种新型的金融工具,投资者,发行者和监管者各方对其认识仍处于初步阶段,其运作过程中所涉及的保险、证券、财务、税收等各个环节仍缺乏足够的认识,为保障其健康有序的发展,各规章制度法律体系的建设也必不可少,这就要求各实务部门通力协作,未雨绸缪,为长寿风险的疏导挖好渠,修好道,早作准备。

参考文献

[1]艾蔚,2010:人口老龄化背景下长寿风险管理方法的探讨[J].海南金融(11).

[2]艾蔚,2011:基于金融衍生工具视角的长寿风险管理[J].保险研究(3).

[3]蔡正高,王晓军,2009:对长寿风险及其债券化的探讨[J].统计教育(4).

[4]杜鹃,2008:长寿风险与年金保险研究[J].金融发展研究(6).

[5]封进,2004:中国养老保险体系改革的福利经济学分析[J].经济研究(2).

[6]韩猛,王晓军,2010:Lee-Carter 模型在中国城市人口死亡率预测中的应用与改进[J].保险研究(10).

[7]何新华,2001:养老保险制度改革成本的最小化研究[J].世界经济(2).

[8]黄顺林,王晓军,2011:基于 VAR 方法的长寿风险自然对冲模型[J].统计与信息论坛(2).

[9]贺婷,2011:基于随机死亡率模型的长寿债券定价方法[M].华中师范大学硕士学位论文.

[10]胡仕强,许谨良,2011:长寿风险,养老金体制与资本积累[J].财经研究(8).

[11]蒋云赟,2010:我国养老保险对国民储蓄挤出效应实证研究——代际核算体系模拟测算的视角[J].财经研究(3).

[12]金博轶,2012:动态死亡率建模与年金产品长寿风险的度量—基于有限数据条件下的贝叶斯方法[J].数量经济技术经济研究(12).

[13]李志生,翟铮,2011:长寿风险暴露下的最优财富配置模型与应用[J].财务与会计(1).

[14]李志生,吕勇斌,刘恒甲,2011:长寿风险的识别与量化研究:来自中国的数据[J].统计与决策(16).

[15]李志生,2007:退休计划中养老金年金购买决策的建模与分析[J].数量经济技术经济研究(12).

[16]李志生,刘恒甲,2010:Lee-Carter 死亡率模型的估计与应用[J].中国人口科学(3).

[17]陆坚,夏毅斌,2010:发展年金保险市场应对长寿风险[J].上海保险(11).

[18]秦桂霞,王永茂,张建业,2008:关于长寿风险证券化的思考[J].统计与决策(14).

[19]瑞士再保险公司 2007:sigma 研究报告,第 4 期.

[20]瑞士再保险公司,2007:年金:长寿风险的私营解决方案,sigma 研究报告,第 3 期.

[21]尚勤,2009:死亡率关联债券的定价模型与实证研究[M].大连理工大学博士学位论文.

[22]孙佳佳,吴铮,2009:个人退休决策的影响因素研究[J].湖北社会科学(5).

[23]田玥,2009:养老保险个人账户的长寿风险研究[M].南开大学硕士学位论文.

[24]王晓军,任文东,2012:有限数据下 lee-carter 模型在人口死亡率预测中的应用[J].统计研究(6).

[25]尹莎,2005:运用 Lee-Carter 模型预测中国人口死亡率[M].湖南大学硕士学位论文.

[26]袁志刚,宋铮,2000:人口年龄结构、养老保险制度与最优储蓄率[J].经济研究(11).

[27]赵明,2010:运用 Lee-Carter 模型预测中国城镇人口死亡率[M].东北财经大学硕士学位论文.

[28]祝伟,陈秉正,2008:个人年金产品蕴含的长寿风险分析[J].保险研究(3).

[29]祝伟,陈秉正,2009:中国城市人口死亡率的预测[J].数理统计与管理(4).

[30]祝伟,陈秉正,2012:动态死亡率下个人年金的长寿风险分析[J].保险研究(2).

[31]Abel, A. B, 1986, "Capital accumulation and uncertain lifetimes with adverse selection", Econometrica, Vol. 54, pp. 1079-1098.

[32]D'Albis H, 2007, "Demographic structure and capital accumulation", Journal of Economic Theory, Vol. 132, pp. 411-434.

[33]D'Albis, H. ,E. ,Augeraud-Veron,2009, "Competitive growth in a life-cycle model: Existence and dynamics". , International Economic Review, Vol. 50, pp. 459-484.

[34]Andrew Mason. ,Ronald Lee,2006, "Reform and Support Systems for the Elderly in Developing countries: Capturing the Second Demographic Dividend",GENUS, Vol. 2, pp. 11-35.

[35] Auerbach, A. , Kotlikoff, L, 1987, "Evaluating Fiscal Policy with a Dynamic Simulation Model", The American Economic Review, Vol. 77 (2), pp. 49-55.

[36] O. Attanasio, G. Weber, 2010, "Consumption and saving: models of intertemporal allocation and their implications for public policy", Journal of Economic Literature, Vol. 48, pp. 693-751

[37] Barrieu, P., N. El Karoui, 2009, "Pricing, Hedging and Optimally Designing Derivatives Via Min-imization of Risk Measures", Princeton University Press, pp. 77-146.

[38] R. Barro and X. Sala-I-Martin, 1995, "Economic Growth," McGraw-Hill, New York, London/Montreal,

[39] Bauer, D, 2006, "An arbitrage-free family of longevity bonds", Working paper, University of Ulm.

[40] Bauer, D, 2008, "Stochastic Mortality Modeling and Securitization of Mortality Risk", ifa-Verlag, Ulm, Germany.

[41] Bauer, D., B? rger, M., & Ru?, J, 2008, "On the pricing of longevity-linked securities. Insurance", Mathematics and Economics, Vol. 40(1), pp. 139-149.

[42] Bauer, D., & Weber, F, 2008, "Assessing investment and longevity risks within immediate annuities"., Asia-Pacific Journal of Risk and Insurance, Vol. 3, pp. 90-112.

[43] Biffis, E. (2005) 'Affine processes for dynamics mortality and actuarial valuations', Insurance: Mathematics and Economics, 37 (3):443-468.

[44] Biffis, E., and D. Blake, 2009, "Mortality-Linked Securities and Derivatives", Discussion Paper PI-0829, The Pensions Institute, Cass Business School.

[45] Blake, D., Cairns, A., and Dowd, K, 2006b, "Mortality-Dependent Financial Risk Measures." Insurance: Mathematics and Economics, Vol. 38, pp. 427-440.

[46] Blake, D., Dowd, K., Cairns, A., and Dawson, P, 2006, "Survivor Swaps." Journal of Risk and Insurance, Vol. 73, pp. 1-17.

[47] Blake D., Cairns A. and Dowd K., 2006, "Living with Mortality: Longevity Bonds and Other Mortality-linked Securities", British Actuarial Journal, Vol. 12(1), pp. 153-197.

[48] Blake D., Cairns A., Dowd K. and MacMinn R., 2006, "Longevity Bonds: Financial Engineering, Valuation, and Hedging", The Journal of Risk and Insurance, Vol. 73(4), pp. 647-672.

[49]Blake D. ,and W. Burrows, 2001, "Survivor Bonds: Helping to Hedge Mortality Risk", The Journal of Risk and Insurance,Vol. 68(2), pp. 339-348.

[50]Blanchard O J,1985, "Debt, deficits, and finite horizons", Journal of Political Economy, Vol. 93, pp. 223-247.

[51] Blanchard O J. , Fischer S, 1989, "Lectures on macroeconomics", Cambridge, MA: MIT Press.

[52] Bloom, D. , and D. Canning et-al, 2003, "Longevity and Lifecycle Savings", Scandinavian Journal of Economics, VOl. 105, pp. 319-338.

[53]Bloom D. E. , Canning D. ,Moore M,2004, "The effect of improvements in health and longevity on optimal retirement and saving", NBER Working Paper No. 10919.

[54]Bloom D. E. , Canning D. ,Mansfield RK. ,Moore M,2007, "Demographic Change, Social Security Systems, and Savngs", Journal of Monetary Economics, Vol. 51(1), pp. 92-114.

[55]Blundell, R. , Meghir, C. , and Smith, S,2002, "Pension Incentives and the Pattern of Early Retirement",The Economic Journal, Vol. 112(478), pp. 153-170.

[56]Bodie, Z. , J. B. Detemple. ,S. Otruba, and S. Walter, 2004,"Optimal Consumption Portfolio Choices and Retirement Planning, "Journal of Economic Dynamics and Control, Vol. 28(3), pp. 1115-1148.

[57]Bodie, Z. , R. C. Merton. , and W. F. Samuelson, 1992,"Labor Supply Flexibility and Portfolio Choice in a Life Cycle Model," Journal of Economic Dynamics and Control,Vol. 16(3-4), pp. 427-49.

[58]Bommier, A. , Lee, R. D. ,2003, "Overlapping generations models with realistic demography", Journal of Population Economics, Vol. 16, pp. 135-160.

[59]Boucekkine, R. , de la Croix, D. , and Licandro, O, 2002, "Vintage human capital, demographic trends, and endogenous growth". ,Journal of Economic Theory, Vol. 104, pp. 340-375.

[60]Brouhns N. ,Denuit M. , Vermunt J. K,2002, "A Poisson Log-bilinear Regression Approach to the Construction of Projected Life Tables", Insurance: Mathematics and Economics, Vol. 31(3):373-393

[61] Brown J. R. ,and Orszag P. R. , 2006, "The political Economy of

Government-Issued Longevity Bonds", The Journal of Risk and Insurance, Vol. 73(4), pp. 611-632.

[62] Buiter, W. H., 1988, "Death, birth, productivity growth and debt neutrality", Economic Journal, Vol. 98, pp. 279-293.

[63] Cairns, A. J. G., Blake, D., Dawson, P., and Dowd, K. 2005a. "Pricing the Risk on Longevity Bonds. " Life and Pensions, October, pp. 41-44.

[64] Cairns, A. J. G., 2000, "A discussion of parameter and model uncertainty in insurance", Insurance: Mathematics and Economics, Vol. 27, pp. 313-330.

[65] Cairns, A. J. G., Blake, D., and Dowd, K., 2006a, "Pricing death: Frameworks for the valuation and securitization of mortality risk", ASTIN Bulletin, Vol. 36, pp. 79-120.

[66] Cairns, A. J. G., Blake, D., and Dowd, K., 2006b, "A Two-Factor Model for Stochastic Mortality with Parameter Uncertainty: Theory and Calibration", Journal of Risk and Insurance, Vol. 73, pp. 687-718.

[67] Cairns, A. J. G., D. Blake., K. Dowd, 2008, "Modeling and Management of Mortality Risk: a review", Scandinavian Actuarial Journal, Vol. 108 (2), pp. 79-113.

[68] Cairns, A. J. G., D. Blake, K. Dowd., 2007, "A Quantitative Comparison of Stochastic Mortality Models Using Date from England & Wales and the United States", Working paper, Heriot-Watt University, and Pensions Institute Discussion Paper PI-0701.

[69] Cairns A. J. G., Blake D., Dowd K., Coughlan G. D., Epstein D., OngA. and Balevichl, 2009, "A Quantitative Comparison of Stochastic Mortality Models using Date from England & Wales and the United States", North American Actuarial Journal, Vol. 13(1):1-35

[70] Cairns, A. J. G., Blake, D., Dowd, K., Coughlan, G. D. and Khalaf-Allah, M, 2011, "Bayesian stochastic mortality modelling for two populations", ASTIN Bulletin, Vol. 41 (1):29-59.

[71] Campbell, J. Y., J. F. Cocco., F. J. Gomes and P. J. Maenhout, 2004, "Investing Retirement Wealth: A Life-Cycle Model," Review of Financial Studies,

[72] Chen, H., Cox, S. H, 2009, "Modeling mortality with jumps:

applications to mortality securitization", The Journal of Risk and Insurance, Vol. 76, 727-751.

[73] Chen, A., Pelsser, A., and Vellekoop, M, 2007, "Approximate Solutions for Indifference Pricing with General Utility Functions", Working Paper, University of Amsterdam.

[74] Chen Bingzheng. , Lihong Zhang. , Lin Zhao, 2010, "On the Robustness of Longevity Risk Pricing", Insurance:Mathematics and Economics, Vol. 47, pp. 358-373.

[75] Chow, G. , 1993, "Capital Formation and Economic Growth in China", Quarterly Journal of Economics, Vol. 108(3), pp. 809-842.

[76] Cocco, J. , and F. Gomes, 2008, "Longevity Risk and Retirement Saving", Working Paper, London Business School.

[77] J. F. Cocco and F. J. Gomes, 2012, "Longevity risk, retirement savings, and Financial innovation", Journal of Financial Economics. Vol. 103(3), pp. 507-529.

[78] Continuous Mortality Investigation Bureau (CMI), 2005, "Projecting future mor-tality: Towards a proposal for a stochastic methodology", Working paper 15.

[79] Continuous Mortality Investigation Bureau (CMI), 2006, "Stochastic projection methodologies: Further progress and P-Spline model features, example results and implications", Working paper 20.

[80] Cox, S. H. , and Lin, Y, 2004, "Natural Hedging of Life and Annuity Mortality Risks", In Proceedings of the 14th International AFIR Colloquium, Boston, pp. 483-507.

[81] Cox, Lin, and Pedersen, 2010, "Mortality Risk Modeling: Applications to Insurance Securitization", Insurance: Mathematics and Economics, Vol. 46(1):242-253.

[82] Currie I. D. , Durban, M. and Eilers, P. H. C, 2004, "Smoothing and forecasting mortality rates", Statistical Modelling, Vol. 4, pp. 279-298.

[83] Currie, I. D. , 2006, "Smoothing and forecasting mortality rates with P-splines", Talk given at the Institute of Actuaries, See http://www. ma. hw. ac. uk/? iain/research/talks. html

[84] Cutler, D. , 2004, "Are The Benefits of Medicine Worth What We Pay ?", Lourie Memorial Lecture Brief, Harvard University.

[85] Czado C. , Delwarde A. and Denuit M, 2005, "Bayesian Poisson Log-bilinear Mortality Projections", Insurance: Mathematics and Economics, 3 Vol. 6(3):260-284

[86] Dahl, M. H. , 2004, "Stochastic Mortality in Life Insurance: Market Reserves and Mortality-Linked Insurance Contracts ", Insurance: Mathematics and Economics, Vol. 35, pp. 113-136.

[87] David Blake. , Andrew J. G Cairns and Kevin Dowd, 2006, "Living With Mortality: Longevity Bonds and Other Mortality-Linked Securities", British Actuarial Journal, Vol. 1, pp. 153-197.

[88] Deaton, A. , and C. Paxson, 1997, "The Effects of Economic and Population Growth on National Savings and Inequality", Demography, Vol. 34, pp. 97-114.

[89] Deaton A. , Paxson CH, 2000, "Growth, demographic structure, and national savings in Taiwan", Population and Development Review, Vol. 26, pp. 141-173.

[90] De Jong, F. C. J. M. , 2006, "Valuation of Pension Liabilities In Incomplete Markets", Working paper.

[91] De Jong, F. C. J. M. 2007. "Valuation of Pension Liabilities in Incomplete Markets, Working Paper

[92] Denuit, M. , DeVolder, P. , & Goderniaux, A. -C, 2007, "Securitization of Longevity Risk Pricing Survivor Bonds With Wang Transform in the Lee-Carter Framework", Journalof Risk and Insurance, Vol. 74, pp. 87-113.

[93] De Waegenaere, A. , B. Melenberg. , R. Stevens, 2010, "Longevity Risk", Panel Paper 14, Netspar, Tilburg University.

[94] Diamond P. A. , 1965, "National Debt in a Neoclassical Growth Model", American Economic Review, Vol. 55(5), pp. 1126-1150 .

[95] Disney, R. and Smith, S, 2002, "The Labour Supply Effect of the Abolition of the Earnings Rule for OlderWorkers in the United Kingdom", The Economic Journal, Vol. 112(478), pp. 136-152, 2002

[96] Dowd K. , 2003, "Survivor Bonds: A Comment on Blake and Burrows", The Journal of Risk and Insurance, Vol. 70(2), pp. 339-348.

[97] Dowd, K. , Blake, D. , Cairns, A. J. G. , and Dawson, P. , 2006, "Survivor Swaps", Journal of Risk and Insurance, Vol. 73, pp. 1-17.

[98]Emmanuel Farhi and Stavros Panageas, 2007, "Saving and Investing for early Retirement: A theoretical Analysis," Journal of Financial Economics,Vol. 83(1), pp. 87-121.

[99]J. Feigenbaum,2008, "Can mortality risk explain the consumption hump? Journal of Macroeconomics", Vol. 30, pp. 844-872,2008

[100]French, E,2005, "The Effects of Health, Wealth, and Wages on Labour Supply and Retirement Behaviour",Review of Economic Studies, Vol. 72 (2), pp. 395-427.

[101]French, E. and Jones, J,2010, "Public Pensions and Labor Supply over the Life Cycle. Federal Reserve Bank of Chicago", Working Paper 2010-09

[102]Friedberg, L. and Webb, A,2005, "Retirement and the EVolution of Pension Structure", Journal of Human Resources, Vol. 40 (2), pp. 281-308.

[103]Friedberg, L. , & Webb, A. ,2007, " Life Is Cheap: Using Mortality Bonds to Hedge Aggregate Mortality Risk". , The B. E. Journal of Economic Analysis & Policy,Vol. 7(1), pp. 33.

[104]Gustman, A. L and T. L. Steinmeier,1986,"A Structural Retirement Model,"Econometrica, Vol. 54(3), pp. 555-84.

[105]Gustman, A. L. and Steinmeier, T. L,2005, "The Social Security Early Entitlement Age in a Structural Model of Retirement and Wealth", Journal of Public Economics,Vol. 89(2-3), pp. 441-463.

[106]Hayashi, F. ,2000,Econometrics. Princeton University Press: Princeton.

[107]Heath, D. , Jarrow, R. , & Morton, A. ,1992, " Bond Pricing and the Term Structure of Interest Rates: A New Methodology for Contingent Claims Valuation". ,Econometrica,Vol. 60(1), pp. 77-105.

[108]Heijdra B J and Romp W E. , 2005, "A life-cycle overlapping-generations model of the small open economy", Research Report 05C04, SOM, University of Groningen.

[109]Heijdra B J and Romp W E. ,2006, "Ageing and growth in the small open economy", CESifo Working paper No. 1740.

[110]Heyma, A, 2004, " A Structural Dynamic Analysis of Retirement Behaviour in the Netherlands",Journal of Applied Econometrics, Vol. 19 (6), pp. 739-759.

[111] Higgins M. ,1998, "Demography, national savings, and international capital flows", International Economic Review,Vol. 39, pp. 343-69.

[112] Hodges, S. D. , A. Neuberger. , 1989, "Optimal Replication of Contingent Claims Under Transaction Costs", Review of futures markets,Vol. 8(2), pp. 222-239.

[113] Huang J. , Yang S. , Wang J. and Tsai J. T. , 2007, "The optimal Product Mix for Hedging Longevity Risk in Life Insurance Companies", The Third International Longevity Risk and Capital Market Solutions Symposium.

[114] Hurd M, McFadden D, Gan L. ,1998, "Subjective survival curves and life-cycle behavior. In: Wise D, editor. Inquiries in the Economics of Aging", University of Chicago Press; Chicago: pp. 259-305.

[115] Jackie Li,2014, " An application of MCMC simulation in mortality projection for populations with limited data", Demographic Research, Vol. 30:1-48.

[116] James, E. , 2002, "How Can China Solve Its Old-age Security Problem? The Interaction between Pension, State Enterprise and Financial Market Reform", Journal of Pension Economics and Finance,Vol. 1, pp. 53-75.

[117] A. Kelley and R. Schmidt, 1995, "Aggregate population and economic growth correlations: therole of the components of demographic changes", Demography,Vol. 32, pp. 543-555.

[118] Keyfitz, N. , Caswell,H. ,2005, "Applied Mathematical Demography", third edtion, Springer Inc. , New York.

[119] Kinugasa, T. and A. Mason. ,2007, "Why Countries becomeWealthy: The Effects of Adult Longevity on Savings", World Development Paper.

[120] van der Klaauw, W. and Wolpin, K. I,2008, "Social Security and the Retirement and Savings Behavior of Low-Income Households",Journal of Econometrics, Vol. 145(1-2), pp. 21-42.

[121] Kogure, A. , Kitsukawa, K. and Kurachi, Y, 2009, " A Bayesian comparison of models for changing mortalities toward evaluating longevity risk in Japan", Asia-Pacific Journal of Risk and Insurance, Vol. 3(2):1-21.

[122] M. Lachance,2012, "Optimal onset and exhaustion of retirement savings in a life-cycle model",Journal of Pension Economics and Finance, Vol. 11

(1)，pp. 21-52.

[123]Lau S-H P. ,2009, " Demographic structure and capital accumulation: A quantitative assessment", Journal of Economic Dynamics and Control, Vol. 33, pp. 554-5.

[124]Lee, R. , A. Mason and T. Miller . ,2001, "Saving, Wealth and the Demographic Transition in East-Asia", in A. Mason (ed.), Population Change and Economic Development in East Asia (Stanford), pp. 155-184.

[125]Lee, RD and Carter, LR, 1992, " Modeling and Forecasting US Mortality", Journal of the American Statistical Association Vol. 87, pp. 659-671.

[126]Leung, S. ,1994, "Uncertain Lifetime, the Theory of the Consumer and the Lifecycle Hypothesis", Econometrica, Vol. 62, pp. 1233-1239.

[127]Li, N. ,Lee, R. and Tuljapurkar, S, 2004, "Using the Lee-Carter method to forecast mortality for populations with limited data", International Statistical Review, Vol. 72: 19-36.

[128]Lin Y. and Cox S. H. , 2005, "Securitization of Mortality Risks in Life Annuities", The Journal of Risk and Insurance, Vol. 72 (2), pp. 227-252.

[129]Lin, Y. , & Cox, S. H. ,2008, "Securitization of catastrophe mortality risks". , Insurance: Mathematics and Economics, Vol. 42 (2), pp. 628-637.

[130]Loeys, J. , N. Panigirtzoglou, and R. Ribeiro . ,2007, "Longevity: A Market in the Making", JP Morgan Securities Ltd.

[131]Miles, D. ,1999, "Modelling the Impact of Demographic Change Upon the Economy", The Economic Journal, Vol. 109, pp. 1-36.

[132]Milevsky M. A. and Promislow S. D. , 2001, "Mortality Derivatives and the Option to Annuities. Insurance", Mathematics and Economics, Vol. 29, pp. 299-318.

[133]Milevsky, M. A. , S. D. Promislow and V. R. Young. , 2005, "Financial valuation of mortality risk via the instantaneous Sharpe ratio", working paper.

[134]Milevsky, M. A. , S. D. Promislow and V. R. Young, 2006, "Killing the Law of Large Numbers: Mortality Risk Premiums and the Sharpe

Ratio", working paper

[135]Müller, P. and Mitra, R,2013, "Bayesian nonparametric inference—why and how",Bayesian Anal, Vol. 8 (2):269-302.

[137] Olivia S. Mitchell. ,John Piggott. ,Michael Sherris, 2006, "Financial Innovation for An Ageing World", NBER working paper 12444.

[138]Pedroza, C,2006, "A Bayesian forecasting model: Predicting U. S. male mortality",Biostatistics, Vol. 7(4): 530-550.

[139]Perks, W. ,1932), "On some experiments in the graduation of mortality statistics", Journal of the Institute of Actuaries, Vol. 63, pp. 12-57.

[140] R. Ram and T. Schultz. , 1979, "Life span, health, savings and productivity", Econ. Devel. Cultural Change,Vol. 27, pp. 399-421.

[141] Renshaw, AE and Haberman, S. , 2003a, "On the Forecasting of Mortality Reduction Factors", Insurance: Mathematics and Economics, Vol. 32, pp. 379-401.

[142] Renshaw, AE and Haberman, S. , 2003b, "Lee-Carter Mortality Forecasting: A Parallel Generalized Linear Modeling Approach for England and Wales Mortality Projections", Applied Statistics, Vol. 52, pp. 119-137.

[143] Renshaw, A. E. , and Haberman, S. , 2003, "Lee-Carter mortality forecasting with age-specific enhancement", Insurance: Mathematics and Economics, Vol. 33, pp. 255-272.

[144]Renshaw, A. E. , and Haberman, S. ,2006, "A cohort-based extension to the Lee-Carter model for mortality reduction factors", Insurance: Mathematics and Economics, Vol. 38, pp. 556-570.

[145] Richards, S. J. , Kirkby, J. G. , and Currie, I. D. , 2006, "The importance of year of birth in two-dimensional mortality data", British Actuarial Journal, Vol. 12, pp. 5-38.

[146]Richards, S. , and G. Jones. ,2004, "Financial Aspects of Longevity Risk", Staple Inn Actuarial Society Seminar, U. K.

[147]Rust, J. ,1994, "Structural Estimation of Markov Decision Processes," Handbook of Econometrics, Engle R. F and McFadden D. L,. North-Holland, Amsterdam. Vol. 4, pp. 3081—3143,

[148]Rust, J. and Phelan, C,1997, "How Social Security and Medicare Affect Retirement Behavior in a World of Incomplete Markets",Econometrica,

Vol. 65(4)，pp. 781-832.

[149]Samuelson PA. ,1958，"An Exact Consumption-Loan Model of Interest with or Without the Social Contrivance of Money"，Journal of Political Economy，Vol. 66(6)，pp. 467-482.

[150]Sheshinski E. ,2005，"Longevity and aggregate savings"，Discussion Paper Series PP403. Center for Rationality and Interactive Decision Theory，Hebrew University；Jerusalem.

[151]Stock,J. H. ,and D. A. Wise. ,1990，"Pensions，the Option Value of Work，and Retirement,"Econometrica，Vol. 58(5)，pp. 1151—80.

[152]Sundaresan, S and F. Zapatero,1997，"Valuation，Asset Allocation and Incentive Retirements of Pension Plans," Review of Financial Studies，Vol. 10，pp. 631—660.

[153]Svensson，L. E. O. ，and Werner，I. ，1993. "Nontraded Assets in Incomplete Markets"，European Economic Review，Vol. 37，pp. 1149-1161.

[154]Torben M. Andersen. ,2006，"Increasing longevity and social security reforms. CESIFO working paper NO. 1789

[155]Tuljapurkar，S. ，N. Li，and C. Boe，2000，"A Universal Pattern of Mortality Decline in the G7 Countries"，Nature，Vol. 405，pp. 789-792.

[156]Turner A. ,2006，"Pensions，Risks and Capital Markets"，The Journal of Risk and Insurance，Vol. 73(4)，pp. 559-574.

[157] United Nations，2008，"World population prospects：The 2008 Revision"，Available at http://esa. un. org/unpp.

[158]J. Vallin，1991，"Mortality in Europe from 1720 to 1914-long-term trends and changes in patternsby age and sex，in ''The Decline in Mortality in Europe''(R. Schofield，D. Reher，andA. Bideau，Eds.)，Oxford University Press，Oxford.

[159]Viceira，L. 2001，"Optimal Portfolio Choice for Long-Horizon Investors with Nontradable Labor Income,"Journal of Finance，Vol. 56(2)，pp. 433-470.

[160] Visco，I. and B. d' Italia，2006，"Longevity Risk and Financial Markets"，keynote speech to the 26th SUERF colloquium，Lisbon.

[161] J.-V. Rios-Rull. ，1996，"Life-cycle economies and aggregate fluctuations"，Review of Economic Studies，Vol. 63，pp. 465-489.

[162]Wachter, J. ,2002, "Portfolio and Consumption Decisions under Mean-Reverting Returns: An Exact Solution for Complete Markets," Journal of Financial and Quantitative Analysis, Vol. 37, pp. 63-91.

[163] Wang, S. S. , 2000, "A Class of Distortion Operators for Pricing Financial and Insurance Risks", The Journal of Risk and Insurance, Vol. 67(1), pp. 15-36.

[164]Wang, S. S. ,2002, "A universal framework for pricing financial and insurance risks", ASTIN Bulletin, Vol. 32(2), pp. 213-234.

[165] Wang, S. S. , 2004, "Cat bond pricing using probability tranforms (Insurance and the State of the Art in Cat Bond Pricing", The Geneva Papers on Risk and Insurance-Issues and Practice, pp. 19-29.

[166] Wong-Fupuy, C. , and Haberman, S. , 2004, "Projecting mortality trends: Recent developments in the UK and the US", North American Actuarial Journal, Vol. 8, pp. 56-83.

[167]Yaari M. , 1964, "On the consumer's lifetime allocation process", International Economic Review, Vol. 5 (3), pp. 304-317.

[168]Yaari M. , 1965, "Uncertain Lifetime Life Insurance the Theory of the Consumer",The Review of Economic Studies, Vol. 32(2), pp. 137-150.

[169]Young, V. R. ,2004,"Premium Principles," in Encyclopedia of Actuarial Science. John Wiley & Sons. Ltd.

[170] Young, V. R. , and Zariphopoulou, T. , 2002, "Pricing Dynamic Insurance Risks Using the Principle of Equivalent Utility", Scandinavian Actuarial Journal Vol. 4, pp. 246-279.

[171]Young, V. R. ,2008, "Pricing life insurance under stochastic mortality via the instantaneous Sharpe ratio", Insurance: Mathematics and Economics, Vol42(2), pp. 691-703.

[172]Zhang J. , Zhang J. , Lee R. ,2003, "Rising longevity, education, savings, and growth",Journal of Development Economics,Vol. 70, pp. 83-101.

[173]Zheng, X. ,2005, "Regional Difference of Population Life Expectancy in China", CICRED Seminar on Mortality as Both a Determinant and a Consequence of Poverty and Hunger, India.

索　引

图书在版编目(CIP)数据

长寿风险的影响及其应对策略研究 / 胡仕强著. —杭州：
浙江大学出版社，2016.5
ISBN 978-7-308-15744-5

Ⅰ.①长… Ⅱ.①胡… Ⅲ.①长寿—风险分析
Ⅳ.①R161.7

中国版本图书馆 CIP 数据核字(2016)第 072335 号

长寿风险的影响及其应对策略研究

胡仕强　著

责任编辑	傅百荣	
责任校对	梁　兵	
封面设计	张忠明	
出版发行	浙江大学出版社	
	（杭州市天目山路 148 号　邮政编码 310007）	
	（网址：http://www.zjupress.com）	
排　　版	杭州星云光电图文制作有限公司	
印　　刷	杭州日报报业集团盛元印务有限公司	
开　　本	710mm×1000mm　1/16	
印　　张	13.75	
字　　数	261 千	
版 印 次	2016 年 5 月第 1 版　2016 年 5 月第 1 次印刷	
书　　号	ISBN 978-7-308-15744-5	
定　　价	49.00 元	